Elisabeth Maria Mayer
Renate Fuchs-Haberl

Erdenfrau

Heilpflanzen, Rituale und Rezepte im Wandel der Jahreszeiten

Leopold Stocker Verlag
Graz – Stuttgart

Umschlaggestaltung: DSR | Werbeagentur Rypka GmbH, 8143 Dobl/Graz, www.rypka.at
Titelbild: Lisa Maria Fuchs „bei den Wurzelbäumen" am Haunsberg, © Renate Fuchs-Haberl

Bibliografische Information der Deutschen Nationalbibliothek
Die Deutsche Nationalbibliothek verzeichnet diese Publikation in der Deutschen Nationalbibliografie; detaillierte bibliografische Daten sind im Internet über http://dnb.d-nb.de abrufbar.

Hinweis:
Dieses Buch wurde auf chlorfrei gebleichtem Papier gedruckt. Die zum Schutz vor Verschmutzung verwendete Einschweißfolie ist aus Polyethylen chlor- und schwefelfrei hergestellt. Diese umweltfreundliche Folie verhält sich grundwasserneutral, ist voll recyclingfähig und verbrennt in Müllverbrennungsanlagen völlig ungiftig.

Auf Wunsch senden wir Ihnen gerne kostenlos unser Verlagsverzeichnis zu:
Leopold Stocker Verlag GmbH
Hofgasse 5/Postfach 438
A-8011 Graz
Tel.: +43 (0)316/82 16 36
Fax: +43 (0)316/83 56 12
E-Mail: stocker-verlag@stocker-verlag.com
www.stocker-verlag.com

ISBN 978-3-7020-1703-3

Layout und Repro: DSR | Werbeagentur Rypka GmbH, 8143 Dobl/Graz, www.rypka.at

Inhalt

Vorwort
von Elisabeth Mayer

Unsere Vorfahrinnen waren nicht nur kräuterkundig, sondern auch mächtig in deren Anwendung. Sie hüteten die Geheimnisse der Frauenheilkunde, wendeten sie für die Sippe im Hausgebrauch an und gaben ihr Wissen an ihre Töchter weiter. Dieses Wissen wurde über drei Jahrhunderte hinweg auf den Scheiterhaufen verbrannt. Nicht im sogenannten „finsteren Mittelalter" fielen Millionen von heilkundigen Frauen den Hexenprognomen zum Opfer, sondern am Beginn der Neuzeit entwickelten Kirche, Staat und männliche Wissenschaft immer mehr Interesse daran, die autonome, erdverbundene Spiritualität der Frauen mitsamt dem Wissen rund um Zubereitung und Anwendung von Heilkräutern, das seit Urzeiten in den Händen der Frauen lag, zum Verschwinden zu bringen und damit das Heilwissen in männlich-wissenschaftliche Hände zu bekommen.

Das gemeinsame Kräuterverarbeiten und das Zubereiten von Hausmitteln im Frauenkreis waren fortan verpönt und damit verschwand das, was Frauenleben über Jahrtausende geprägt hatte: Treffen und Austausch im Frauenkreis, bei dem gearbeitet, Neues entwickelt, Altes gewahrt, die Kräuterkunde gefestigt wird und Erfahrungen ausgetauscht werden. In manchen Märchen wird dargestellt, wie bei solchen Frauenzusammenkünften (z. B. beim Weben, Spinnen oder dem Verarbeiten von Flachs) gute Geister – oder auch Frau Holle – erscheinen und den Frauen Weisheiten zutragen.

Ich wage zu behaupten, dass bis zu diesem Zeitpunkt – abgesehen von der Klosterheilkunde, die die andere Säule in der traditionellen europäischen Heilkunde darstellt – die Kräuterheilkunde für den Hausgebrauch mit der gesamten Frauenheilkunde fest in Frauen- und Hebammenhand lag. Und ich wage mit meiner jahrzehntelangen Erfahrung und Referentinnentätigkeit auf dem Kräutersektor auch ganz bewusst zu fordern: Begeben wir uns auf den Weg unserer Ahninnen, holen wir uns dieses Wissen um Heilkraft und Macht der Pflanzen, das ergebene Bewundern von Mutter Erde im Jahreslauf, den stärkenden Ritus der Frauenkreise zurück in unser Bewusstsein und in unser Leben! Es sind dies unsere Wurzeln, die wir instinktiv suchen, unsere Stärke und Kraft, unser Wohlbefinden.

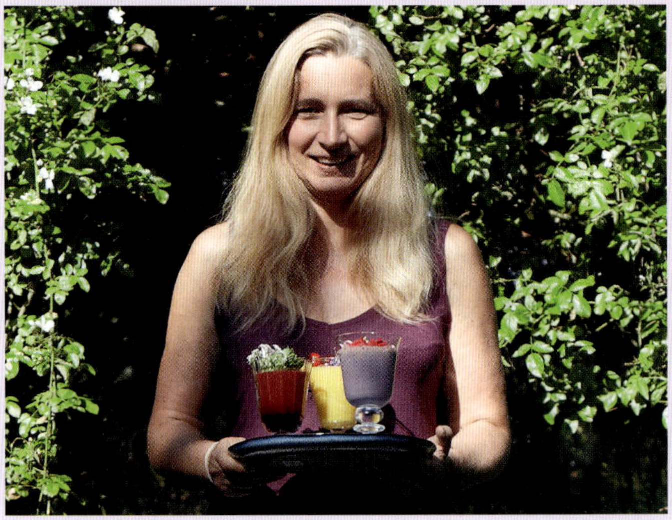
(© Heidi Fröhlich)

Ich hoffe, mit diesem Buch ein Stückchen des Teppichs der wiedergefundenen Frauenkraft mit zu weben und den Faden des Teppichs an viele Leserinnen und Leser weiterzureichen.

In diesem Sinne herzlichst
Elisabeth Maria Mayer

Vorwort

von Renate Fuchs-Haberl

Staunende Blicke ernte ich immer wieder, wenn ich meine Sichtweise auf die Ursprünge und Hintergründe unserer heimischen, alpenländischen Bräuche weitergebe. Hin und wieder ist auch ein zweifelndes Kopfschütteln dabei, ob das tatsächlich alles so sein kann und vor allem so sein darf. In einer patriarchalen Welt mit einem rein männlichen Gottesbild groß geworden, kann es Fragezeichen und Unwohlsein auslösen, wieder mit dem so gänzlich anderen, spirituell-weiblichen Weltbild in Kontakt zu kommen. Doch vor allem darf ich interessierte und neugierige Blicke und Worte erleben angesichts dessen, was ich über die Ursprünge unserer Kultur und die bis heute daraus in unseren Bräuchen fortlebenden Reste, Spuren und Inhalte zu berichten weiß. Je tiefgreifender mein eigenes Verständnis der matriarchalen Spiritualität geworden ist und wird, desto mehr Bedeutungen und Spuren entdecke ich im Brauchtum meiner Heimat.

Das Wiederfinden unserer spirituell-kulturellen Wurzeln in den traditionellen Bräuchen des Jahreslaufs hat mich daran erinnert, woher sie und ich kommen. Das Erkennen, was aus diesen Wurzeln über die Jahrhunderte gemacht wurde, hat mir gezeigt, was mit meiner weiblichen Kraft passiert ist und wie ich sie in der heutigen Zeit neu beleben, nähren, stärken und feiern kann. Für mich persönlich und auch in meinem Tun und Wirken als „Wildmohnfrau".

Aus den Sagen und Mythen meiner Salzburger Heimat sind die früheren Heilerinnen, Schamaninnen, Priesterinnen, Hebammen als sogenannte „Wildfrauen" bekannt. Dieser erdig-spirituellen Frauentradition fühle ich mich verbunden.

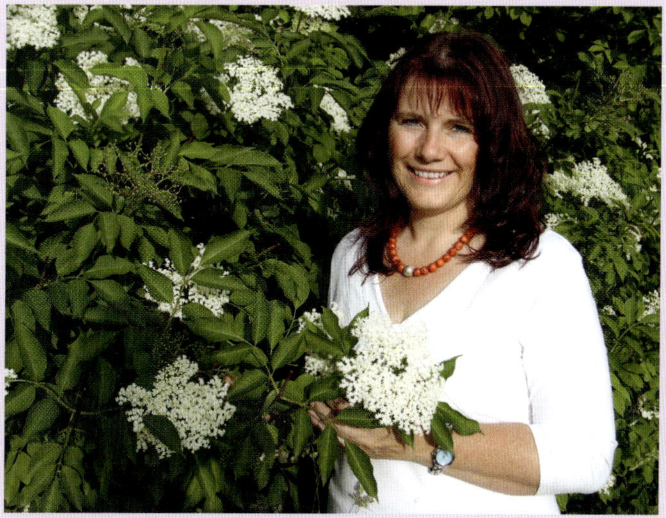

(© Lisa Fuchs)

Als „Wildmohnfrau" knüpfe ich an dieses naturverbundene, spirituelle Wissen und Wirken meiner Ahninnen an. Ich webe meinen ganz eigenen Lebensfaden ein in das Gewebe des Lebens, welchen nur ich so spinnen und mit allem anderen verbinden kann.

Möge unsere „Erdenfrau" für dich eine Wegweiserin und Begleiterin auf den alten Pfaden und neuen Wegen zu deiner weiblich-erdigen Frauenkraft werden und Frau Holle allzeit ihren segnenden, schützenden und nährenden Mantel um dich breiten.

„An Gsund, an Fried und an Reim"[1],
das wünscht dir die
„Wildmohnfrau" Renate Fuchs-Haberl

BEGRIFFSBESTIMMUNGEN & ABKÜRZUNGEN

Backrohr	Backofen
Dirndl	Kornelkirsche
Dörrzwetschken	Backpflaumen
Eidotter	Eigelb
Eierschwammerl	Pfifferlinge
Eiklar	Eiweiß
Einbrenn	Mehlschwitze
Feber	Februar
Flotte Lotte	Passiergerät
Germ	Hefe
Jänner	Januar
Kletzen	Dörrbirnen
Kraxn	Tragekorb
Kren	Meerrettich
Lauch	Porree
Lochschöpfer	Schaumlöffel
Madl	Mädchen
Marillen	Aprikosen
Marmelade	Konfitüre
Melanzani	Auberginen
Nudelholz	Teigrolle
Obers	süße Sahne
Obstler	Obstschnaps (Apfel)
Polenta	Maisgrieß(sterz)
Puderzucker (in Ö)	feinst vermahlener Staubzucker
Rahm	Sahne
Ribisel	Johannisbeere
Rohr	Backofen
Rote Rüben	Rote Bete
Rotkraut	Rotkohl
Sauerrahm	saure Sahne
Schöpfer	Suppenkelle
Semmelbrösel	Paniermehl
Staubzucker	Puderzucker
Vogerlsalat	Feldsalat
Topfen	Quark
Weißkraut	Weißkohl
Zwetschken	Zwetschgen

EL	Esslöffel
Msp.	Messerspitze
Pkg.	Packung
Stk.	Stück
TL	Teelöffel

INFORMATION DER AUTORINNEN

Anrede und Sprache im Buch: Mutter Erde und die Natur sind mit uns „auf Du und Du". Auch in der Welt der Bräuche gibt es kein förmliches „Sie". So wie die Dialekte die „Melodien der Regionen" sind, so ist das „Du" für uns ein Ausdruck der Verbundenheit mit den Menschen und der Natur. Außerdem verwende ich, Renate, in meinen Teilen die weibliche Sprachform, in welcher Männer natürlicherweise „mitgemeint" sind. Sprache bestimmt unser Denken und prägt unsere Vorstellungen. Diese bestimmen unsere Handlungen und formen damit unsere Realität, welche wiederum unsere Sprache beeinflusst. Darum ist die Sprache so wie die Spiritualität ein wichtiger Ansatzpunkt für ein verändertes, weiblich orientiertes Bewusstsein.

… damit Frauen sich wieder erinnern, dass sie nicht aus einer männlichen Rippe erschaffen wurden!

– Tina Vidal –

(alle: © Renate Fuchs-Haberl)

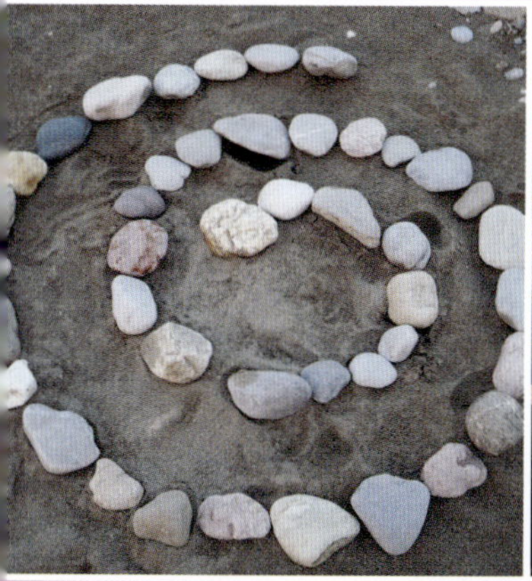

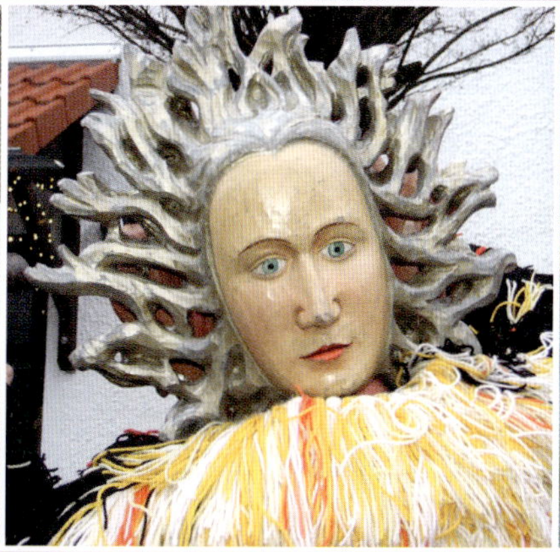

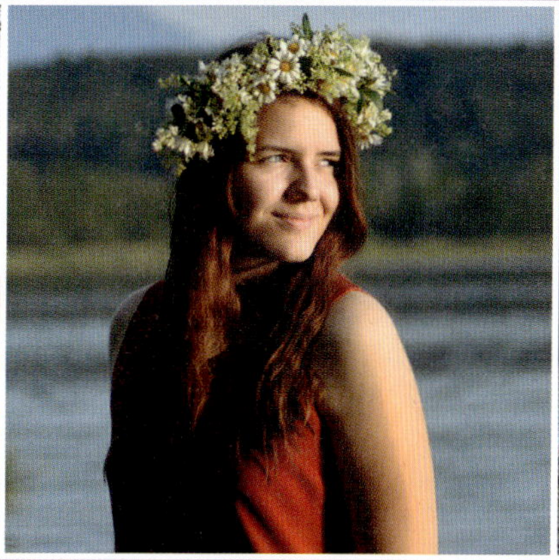

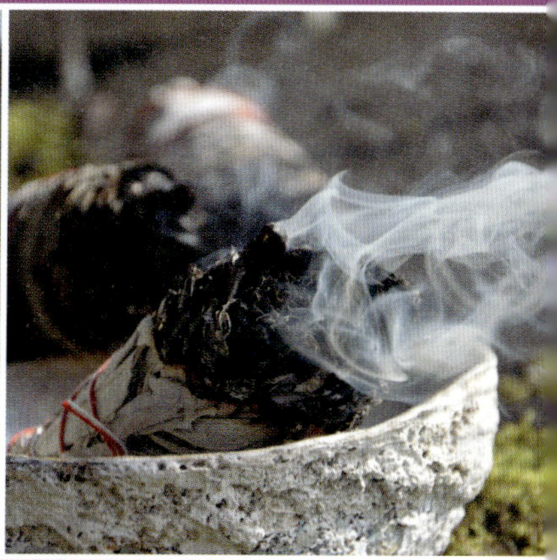

Matriarchale Spiritualität & Magie

Im magischen Weltbild des alten Volkes ist alles göttlich, miteinander verbunden und somit wirkt alles auf der Erde und im Kosmos aufeinander ein. „Wir sind nicht nur ein Teil der Natur, sondern stehen tatsächlich mit allem in Verbindung. Wenn alles miteinander in Verbindung ist, kann auch alles wechselseitig aufeinander wirken."[2] Magie im ursprünglichen Sinne ist somit der Dialog untereinander, welcher durch rituelle Handlungen möglich ist. Diese Rituale des alten Volkes wurden von der Kirche als „Aberglaube" abgewertet und verteufelt. Hingegen wurden die Riten der Kirche als alleinig erlaubter „Glaube" festgeschrieben und vor allem jene Frauen, die sich dem nicht unterordnen wollten, als sogenannte „Hexen", vom Beginn der Neuzeit an über drei Jahrhunderte, verfolgt, gefoltert und ermordet.

Naturverbundene Spiritualität und Magie gehören zusammen. In einer Welt, in der alles aufeinander bezogen ist, sind die magischen Rituale und Handlungen jene Form der Kommunikation, mit der alle Kräfte und Erscheinungsformen der Natur und der Elemente angesprochen werden. Sie sind die magische Sprache, welche alle Wesen auf und in der Erde verstehen.

Matriarchale Spiritualität unterscheidet sich grundlegend von den monotheistischen Religionssystemen patriarchaler Gesellschaften. In matriarchalen Kulturen wird alles als heilig betrachtet. Ihr Begriff von Göttlichkeit ist immanent. Der größte Stern und der kleinste Grashalm sind göttlich. Das bedeutet, dass für sie die Welt selbst göttlich ist, und zwar weiblich göttlich.

Jahr für Jahr kommt und geht die Vegetation. Monat für Monat kommt und geht die Mondin am Himmel. Tag für Tag kommt und geht das Licht. In diesem ewigen Kreislauf des Werdens, Wachsens, Welkens, Aussamens und Wiederkehrens des Lebens sind auch wir Menschen eingebettet. In ihrer dreifachen Gestalt als weiße Jungfraugöttin, als rote Lebens- und Liebesgöttin und als schwarze Göttin der Transformation und des Todes repräsentiert die Große Göttin diesen Jahres- und Lebenskreislauf.

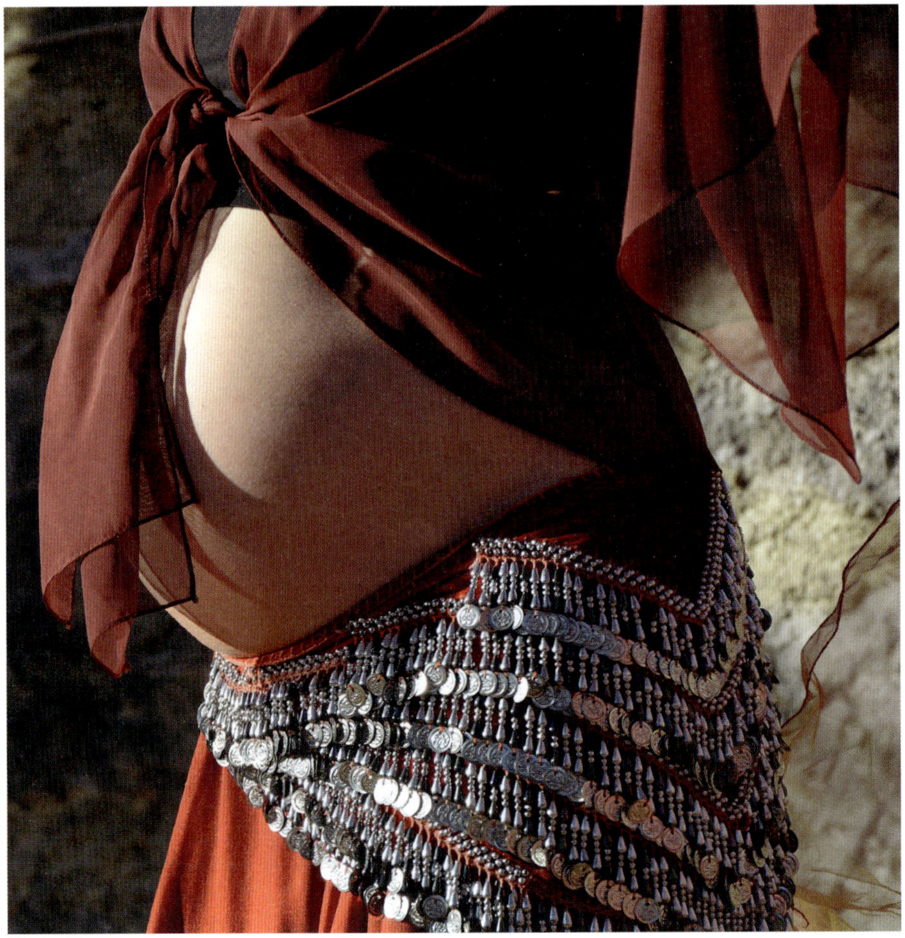

(© Renate Fuchs-Haberl)

In **acht Wandlungsphasen** durchläuft Mutter Erde Jahr für Jahr diesen Jahreszyklus. Aus ihren vielfältigen Erscheinungsformen gestalteten die Menschen des alten Volkes die **acht Jahreskreisfeste**, in denen sie das abbildeten, feierten und durch Rituale und Zeremonien begleiteten und unterstützten, was sich auf der Erde, in der Natur und auch im Kosmos gerade zeigte (siehe Grafik S. 23). Diese matriarchale Symbolik findet sich bis heute im heimischen Brauchtum.

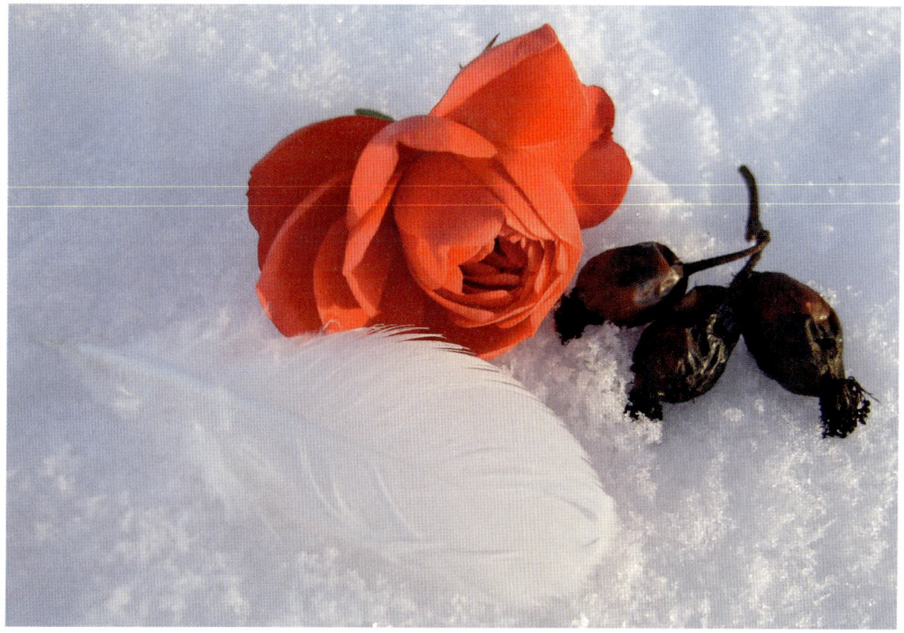

Die Große Göttin in dreifacher Gestalt *(© Renate Fuchs-Haberl)*

BRÄUCHE

Die Bräuche des Alpenraums bergen einen Schatz, der sich uns nicht auf den ersten Blick offenbart. In den heutigen Bräuchen finden wir Ursprüngliches, Kraftvolles und Heilsames neben Touristeninszenierung, Umgeformtem und Kraftlosem. Vielen Menschen sind die alten Bräuche heutzutage nicht mehr vertraut oder bekannt. Sie bewegen sich in einer Welt aus Internet, Konsum und alltäglichem Hamsterrad. Spiritualität setzen sie oftmals mit Religion gleich und wollen mit deren konservativer Weltsicht nichts zu tun haben. Ihr Bedürfnis nach „mehr“ im Leben befriedigen sie mit Esoterik, Buddhismus oder den Kelten. Von unserer alpenländischen, mitteleuropäischen spirituell-schamanischen Tradition, die sich in den sogenannten Bräuchen wiederfindet, sind viele überrascht und verwundert, aber auch auf eine ganz spezielle Art und Weise berührt und fasziniert, wenn der „Funke der Göttin“ erst einmal übergesprungen ist.

In mir wurde dieser Funke von Dr. Heide Göttner-Abendroth entzündet. In jahrzehntelanger Forschungsarbeit hat sie die moderne Matriarchatsforschung im deutschsprachigen Raum begründet und diese auf eine wissenschaftliche Basis gestellt. In meiner fünfjährigen Ausbildung in ihrer Akademie HAGIA[3] hat sich meine Weltsicht sowohl gesellschaftlich als auch – vor allem – spirituell grundlegend gewandelt. Basierend auf der Definition von matriarchaler Spiritualität[4] von Heide Göttner-Abendroth und ihren Forschungen zu den Bedeutungen, Qualitäten und der Symbolik in den acht Wandlungsphasen des Jahres freue ich mich, dich mit der „Erdenfrau“ auf eine Reise durch den Jahreskreis mitnehmen zu dürfen.

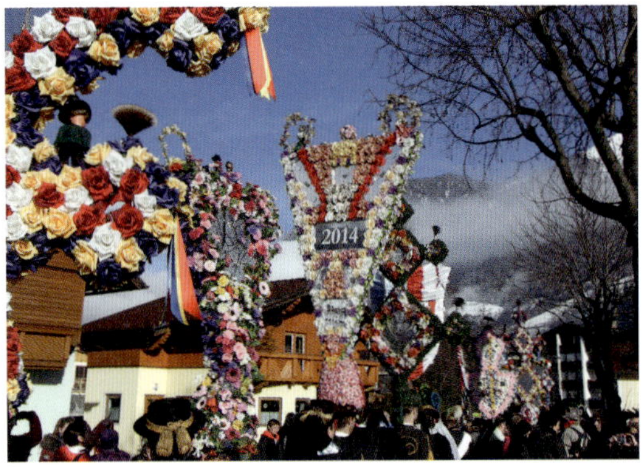

Tafelperchten beim Gasteiner Perchtenumzug (© Renate Fuchs-Haberl)

Neben grundlegenden Erklärungen zu der jeweiligen jahreszeitlichen Qualität und Anregungen, wie du diese Kraft durch das Feiern von Ritualen wieder in dein Leben bringen kannst, stelle ich dabei unser heimisches Brauchtum, befreit von den späteren, patriarchal römischen, christlichen, germanischen und keltischen Umformungen, Umdeutungen, Umschreibungen und Zusammenhängen „in ihre eigene kulturelle Umgebung zurück, die Epoche der matriarchalen Gesellschaft Alteuropas“[5].

Das bis heute vor allem im Alpenraum lebendige Brauchtum hat sich aus den Jahrtausende alten Ritualen des alten Volks entwickelt. Je abgelegener ein Tal, eine Region, desto größer ist die Chance, dass sich dort noch traditionelles Brauchtum finden lässt, in dem die ursprünglichen Feste im Jahreslauf mit ihren Ritualen und Zeremonien ihre Spuren, ihre Prägung, ihren Sinngehalt hinterlassen haben. Damit ist unser Brauchtum tief in der Spiritualität und der daraus entstandenen Mythologie unserer Vorfahrinnen verwurzelt.

DAS „ALTE VOLK“

Die litauische Archäologin Marija Gimbutas bezeichnet die matriarchale Kulturepoche Europas als Alteuropa.[6] In Anlehnung daran verwende ich die Bezeichnung „das alte Volk“ für die vorkeltische Urbevölkerung Europas, aus deren Weltbild sich unser Kirchenjahr, viele unserer Sagen und Mythen und die Rituale und Symboliken unserer heutigen Bräuche ableiten, auch wenn diese durch schriftliche Aufzeichnungen nicht so weit zurückreichend dokumentiert sind. Die mündliche Tradition des alten Volkes reicht jedoch viel weiter zurück. Dieser fühle ich mich in meinem Tun und Wirken verbunden.

An Bezeichnungen wie Archäologie, Archetyp oder Arche Noah lässt sich diese ältere Bedeutung des Wortes *arché* (siehe unten) als Beginn, als

Info

MATRIARCHAT

Der Begriff Matriarchat wird in unserer patriarchalen Gesellschaft oftmals bewusst oder unbewusst mit der Zuschreibung der „Frauenherrschaft“ gleichgesetzt. In matriarchalen Gesellschaften gab und gibt es jedoch keine Frauenherrschaft, wie dies im Zuge der modernen Matriarchatsforschung wissenschaftlich belegt wurde. „Denn arché heißt im Griechischen sowohl „Herrschaft“ wie „Anfang“, wobei die zweite Bedeutung die ältere ist.“[7]

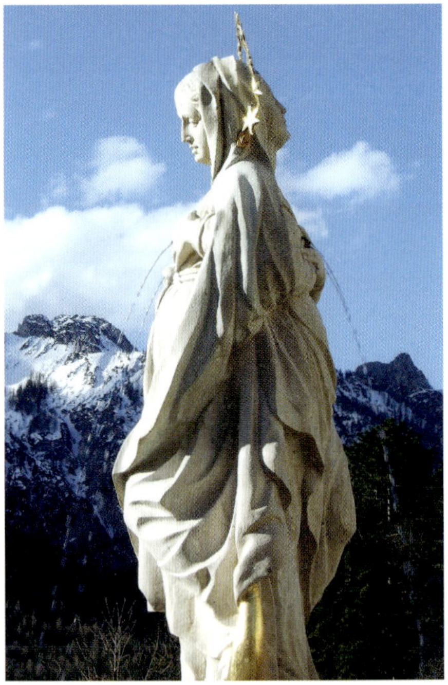

Großgmainer Madonna (© Renate Fuchs-Haberl)

Ur-Anfang, als Ursprung nachvollziehen. Es bedeutet im Griechischen „auch unmittelbar Gebärmutter“ [8]. Deshalb ist die korrekte Übersetzung des Wortes Matriarchat „am Anfang die Mütter“, was die Sache trifft. Denn nicht nur am Anfang eines jeden Menschenkindes, das geboren wird, steht die Mutter, sondern auch am Anfang der kulturellen Entwicklung der Menschheit standen Gesellschaften, die von Müttern und mütterlichen Werten geprägt waren.[9]

Über Jahrtausende haben die Menschen der Alt- und Jungsteinzeit friedlich und im Einklang und in der Verbindung mit der Erde und dem Kosmos gelebt. Ein „gutes Leben für alle“ ist das oberste Ziel in einer matriarchalen Gesellschaft seit der kulturell hochstehenden Jungsteinzeit. Die matriarchale Epoche Alteuropas reicht Jahrtausende weiter zurück als die Zeit der Keltinnen, welche als erstes, frühpatriarchales Erobervolk ab ca. 750 vor unserer Zeitrechnung eingewandert sind. Erst ab der keltischen Eisenzeit finden sich Waffen und Befestigungsanlagen. Sie waren das erste Kriegervolk, welches die über Jahrtausende friedlich lebenden Menschen des alten Volkes immer mehr verdrängte.

Keltische Jahreskreisfeste sind „in“. Darin sind Elemente der matriarchalen Spiritualität, welche von den Keltinnen übernommen wurden, enthalten. Das alte Volk hat versucht, die eindringenden Keltinnen in ihre Kultur und ihr Leben zu integrieren.[10] Doch die Sagen berichten davon, dass die keltischen Männer das spirituell-kulturelle Weltbild der matriarchalen Frauen, die sich mit ihnen verbunden hatten, nicht mehr verstehen wollten und konnten.[11] Der matriarchale Heros an der Seite der Großen Göttin wandelte sich in unserem Kulturkreis mit dem kriegerischen Eindringen der Indoeuropäer zum patriarchalen Gott, der sich in der klassischen Antike Griechenlands und Roms zuerst noch als Partner an der Seite der Göttin präsentierte, sich jedoch spätestens mit dem monotheistischen Christentum als Herrscher und Beherrscher die Erde und damit auch die Frauen untertan machte.

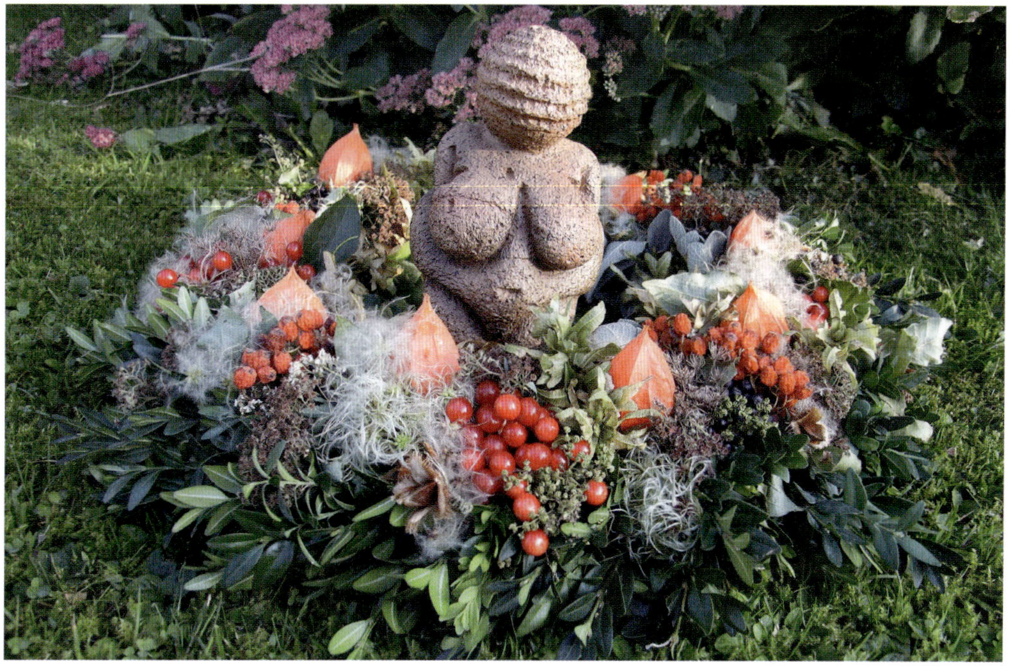

Willendorferin *(© Renate Fuchs-Haberl)*

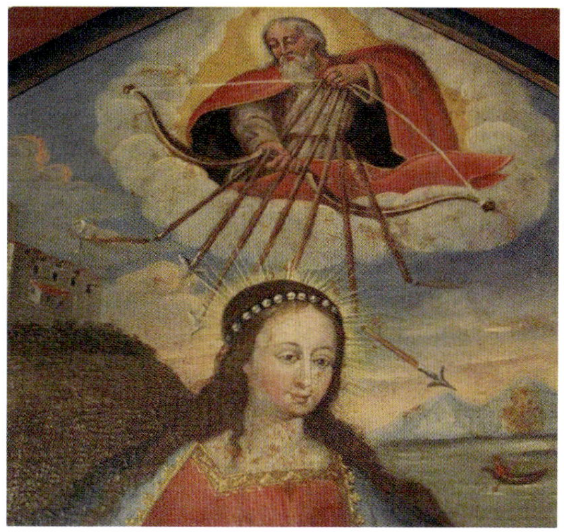

Gott beschießt Maria und ihr Volk mit Pfeilen *(© Renate Fuchs-Haberl)*

ZUM BEGRIFF „GÖTTIN"

Die Erde und der gesamte Kosmos mit all ihren Erscheinungsformen sind die „Göttin". Sie ist konkret, sie ist lokal und doch universell, sie ist die „Eine mit den tausend Gesichtern und Namen", denn überall zeigt sie sich in verschiedenen Gestalten. In den Alpen als Berggöttin, an den Küsten als Meeresgöttin oder sie strömt als Flussgöttin, die den Menschen und ihren Feldern Fruchtbarkeit bringt, durch ihre heilige Landschaft. Erde und Kosmos sind immer da, sie sind sichtbar und spürbar in Land und Himmel, in den Elementen und Gestirnen, in allen Lebewesen, in jedem Menschen. „Alles trägt das vielfältige Gesicht der Göttin, in allem wirken ihre vielfältigen Kräfte."[12] Die Menschen wohnen auf ihr und verehren sie in ihrer regionalen Erscheinungsform, die doch immer als ein Teil des Ganzen gesehen wird. Diese Vorstellung von der „Göttin" in all ihrer Vielfalt prägt die matriarchale Spiritualität.

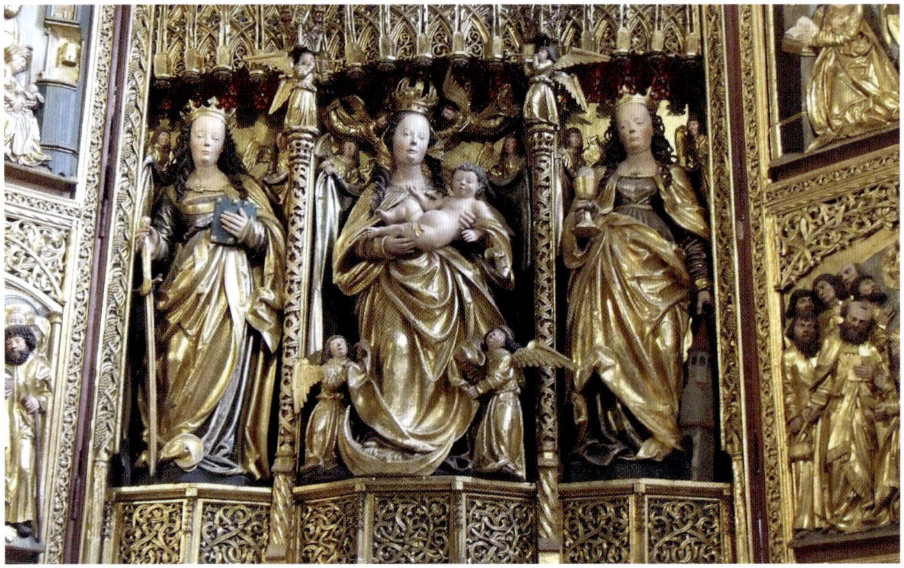

Die heiligen drei Madln von Hallstatt *(© Renate Fuchs-Haberl)*

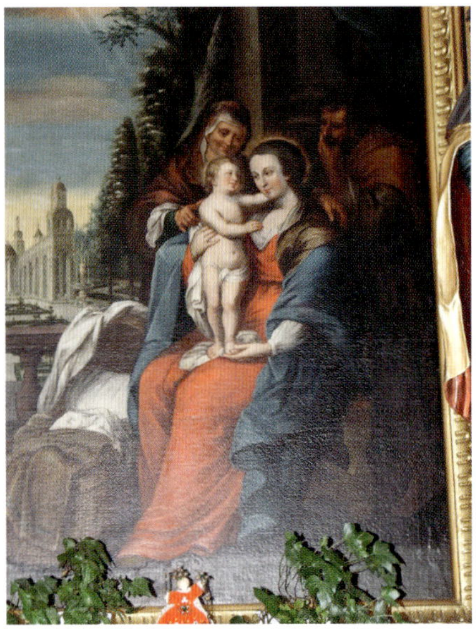

Anna Selbdritt Berndorf *(© Renate Fuchs-Haberl)*

Der Begriff „Göttin" wird in unseren patriarchal-westlichen Gesellschaften als Ableitung vom Begriff „Gott" vor allem von Frauen bewusst gebraucht. In matriarchalen Gesellschaften ist die Bezeichnung „Göttin" jedoch nicht in Verwendung. „Sie kennen ihn noch nicht einmal, und zwar weder in der langen matriarchalen Vergangenheit noch bei den noch existierenden matriarchalen Gesellschaften der Gegenwart."[13]

Als „Frau Holle" und „Frau Percht" ist sie uns im deutschsprachigen Bereich und vor allem im Alpenraum aus den Märchen und dem Brauchtum bekannt. „Frau" (mhd. *frouwe*) war in der matriarchalen Vergangenheit Europas die Bezeichnung für eine hohe Frau und damit auch für die „Göttin" als die alles umfassende, höchste „Frau". „Etwas davon spüren wir noch in dem schönen Begriff ‚Unsere liebe Frau', der ursprünglich die matriarchale Göttin Mitteleuropas meinte."[14]

In Gestalt der keltischen „drei Bethen", aus denen in christlicher Zeit die „hl. drei Madln" Barbara, Katharina und Margarethe wurden, und als „Maria" begleitet sie uns durch

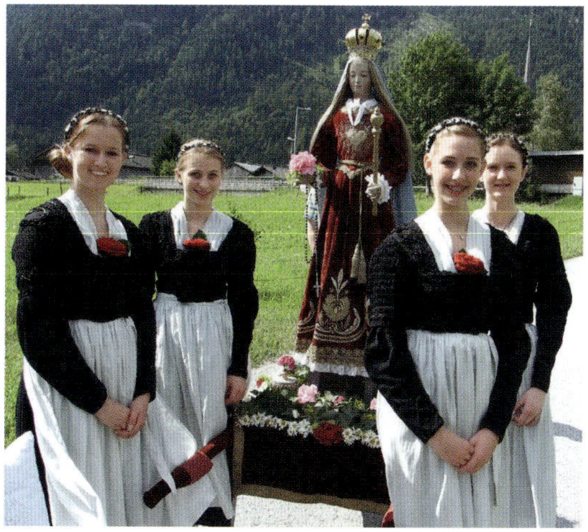

Steppmieder in den Farben der Göttin
(© Renate Fuchs-Haberl)

das Kirchenjahr und begegnet uns auf Schritt und Tritt in den Kirchen und Kapellen auf den alten Kultplätzen. Noch immer breitet sie ihren schützenden Mantel über uns aus und regiert mit Sternenkranz und Schlangenkraft auf ihren heiligen Plätzen. Sie ist Viele und doch ist und bleibt sie, wie die spätere, christliche „Anna Selbdritt", die Eine und Ewige.

Mit ihrer „wilden Jagd" um den Salzburger Untersberg führt sie im Herbst den Seelenzug hinein in ihre paradiesische Anderswelt und hütet darin die Kinderseelchen. Mit ihrem Almsegen „Hollareiduliöh" rufen ihre Sennerinnen sie bis heute um Schutz und Segen für Vieh und Menschen an. Noch immer lehrt sie ihre Töchter das magische Wissen, verpackt in „drei Haselnüsse", versteckt im „Knusperhäuschen", verborgen im Stübchen der „dreizehnten Fee". Die Sagen und Mythen unseres Kulturraumes erzählen von ihren Priesterinnen, den „Wildfrauen", den „Saligen" und „Truden". „WEISS wie Schnee, ROT wie Blut und SCHWARZ wie Ebenholz", gewandet in ihre heiligen Farben in den heimischen Trachten, künden die Frauen noch immer von ihrer einstigen Größe, Würde und Kraft.

Gemeinsam mit ihrem Heros, ihrem Jahreszeitenkönig, ihrem Geliebten, geht sie durch das Jahr der Erde. Er kommt in der heutigen Zeit im Gewand der männlichen Heiligen, aber auch in vielerlei Brauchtums- und Sagengestalten daher. Als „wilder Mann" hütet er bis heute das Lebenswasser der Erde in der Salzburger Altstadt. Als weiser Alter beschenkt er die Kinder im Dezember mit den Gaben der Erdmutter, die sie in ihrem Erdenbauch über den Winter hütet. Als jugendlicher, potenter Hanswurst geht er dem Zug der Schönperchten im Gasteinertal voraus.

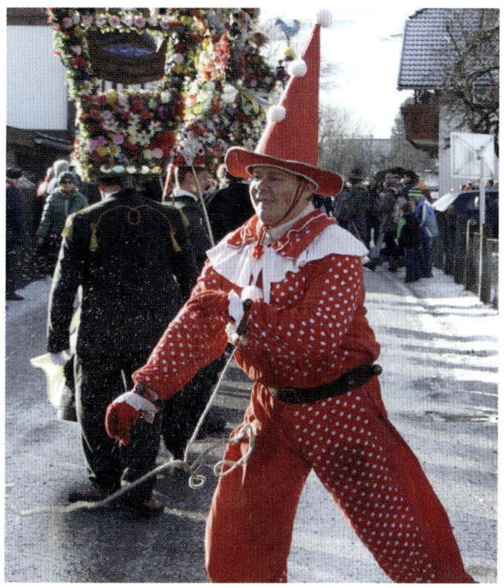

Hanswurst im Gasteinertal
(© Renate Fuchs-Haberl)

Warum vor allem Frauen die Göttin brauchen

Seit Jahrtausenden sind Frauen durch das einseitig männlich geprägte Gottesbild von ihren spirituellen Wurzeln abgeschnitten. In der Unterdrückung der urweiblichen, erdverbundenen Spiritualität liegt meiner Erfahrung nach die Ursache für viele seelische und körperliche „Erkrankungen" von Frauen. Die bewusste Verbindung zur Göttin durch das Feiern der Rituale im Jahreslauf bringt Frauen ein Gefühl von Geborgenheit zurück, das wir in unserer patriarchalen Welt vorher oft noch nie gespürt haben. Das Eingebunden-Sein in die urweiblichen Zyklen von Geburt, Leben und Tod sowie Wiedergeburt schenkt uns tiefes Vertrauen und Ankommen bei uns selbst. Die Vorstellung, dass alles Leben im Kosmos aus dem Schoß der großen Urmutter geboren wurde und wird, führt uns Frauen zurück in unsere eigene Schöpferinnenkraft.

Indem wir die patriarchalen Schleier in unseren Köpfen, Leibern und Herzen Schicht für Schicht abtanzen, entdecken wir die bunte und lebendige Vielfalt weiblicher Spiritualität im Spiegel der alten Göttinnen. Sie begleiten uns auf unserem Weg zurück

Mei Erdn

Ih bin a Erdngeschöpf und wachs
in ird'ne Töpf.
Ih glang mit meine Wurzn, de
langa und de kurzn, ganz tiaf und
fest as Kot.
Ih nähr mih, wia ih mag und kost'
des Liacht von Tag.
Was Du mir gibst, des nimm ih
und fallt Dein Regn von Himmi so
leid ih niamals Not.

Grad wia der Bam de Äst, so halt'
mih d' Erdn fest.
Sie is mein Nest, mein Wiagn, is d'
Bruckn und mei Stiagn wann ih de
Wurzn lös.
Und is des mal der Fall, so sink ih
zu ihr oi.
Mei Staub dringt in ihrn Bobm,
bald wachsn Bleamin obm, gehn
auf in ihrer Größ.

(Elfriede Grömer „... in oan
Atemzug" - Innviertler Mundart)

zu einer neuen Weiblichkeit, deren die Zukunft unserer Welt so dringend bedarf. Sie helfen uns, für unser Frausein heute neue Bilder in uns selbst und in weiterer Folge auch in die gesellschaftlichen Strukturen zu bringen. Wir erschaffen damit eine neue „Gesellschaft in Balance"[15], in der alles Leben und vor allem auch Mutter Erde ihren Platz haben.

Mit einem aus unserem Herzen kommenden „Grüß Göttin"[16] öffnen wir einen seit Jahrtausenden vertrauten Raum und weiten unseren spirituellen Horizont. Vor allem aber ehren und begrüßen wir damit die Erde als unsere Mutter, aus deren Schoß wir alle geboren wurden und in deren Erdenschoss wir mit jedem Tod zurückkehren, um dann, wenn sie unseren Lebensfaden neu zu spinnen beginnt, durch den Schoß einer Menschenfrau wiedergeboren zu werden.

Weiß-rot-schwarze Phase

In der Zeit ab den Raunächten beginnt die Zeit der weißen Jungfraugöttin, in ihre Phase gehören Lichtmess und Ostern. Anfang Mai wandelt sie sich in die Zeit der roten Göttin des Lebens und der Liebe, in dieser Zeit feiern wir das Maifest und die Sommersonnenwende. Anfang August zieht mit der Getreideernte die Zeit der schwarzen Transformations- und Todesgöttin ins Land. Das Schnitte-

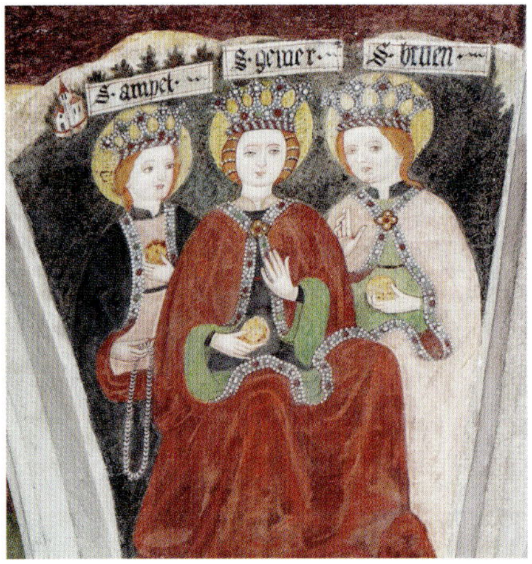

Drei Bethen von Klerant *(© Renate Fuchs-Haberl)*

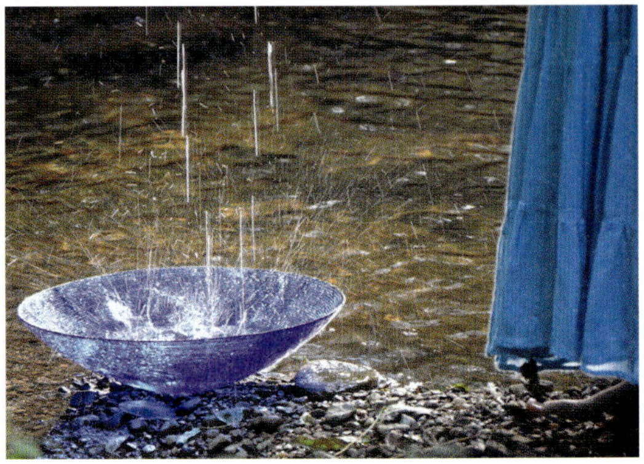

Türkis zur Schnitterin *(© Renate Fuchs-Haberl)*

rinfest, das Herbstfest, das Ahninnenfest und auch die Wintersonnenwende fallen in diese Phase.

Die Farben der acht Phasen, die Erscheinung der Erde

In jeder der acht Jahreskreisphasen zeigt sich eine für diese Zeit besondere Farbqualität. Darin spiegelt sich die typische Erscheinung der Erde oder auch des Kosmos in dieser Zeit. Die Zuordnung der acht Farben im Erdenfrau-Jahreszyklus basiert auf den Forschungen von Heide Göttner-Abendroth zu den matriarchalen Mysterienfesten.[17]

Sonnenfeste und der Zyklus der Mondin im Jahreslauf

Es ist die Kraft der Sonne, welche uns mit den acht Wandlungsphasen im Jahreslauf beschenkt. Wir feiern dabei die Erscheinung der Erde, der Natur, und diese wird entscheidend vom Stand der Sonne bestimmt. Natürlich ist die Mondin bedeutsam für die Fruchtbarkeit der Erde und die Menschen des alten Volkes haben auch vielfältige Feste und Rituale zu Ehren der Mondgöttin gefeiert. Doch die acht matriarchalen Jahreskreisfeste sind allesamt Sonnenfeste und teilen sich nicht in vier Sonnenfeste und vier Mondfeste, wie die Zuordnung im keltischen Jahreskreis üblich geworden ist. Lichtmess ist das Fest des wiedergewachsenen Lichtes, zum Maifest lässt die Sonnenkraft Mutter Erde erblühen, zur Schnitterin hat die Sonne das Getreide reif werden lassen und der deutlich spürbare Abstieg der Sonne zum Ahninnenfest lässt das Jahresrad der hl. Katharina, der christlichen Nachfahrin der roten Göttin des Lebens, ganz zum Stillstand kommen.

Die Vollmondin steht 13 Mal im Jahr in ihrer vollen Pracht am Himmel, sie beeinflusst die Fruchtbarkeit, die Gezeiten der Erde und der Menschenfrauen Monat für Monat. Sie erscheint als weiße, jugendliche Sichelmondgöttin am Frühlingshimmel, wandelt sich zur roten, fruchtbaren Vollmondgöttin, steigt dann als schwarze, abnehmende Schnitterinsichel am Himmel auf, um als schwarze Neumondin in die dunkle, unfruchtbare, den Neubeginn vorbereitende Wintergöttin zu erscheinen. All diese Erscheinungsformen der Mondgöttin haben die Menschen des alten Volkes gefeiert, zusätzlich zu den durch den Sonnenlauf geprägten und bestimmten, acht großen Jahreskreis-Wandlungsphasen eines Jahres.

DIE BEDEUTUNG VON RITUALEN

Rituale sind für mich eine lebendige, spirituelle Sprache, mit deren Inhalten und Symbolen ich mit Mutter Erde, der Natur und den Elementen in Verbindung, in den spirituellen Dialog und Austausch treten kann. Deshalb erlebe ich Rituale als ein persönlich-individuelles Geschehen, eingebettet in das große Ganze, verwurzelt in den Traditionen meiner Heimat und Kultur und doch universell gültig und wirksam. Die Symbolsprache der Rituale ist uralt, so alt wie die Menschheit selbst. Rituale lösen die Grenzen zwischen der alltäglichen Welt und der spirituellen Wirklichkeit auf und lassen uns wieder erkennen und erfahren, dass wir eingebunden sind in die Zyklen und Rhythmen der Großen Göttin.

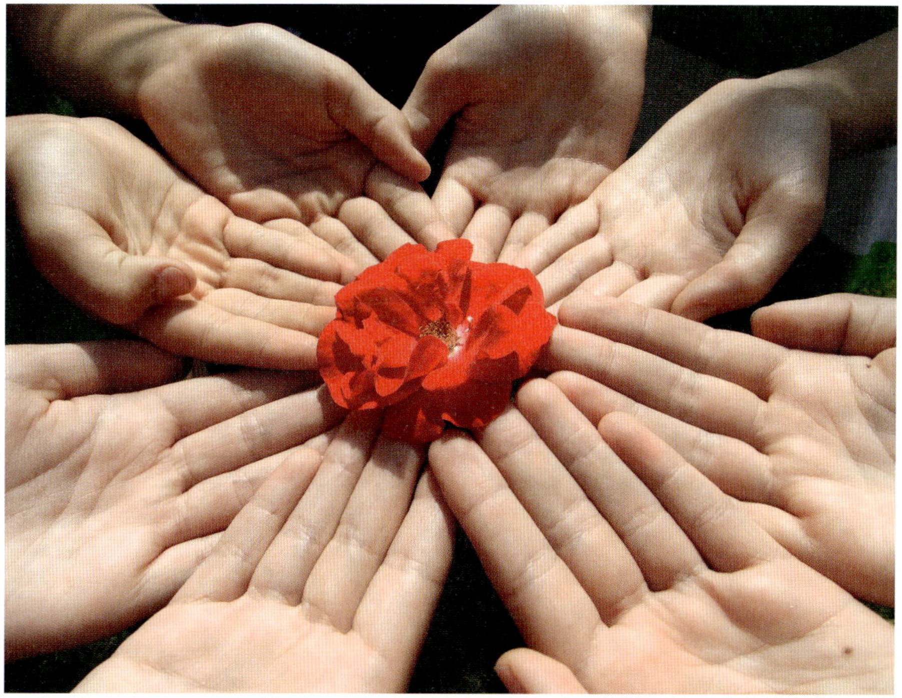

(© Renate Fuchs-Haberl)

Rinde, Beere, Blatt und Blüte, jeder Teil ist Kraft und Güte, jeder segensvoll.

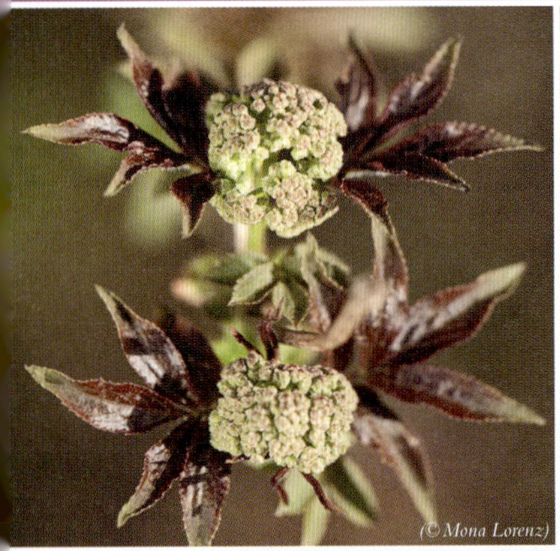

(© Mona Lorenz)

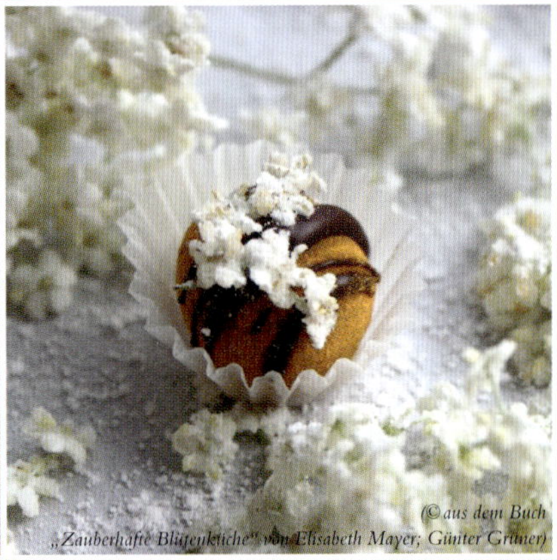

(© aus dem Buch „Zauberhafte Blütenküche" von Elisabeth Mayer; Günter Gruner)

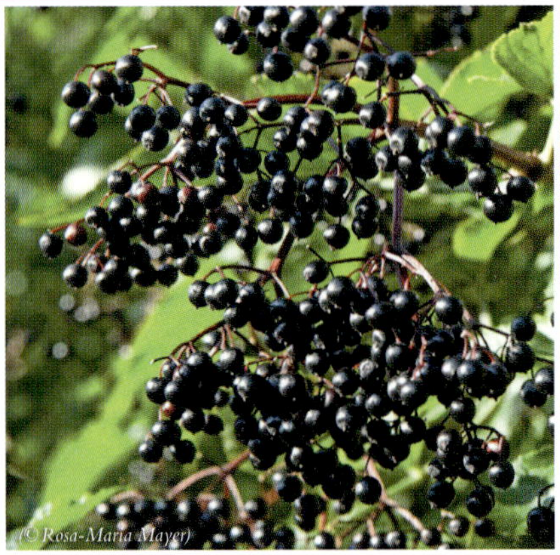

(© Rosa-Maria Mayer)

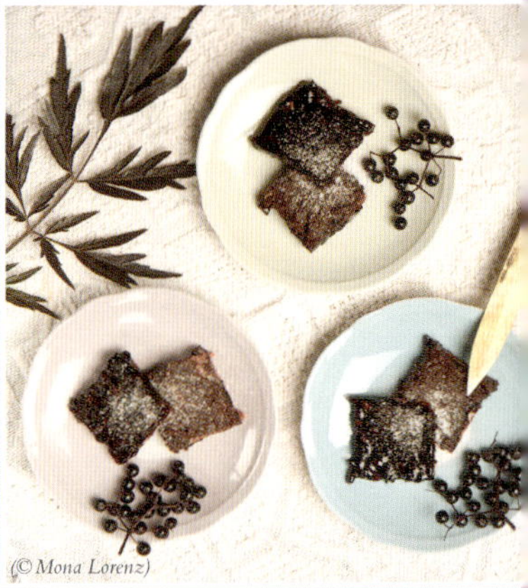

(© Mona Lorenz)

Naturbetrachtung

Durchlichtung der Erde

Weiß ist die Erde, zum Formen weich, geduldig und gebend,
Rot schenkt sich die Erde im heißeren Reich erlesener Vielfalt
Schwarz ist die Erde, so alt, der Sonnenmillionen gedenkend

Schillernde Kiesel bevölkern dich und allerlei Spuren
Glucksende Bäche erkundigen sich nach Quellen des Ursprungs
Fließen mäandernd dahin, versammeln den Chor aller Ströme

Jenes, das wurzelnd dem Schoß entspringt, erzählt von Gesetzen
Nährende Säfte im Inneren sind gleich Weisung und Ansporn
Drängen in stofflicher Bahn, zum Sonnenlicht ragende Stärke

Lüfteberauschendes feines Maß und Rhythmus der Füße
Sanft nur erzittert der Boden, das Gras so vieler Tritte
Atmen, zur Düfte Gestalt verwandeln sich Diener des Höchsten

Mühelos tanzen in seiner Schicht voll wirbelnder Bögen
Zärtliche Töne, geordnetes Licht so vieler Farben
Sphäre um Sphäre besiegt, durchdrungen von Strahlen des Einen

Faden um Faden ist alles gewebt aus klingender Fülle
Dröhnende Wellen am Ufer des Meeres goldener Stille
Ebbe und Flut dahin
Zur Göttin wandert ihr Sinn

(Elisabeth Sdraule-Fröhlich)

wurde von unseren Vorfahrinnen und Vorfahren dabei als der ewige Kreislauf des Werdens, Wachsens, Welkens und Wiederkehrens des Lebens überhaupt aufgefasst. Frau Holle, die große Göttin in ihrer dreifachen Gestalt der Jungfrau, Liebesgöttin und weisen Alten, repräsentiert mit ihrer Wandlung diesen Reichtum der matriarchalen Symbolik des Jahres- und Lebenskreislaufes.

Du findest den Schwarzen Holunder in seinen Wandlungsphasen durchs Jahr in diesem Buch viermal und immer schenkt er nach alter Tradition den Menschen andere Pflanzenteile und Heilkräfte: zur Lichtmesszeit seine Rinde, zum Maifest die Blüten, zur Schnitterin am 2. August seine grünen Blätter und zur Herbst-Tagundnachtgleiche am 21. September seine heilkräftigen Früchte. Wer den Holunder mit dieser tiefgründigen und uns doch letztendlich sehr vertrauten Sichtweise nutzen und als Teil seines eigenen Jahreskreislaufes betrachten lernt, wird sich als Teil des großen

Der Schwarze Holunder, wohl die am meisten und längsten genutzte und daher am engsten mit dem Menschen verbundene Pflanze in den Alpenländern, ist der Baum der Holle. Wer ihn im Jahreslauf betrachtet, sieht ihn als langsam ergrünenden Strauch vor dem noch kalten, hellblauen Frühlingshimmel, als von weißen, zarten Sternenblüten überhäuften, lebensstrotzenden Busch im Frühsommer, als mit dunkelblau-schwarzen Früchten behangenen Spätsommerstrauch, in dem die Vögel Festmahl halten, und schließlich im Spätherbst in seiner kahlen, grauen Wintertracht.

Den Wandel der Großen Göttin Frau Holle im Jahreslauf finden wir in diesen Erscheinungsbildern des Hollerstrauches: Das Kommen und Gehen des Lichtes und der Vegetation

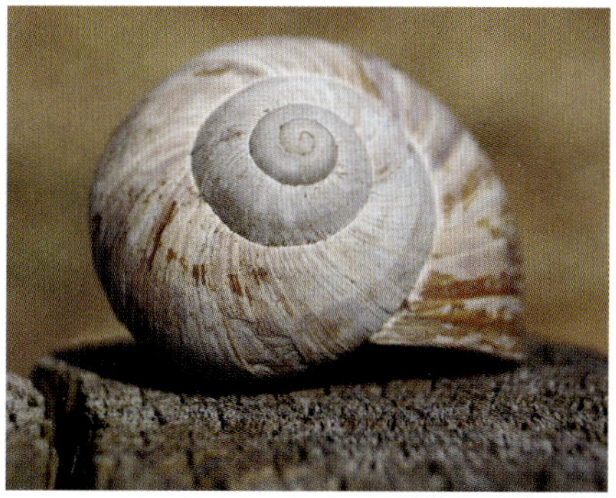

(© Renate Fuchs-Haberl)

Wirkens und Wandelns wieder finden und entdecken.

Eine Grundbetrachtung über die Bedeutung der Heil- und Nährpflanzen für den Menschen im Jahreslauf

> *Was der Frühling sät, kann der Sommer reifen, kann der Herbst ernten, kann der Winter genießen.*
>
> (Joh. Gottfried v. Herder, etwas verändert)

Das Sammeln der Pflanzen im Jahreslauf ist uns in einem Land mit Jahreszeiten vorgegeben. Doch sollte uns auch das Verzehren der Pflanzen im Jahreslauf ans Herz gelegt werden, denn mit dem Rhythmus der Natur werden die zum passenden Zeitpunkt reifen Inhaltsstoffe der Pflanzen und Früchte passend in unseren „inneren Kosmos", unseren „inneren Jahreslauf" eingefügt: die blutreinigenden, verjüngenden und Lebenskraft bringenden Frühlingspflanzen wie Bärlauch, Löwenzahn und Giersch, die nährenden, vitamin- und vitalstoffreichen Früchte des Sommers, die die Mitte stärkenden, bauchwärmenden Herbstpflanzen wie Kürbis und Maroni und stark wärmende Spätherbstpflanzen wie der Beifuß, die als Vorrat die Winterkälte aus dem Körper treiben.

Nicht umsonst gilt nach wie vor die Tradition, mit den ersten drei Frühjahrsblüten (Schlüsselblumen) die Kräutersaison zu eröffnen, indem drei dieser Blüten mit Achtsamkeit mittels der linken Hand aus dem Kelch gezogen und mit Ehrfurcht und Dankbarkeit an das Leben gegessen werden. Danach können die Frischpflanzen und Kräuter, die uns die Monate im Jahreslauf bringen, in die tägliche Ernährung eingefügt werden, z. B. anhand der Rezepte dieses Buches. Die Wildkräuter und -früchte geben durch dieses uralte Ritual ihre Wirkkräfte so dem Menschen, dass sie individuell passend sind und ihn auf diese einfache Weise stärken und heilen. Das ist Heilnahrung, wie sie vom Menschen seit Urzeiten praktiziert wurde. Erst in der modernen Welt wurde dieses wertvolle Wissen vergessen und/oder verdrängt. Es ist an der Zeit, dass wir diese Tradition und das Wissen darum wieder aufleben lassen.

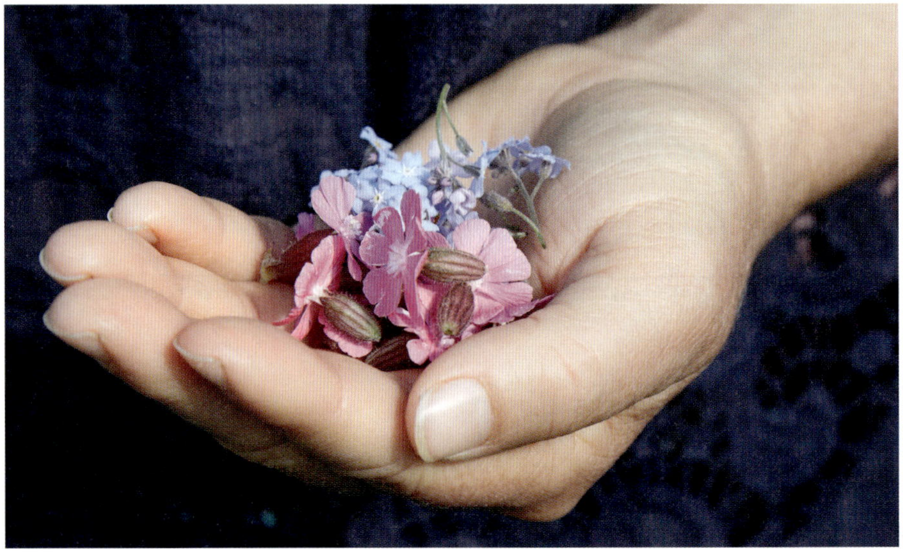

(© Heidi Fröhlich)

Die acht Wandlungsphasen im Jahreskreis

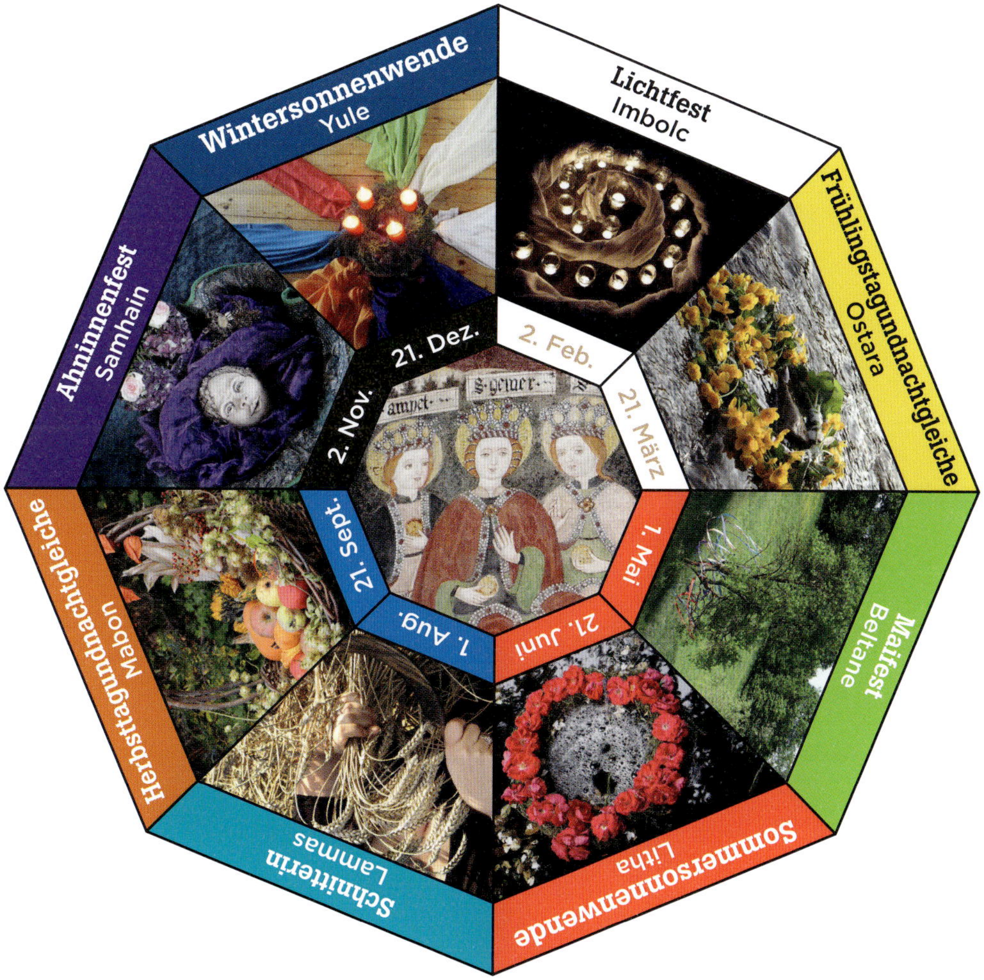

(© Renate Fuchs-Haberl)

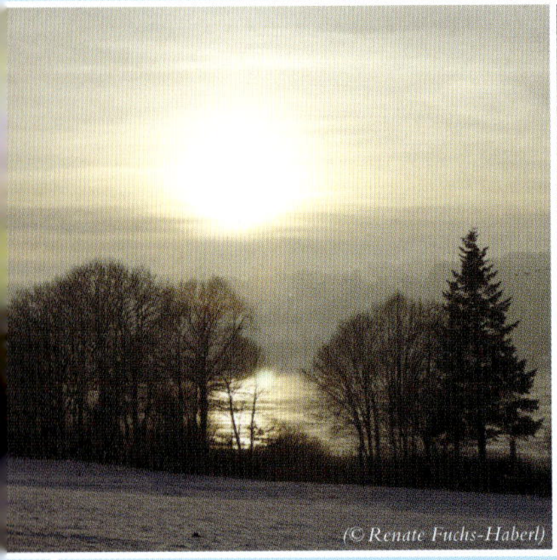
(© Renate Fuchs-Haberl)

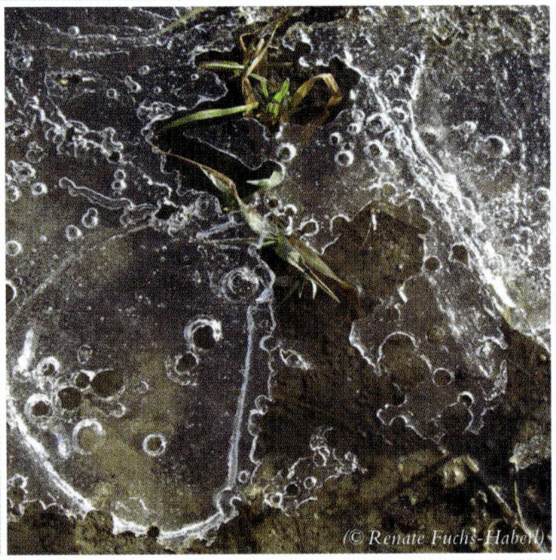
(© Renate Fuchs-Haberl)

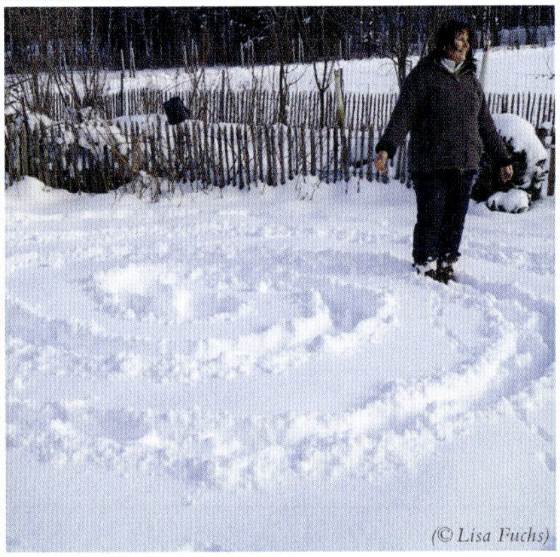
(© Lisa Fuchs)

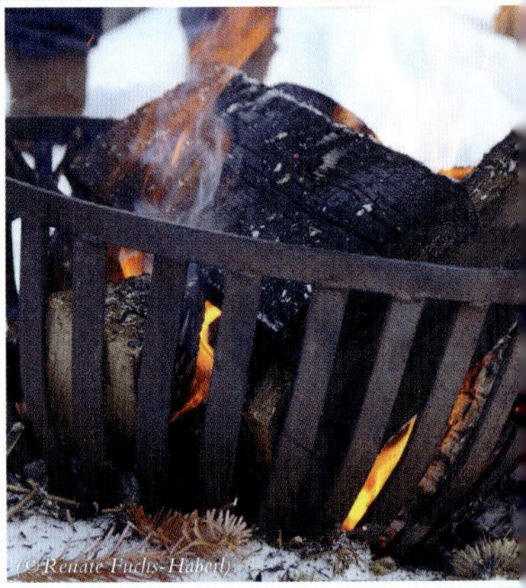
(© Renate Fuchs-Haberl)

Lichtmess

2. Feber

ERSCHEINUNG, QUALITÄT UND CHARAKTER DER ZEIT

DIE ERSCHEINUNG DER ERDE

Die Farbe dieser Zeit ist Weiß. Sie zeigt sich in der funkelnden Schneedecke, welche die Erde in dieser Zeit bedeckt. Auf ihr tanzen die Inspirationsfunken im strahlend hellen Sonnenlicht.

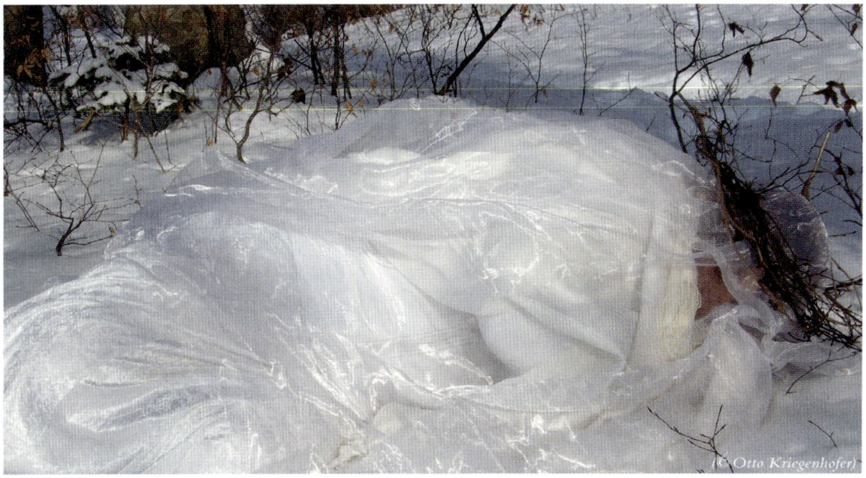

(C Otto Kriegenhofer)

Anfang Feber ist das neue Jahr noch ganz jung, es ist im Werden. Glitzernder Schnee und klirrende Kälte gehören zu dieser Zeit des Hochwinters, in der das Licht seit der Wintersonnenwende bereits sicht- und spürbar gewachsen ist. Auch ohne Schnee spüren wir, dass Weihnachten und die Raunächte endgültig vorbei sind, ebenso die Starre des Jänners. Noch befinden sich die Keime des neuen Lebens in der Erde, unter der Schneedecke, doch sie sind da, erwarten bereits ihr Erwachen und ab und zu „riecht" es schon ein wenig nach Frühling. Wir spüren die wieder zunehmende Lebenskraft in der Natur und in uns selbst. Alles, was im kommenden Jahr wachsen will, bereitet sich auf dieses Wieder- und Neuerscheinen vor. Der Rückzug der Kräfte der Natur, der mit der Schnitterinzeit Anfang August begonnen hat und auch uns immer mehr ins Hausinnere, zur Einkehr in uns selbst führen sollte, kehrt sich nun wieder um. Im bäuerlichen Jahr spiegelt(e) sich dieser Umschwung in der Natur im Dienststellenwechsel der Mägde und Knechte zu Lichtmess.

Klares, strahlend-kaltes Licht bricht oftmals von einem Tag auf den anderen hervor, vertreibt die trübe, dunkle Winterzeit und lässt uns das Zukünftige ahnen. Die Wiederkehr des Frühlings ist mit der Wiederkehr des Sonnenlichts untrennbar verbunden. Das wachsende Licht und die damit verbundene Wärme wecken Pflanzen und Tiere aus dem Winterschlaf, sie kommen wortwörtlich „wieder auf die Welt". Dieses Wunder der Geburt aus dem Schoß der Erde zeigt sich in den Knospen der Bäume und den ersten Frühlingsblumen, den Spitzen des Bärlauchs, im Gelb der blühenden Weiden, begleitet vom Gezwitscher der Vögel. Die Vorzeichen des Frühlings in Gestalt der aufbrechenden Eisdecken werden innig erwartet, denn die Zeit des Ruhens im Bauch der Erde geht damit zu Ende. Das bereits begonnene Keimen wird sich bald als neues Leben in all seinen vielfältigen Erscheinungsformen rund um uns entfalten. Das Keimen ist ein urweibliches Geschehen und Geheimnis, das sich von Jahr zu Jahr wieder auf magische Weise im Erdreich vollzieht.

Zu Lichtmess endet die mit dem Advent begonnene Phase, in der das Licht in der dunklen Winterzeit auf vielfältige Weise beschützt, genährt und vor allem gerufen wurde, darum ist das Lichtmessfest zugleich Ende und Anfang. In einer Zeit ohne künstliches Licht waren die Nächte der Winterzeit sehr lange dunkel. In der heutigen Zeit haben wir das Gespür dafür verloren, wie unsere Ahninnen Jahrtausende lang mit dem Zyklus des natürlichen Lichtes gelebt haben.

Durch den winterlichen Frost ist in der Natur alles Alte zerfallen. Auch in uns ist über den Winter so manches „gestorben", wir sind schwanger gegangen mit dem Neuen. Bewusst lassen wir das Alte zurück und bereiten uns auf das Neue vor. Wir lassen die alten Hüllen, in die wir aus vielerlei Gründen immer noch eingewickelt sind, zerfallen. Befreien uns von der Starre und Kälte in unserem Leben. Jeder Neubeginn ist wichtig, denn wenn etwas gut anfängt, ist die Chance auf ein gutes Weitergehen gegeben.

Im magischen Weltbild des alten Volkes ist alles miteinander verbunden und wirkt somit auch aufeinander ein. Darum begegnen uns in dieser Zeit des Jahres vor allem Bräuche rund um das Licht und das junge, wiedergeborene Leben. Eine leichte, heitere, „närrische" Energie macht sich breit, sie begegnet uns im Faschingsbrauchtum bis heute.

Göttinnen dieser Zeit

Der Feber ist die Zeit der **Göttinnen des Lichts und des Neuanfangs**. Die aus dem irisch-keltischen Raum stammende Frühlingsgöttin Brigid ist in unserer Zeit zu neuer Verehrung gelangt, sie ist die bekannteste der „Licht-Göttinnen". Brigid bringt uns das geistige Licht, um uns für das kommende Jahr neu zu inspirieren. Mit den „Funken der Inspiration"[18] überzieht sie das ganze Land, lässt das Alte beiseitetreten, damit das Neue dahinter sichtbar werden kann. Im Zuge der Christianisierung wurde Brigid das christliche Mäntelchen der jungfräulichen Maria angezogen. Sie erscheint nun zu „Mariä Lichtmess" mit Sonnen- und Sternenkranz, die Mondsichel unter ihren Füßen. Dahinter verbirgt sich die alte Himmelsgöttin, die zur „Königin des Himmels" umgeformt wurde. Mit dem Erkennen der matriarchalen Symbolik werden die alten Göttinnen wieder sichtbar und treten in ihrer Würde und Kraft in unser Leben.

Der Name Brigid geht auf *bright* (engl: hell, leuchtend) zurück. Auch im Alpenraum wird bis heute eine helle, strahlende, glänzende, leuchtende Göttin verehrt: Frau Percht – (ahd. *perachta*[19] = hell, strahlend, glänzend). Obwohl ihr Name bis heute von ihrer strahlenden, leuchtenden Kraft kündet, ist sie in unserem heimischen Perchtenbrauchtum und in der Sagenwelt vor allem als finstere Wintergestalt erhalten geblieben. Doch sie ist auch die Schönpercht, die Kinderschenkerin, die am Ende der Raunächte beginnt, das neue Leben zurückzubringen. Sie weckt die in der Erde schlafenden Samen, rüttelt an den Bäumen, damit

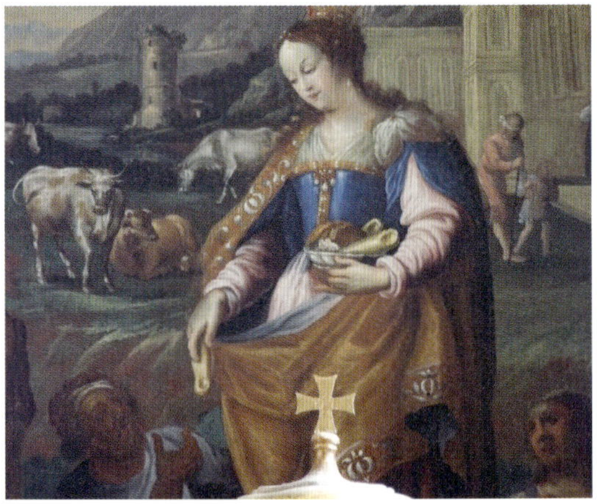

Brigida in der Pfarrkirche Preying im Bayerischen Wald (© Renate Fuchs-Haberl)

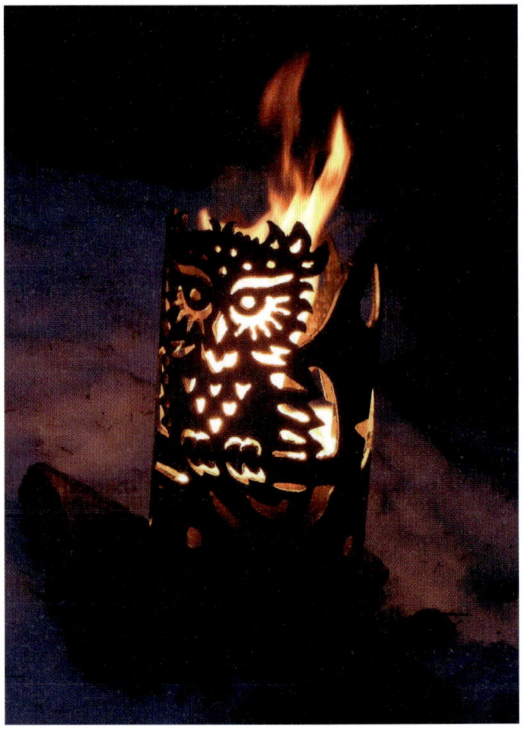

Eulenfeuer (© Renate Fuchs-Haberl)

die Säfte in ihnen wieder zu fließen anfangen.

Die Göttin in ihrer weißen Kraft erscheint in ihrer jugendlichen Gestalt, sie ist die Mädchengöttin und auch die Göttin der Luft, verehrt u. a. als Vogelgöttin. Sie manifestiert sich als Kraft des Neuen, des Beginnens, des Jungen und Ungebändigten, sie ist die Lichtbringerin nach der langen, dunklen Zeit. Als Schöpferin eines neuen, kulturell-spirituellen Bewusstseins schenkt sie uns Inspiration und beflügelt unseren Geist. Im weiten, weiß-blauen Himmel dieser Zeit bereitet sie im klaren, unvergleichlichen Licht ihre Flügel aus und lädt uns dazu ein, es ihr gleich zu tun.

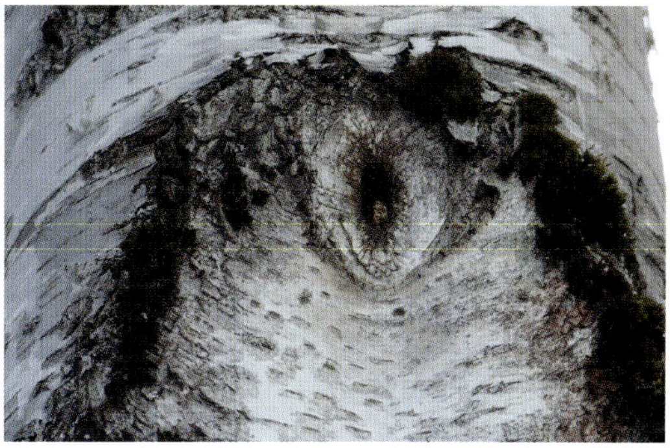

Birkenvulva (© Renate Fuchs-Haberl)

PFLANZEN DER ZEIT – IHRE BEDEUTUNG UND VERWENDBARKEIT

Ehrenpreis

Veronica officinalis

Den echten Ehrenpreis kann man abgesehen von der späteren Blütezeit im Juni bis August sehr gut durch den würzigen Duft erkennen, den die frisch zwischen den Fingern zerriebene Blüte verströmt. Er findet sich auf eher mageren Böden auf Wiesen und in lichten Laub- und Mischwäldern.

Seit dem Mittelalter gilt der Ehrenpreis als **Universalheilmittel** gegen zahlreiche Krankheiten und trägt deshalb auch charakteristische Volksnamen wie „Allerweltsheil", „Grindheil" oder „Stehaufundgehweg". Als Blutreinigungs- und Hustentee wird er gerne getrunken, aber auch als

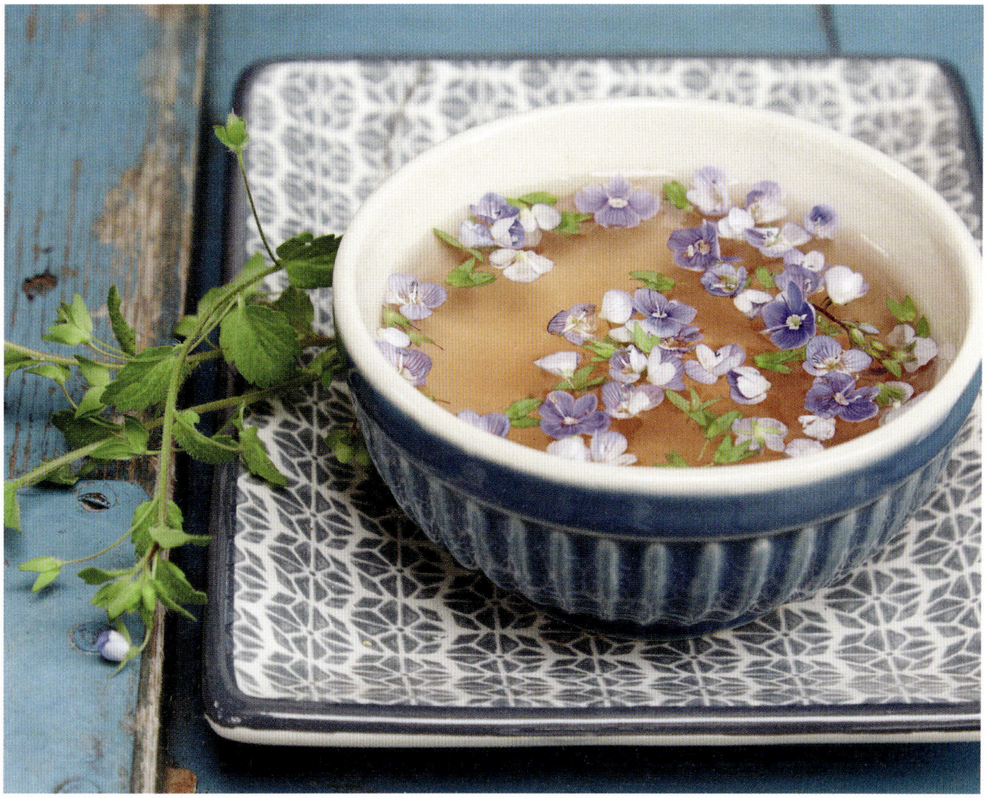

Ehrenpreisfriktion (Rezept auf der nächsten Seite) (© Heidi Fröhlich)

• TIPP von der *Kräuterfee* •

WOHLTAT FÜR DIE HAUT

Teemischung zur Hautklärung

100 g Ehrenpreiskraut

je 50 g Nussblätter, Stiefmütterchen und Holunderblätter

Alle Zutaten vermischen und trocken und dunkel lagern. Mit 1 Tasse kochenden Wassers je 2 TL der Mischung übergießen, 10 Min. ziehen lassen und mit Honig gesüßt trinken.

Die im Ehrenpreis enthaltenen Bitterstoffe, Gerbstoffe, die ätherischen Öle und das Glycosid Aucubin wirken innerlich und äußerlich und sind sekretionsfördernd, reinigend und heilend. Im Idealfall verbindest du eine Teekur mit der äußerlichen Anwendung von Auszügen.

Ehrenpreisfriktion bei unreiner, fetter und Aknehaut

1 Handvoll Ehrenpreiskraut

750 ml Wasser

Das getrocknete Kraut oder im Sommer frisches Kraut mit Blüten in eine Schüssel geben und mit kochendem Wasser übergießen, den Ansatz 20 Min. ziehen lassen.

Wasch mit beiden Händen das gut gereinigte Gesicht, indem du die Kräuter in den Händen sammelst und sanft massierend auf die Haut reibst. Bring dafür etwas Geduld auf, es wird sich lohnen. Wenn du etwa 5 Min. pro Woche für diese Kur Zeit hast, wirst du bald mit klarer, entzündungsfreier Haut belohnt.

Schönheitstee bei unreiner Haut und Akne wird er angewandt.

Scharbockskraut

Ranunculus ficaria

Dieses weit verbreitete und lebhaft wuchernde Frühlingspflänzchen bringt den Stoffwechsel mit Scharfstoffen und Vitaminen (vor allem Vitamin C, was ihm seinen Namen verlieh) in Schwung und **reinigt von innen und außen**. Als eines der ersten sprießt es schon im Feber und ist Ende Mai als typischer Frühjahrsgeophyt wieder unter der Erde eingezogen.

Scharbockskraut ist eine der wenigen Pflanzen aus der Familie der Hahnenfußgewächse, welche essbar sind. Auch die Wurzelknöllchen, die besonders gut im Spätfrühling, wenn die Pflanzen mit verblichenen Blättchen ihre Kräfte schon wieder in dieselben zurückzieht, zu sehen sind und dann wie braune Minikartoffeln auf der Erde liegen, sind essbar. Die **frischen Blätter** finden in der Volksheilkunde und Wildkräuterküche seit Urzeiten Verwendung, allerdings **ausschließlich vor der Blütezeit**, danach entwickelt das Scharbockskraut Giftstoffe (Alkaloide) und wird sehr bitter. Die getrocknete Pflanze ist völlig unbedenklich, sie besitzt als Tee krampflösende, schmerzlindernde, antibiotische Eigenschaften.

Das Scharbockskraut mit seinen sonnenförmigen Blüten ist in der germanischen Mythologie der Sonnengöttin Sunna geweiht und steht für Wachstum, Lebenskraft, Selbstvertrauen, Licht und Großzügigkeit.

• TIPP von der *Kräuterfee* •

SCHARBOCKSKRAUT-BLUTREINIGUNGSTEE

Dieser Tee ist ein ganz wunderbarer Frühjahrstee und wirkt klärend bei unreiner Haut, in diesem Fall kann er auch für Waschungen verwendet werden.

3 TL frische (nur vor der Blüte ernten) oder 2 TL getrocknete Blätter vom Scharbockskraut

250 ml kaltes Wasser

Scharbockskraut mit kaltem Wasser begießen, aufkochen und nach 1 Min. abgießen. Schluckweise über den Tag verteilt trinken.

Vogelmiere
Stellaria media

Die Vogelmiere taugt hervorragend als Wintergemüse und überzeugt zudem mit ihren gehaltvollen Inhaltsstoffen: Mineralsalze, im Besonderen Kieselsäure, Kalium, Kalzium und Magnesium, aber auch Aucubin, Carotinoide, Eisen, Flavonoide, Gamma-Linolensäure, Saponine, Schleimstoffe, Selen, die Vitamine A, B und C, Zink, ätherische Öle. Dank ihren Inhaltsstoffen gibt sie **neue Lebenskraft** und hilft **bei Frühjahrsmüdigkeit** und gegen vielerlei Mangelerscheinungen. Sie wirkt harntreibend, regt den Stoffwechsel an und hilft bei Rheuma und Gicht! Auch die Verdauung wird durch den Genuss der Vogelmiere angeregt. Wegen ihrer reinigenden Wirkung auf Blut, Niere und Blase wirkt sich ihr Genuss positiv bei Hautkrankheiten aus.

Vogelmiere ist nicht nur ein starkes Heilkraut, sie schmeckt auch gut und schenkt uns ihr wohlschmeckendes Grün das ganze Jahr über, sogar im gefrorenen Boden kann sie wachsen und blühen. Alle oberirdischen Teile wie Blüten, Blätter, Stiele und Samen werden gemeinsam verwendet. Die Vogelmiere eignet sich prima als Salatgrundlage und übertrifft normale Kopfsalate um ein Vielfaches, z. B. hat sie doppelt so viel Kalzium, dreimal so viel Kalium und Magnesium und siebenmal so viel Eisen wie Kopfsalat. Dank ihrem besonders milden Geschmack wird sie sogar von Kindern gern gegessen.

Aber nicht nur wir Menschen lassen uns Vogelmiere schmecken, Hühner und andere Vögel sind ganz verrückt nach ihr, woher wohl auch ihr Name kommt. Für eine innerliche und äußerliche Heilanwendung des Krautes bei vielseitigen Krankheitsbildern wird ein **Tee aus frischer Vogelmiere** zubereitet. Dazu 1 EL des Krautes mit 250 ml heißem Wasser übergießen und 10 Min. ziehen lassen. Vogelmierentee wird äußerlich für Umschläge verwendet und hat eine kühlende, entzündungshemmende und schmerzstillende Wirkung. Genauso eignet sich der Tee als Badezusatz. Frisches Kraut kann auch leicht gequetscht direkt auf betroffene Hautpartien gelegt werden. Bei entzündeten und müden Augen hilft ein Augenbad mit lauwarmem Tee.

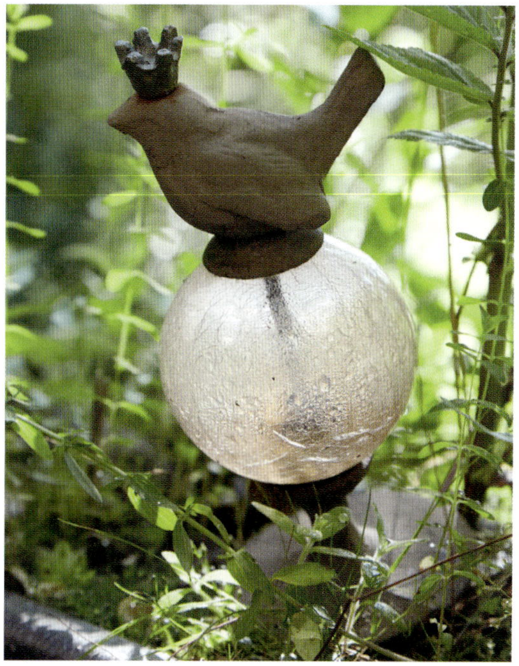

(© Heidi Fröhlich)

• TIPP von der *Kräuterfee* •

VOGELMIERENHAUTÖL

Aus Vogelmiere kann ein Heilöl zur Hautpflege hergestellt werden, das sich als Zusatz in Salben oder direkt bei entzündlichen Hautreizungen verwenden lässt.

Für das Öl einfach Vogelmiere in ein Schraubglas geben und mit hochwertigem Oliven- oder Mandelöl auffüllen. Verschlossen 7 Tage bei Zimmertemperatur ziehen lassen, gelegentlich schütteln, abseihen und an einem dunklen, kühlen Ort verwahren.

Gänseblümchen
Bellis perennis

Das Gänseblümchen strahlt sehr viel Freundlichkeit aus. Es ist zwar ein kleiner Sonnenanbeter, blüht aber auch in der kalten, gar frostigen Jahreszeit. Das Gänseblümchen gibt heilende Impulse an die Haut und die Gebärmutter, sodass sich Haut und Schleimhaut im Mondrhythmus von 28 Tagen erneuern. Wenn die Haut von außen verletzt wird, kann das Gänseblümchen den Erneuerungsprozess beschleunigen, auch als homöopathisches Präparat. Im Volksmund wird das Gänseblümchen auch **„Arnika der Gebärmutter“** genannt und wird besonders zur Nachbehandlung nach

Geburten und Operationen eingesetzt. In England, wo die Arnika keine natürliche Verbreitung hat, hat das Gänseblümchen wegen seiner Heilkräfte sogar den Namen „our own Arnica“ erlangt.

Sowohl in seiner Erscheinung als auch in seiner Anwendung ist es auch ein echtes **Kinderkraut**, so wirkt der Tee appetitanregend und hilft bei Milchschorf und Husten. Bei der Hustenbehandlung ist es hilfreich, den Tee mit Gänseblümchenhonig zu versetzen.

Holunderrinde

Sambucus nigra

Der Holunder galt schon seit jeher als heilige Pflanze, als mächtige Pflanzengöttin und als ein Zauberbaum. Er wurde schon immer als Lebensbaum, auch als Baum der Ahnen und Tor in die Anderswelt angesehen. Zudem weiß der, der den Holunder liebt, dass Frau Holle in ihm wohnt, die Haus und Hof beschützt. Deshalb wurden auch Opfergaben neben ihm aufgelegt.

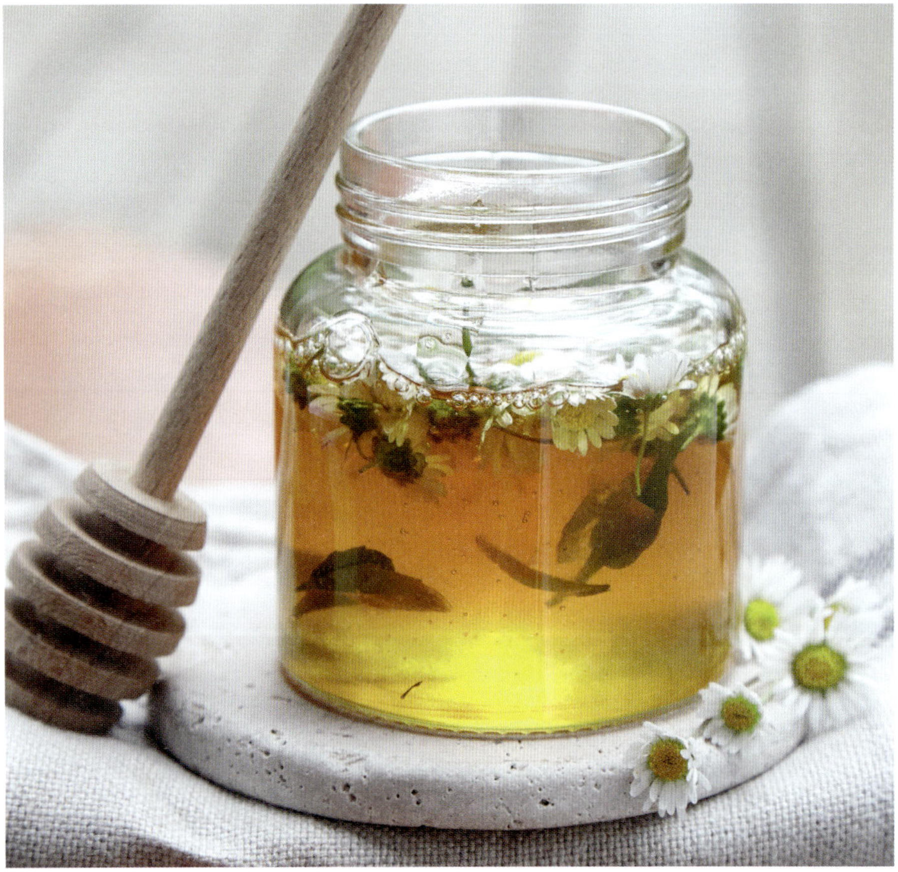

Gänseblümchenhonig *(© Heidi Fröhlich)*

• TIPP von der *Kräuterfee* •

GÄNSEBLÜMCHEN ALS KINDERKRAUT

Gänseblümchenhonig

Gib reichlich Blüten und Blättchen in Honig und lass sie 1 Monat in der Sonne ziehen. Dann kannst du den Honigansatz samt den Pflanzenteilen in den Tee geben.

Gänseblümchentee

2–3 TL Gänseblümchen mit 500 ml heißem Wasser aufgießen, 15 Min. ziehen lassen und über den Tag verteilt trinken.

Eicheln

Quercus sp.

Manch einer wundert sich darüber, dass Eicheln essbar sind, bekannt ist maximal Kaffee aus Eicheln. Doch vor gar nicht langer Zeit, nämlich bis nach dem Zweiten Weltkrieg, haben die Eichen unserer Wälder die Menschen genährt und oft vor dem Hungertod bewahrt. **Eichelmehl** ist zwar mühsam herzustellen, aber sehr nahrhaft und die Mühe allemal wert. Sammle dazu im Herbst Eicheln, schäle und wässere sie über mehrere Tage, dabei

• TIPP von der *Kräuterfee* •

EICHELNOUGAT

1 kg Eicheln • 300 g Butter • 100 g Honig • 50 g Rohrzucker
1 Prise Meersalz • Zimt, Vanille und Kardamompulver

Die Eicheln knacken und säubern (vorab die Eicheln in ein Gefäß mit Wasser geben und alles, was oben schwimmt, wegwerfen). Nun in eine Kunststoffwanne geben und mit 60–70 °C warmem Wasser übergießen. Nachdem sich das Wasser rotbraun eingefärbt hat (1–4 Std.), das Wasser abgießen und die Prozedur wiederholen. Färbt sich das Wasser nicht mehr (nach 2–4 Tagen), sind die Eicheln bereit zur Weiterverarbeitung.
Nun kannst du die entbitterten Eicheln in frischem Wasser kurz aufkochen. Aus 1 kg Eicheln mit Schale ergeben sich ca. 500 g aufbereitete Eicheln. Diese durch den Fleischwolf drehen oder mixen, Butter, Honig und Zucker beifügen und mit Salz, Zimt, Vanille und Kardamom abschmecken. Alles verknetet ergibt ca. 1 kg Teig, der für 10 Gläser à 125 ml reicht.
Füll die Masse in Gläser und koch sie 45 Min. bei mindestens 85 °C ein. Das Eichelnougat hält sich gekühlt und trocken gelagert bis zu 6 Monate.

das Wasser alle 5–10 Std. wechseln. Einfacher ist es, die Eicheln in einem Stoffsack verwahrt in ein fließendes Gewässer zu hängen. Dadurch verlieren die Eicheln einen Großteil der enthaltenen Gerb- und Bitterstoffe. Anschließend trocknen und zu Mehl vermahlen. Eichelmehl wird, schon aus geschmacklichen Gründen, immer 1 : 1 mit Getreidemehl vermischt.

• TIPP von der *Kräuterfee* •

DEKOKT AUS EICHENRINDE

Gib 2 Handvoll Eichenrindenstückchen am Vorabend in einen Emaille- oder Tontopf. Am nächsten Tag so viel Wasser hinzufügen, dass sie mindestens 2 Fingerbreit bedeckt sind. Üblicherweise ist das gut 1 l Wasser. Am nächsten Morgen ggf. noch Wasser hinzufügen und die Mischung zum Kochen bringen. Schalte dann den Ofen zurück und lass das Dekokt etwa 20 Min. köcheln. Anschließend die Pflanzenteile abseihen und das Dekokt (Flüssigkeit) in eine Thermoskanne geben. Diese Flüssigkeit mit 10–15 l Wasser verdünnen und höchstens zweimal täglich anwenden.

Sehr heilend wirken **Bäder**, **Kompressen** und **Waschungen** mit einem Dekokt aus Eichenrinde bei Pilzinfektionen, entzündlichen Hauterkrankungen, Verbrennungen 1. Grades, Nagelbett- und Augenentzündungen sowie Geschwüren und offenen Beinen. Eichenrindenbäder reduzieren Fußschweiß und beschleunigen die Heilung von Geburtsverletzungen. Insgesamt sollte man die äußerliche Anwendung nicht länger als 1–2 Wochen durchführen, da die Haut sonst zu stark austrocknet.

Haselnussblätter
Corylus avellana

Der Haselnussstrauch ist in unserer Kultur eine Pflanze voller Mysterien, denken wir ans Märchen vom Aschenputtel und die Schätze, die sich in den Nüssen bargen, an die Paracelsus-Legende, die besagt, dass ein Stück vom unter dem Haselstrauch lebenden Haselwurm, das Paracelsus verzehrt hat, ihm seine große Weisheit beschert hat. Ähnlich wie in einer irischen Sage, die vom weisen Lachs, der sich von zauberkräftigen Haselnüssen ernährt hat, handelt. Der Held McCumhill soll in dieser Sage den Lachs für seinen Herrn braten. Er bekommt dabei einen Spritzer heißes Fett ab und leckt diese 3 Tropfen (die Essenz der Wahrheit) ab, woraufhin er anstatt seines Herrn alle Weisheit der Welt erlangt.

Auch zum Räuchern – für die Lebenslust – wurden Haselnussblätter verwendet, zum Schutz vor Unwettern wurden Haselkätzchen ins Ofenfeuer geworfen. Den Reisenden beschützt der Wanderstab aus Haselnuss und sichert die wohlbehaltene Heimkehr. Wünschelruten werden ebenfalls gerne aus Haselnussästen geschnitten. In der Heilkunde werden Blatt, Rinde und die Kätzchen verwendet.

• TIPP von der *Kräuterfee* •

GESUNDES VON DER HASELNUSS

Haselnusskätzchentee

Dieser Tee steigert den Blutdruck und hilft so bei Kreislaufproblemen, ist fiebersenkend, schweißtreibend. Dazu 1 EL Haselnusskätzchen auf 500 ml Wasser verwenden.

Haselnussblattcreme

Haselnusscreme hilft bei Hautkrankheiten, Krampfadern und Venenentzündungen.
Erhitze 2 Handvoll Haselnussblätter für etwa 1 Std. in 30 ml gutem Olivenöl (erhitztes Öl, aber Vorsicht, das Öl darf dabei nicht kochen). Lass die Mischung lauwarm abkühlen, gieß das Öl ab und drück die Blätter gut aus. Das Öl nun mit 4 g Bienenwachs und 8 g Lanolin vermischen und so lange erhitzen, bis sich eine homogene Flüssigkeit gebildet hat. Die noch flüssige Salbe in Cremetiegel füllen.

Maroni

Castanea sativa

Die Edelkastanie ist botanisch gesehen eine Schwester der Eiche und beide gehören zu den Buchengewächsen. Sie zählen zu den größten und mächtigsten Bäumen Mitteleuropas. Die Rosskastanie ist mit der Edelkastanie nicht verwandt. Sie gehört zur Familie der Seifenbaumgewächse und ist ungenießbar.

Der majestätisch anmutende Großbaum mit tief eingerissener Rinde, die spitzbogige Muster bildet, ist als Einzelbaum nur im Weinbauklima zu finden, im Mittelmeergebiet, in der Südsteiermark und im Tessin in Wäldern. In jenen Zonen, wo sie verbreitet ist, galt und gilt sie als **wertvolles Grundnahrungsmittel**. Die Edelkastanie lässt sich gut für das Backen in Form von Edelkastanienmehl, Honig und natürlich direkt vom Baum herrlich verzehren. Das Holz der Edelkastanie ist übrigens haltbarer und widerstandsfähiger als Eichenholz, aus ihm werden hochwertigste Möbel und Gebrauchsgegenstände erzeugt.

Die Maroni zählt zu den wenigen Universalmitteln, die nach Hildegard von Bingen für den Menschen uneingeschränkt gesund sind. Sie ist durch Kohlenhydrate, Stärke sowie die Vitamine A, B_1, B_2, B_3, B_5, B_6, C und E sehr nährstoffreich. Ebenso beinhaltet sie wertvolle Mineralstoffe und Spurenelemente wie Eisen, Zink, Kupfer, Mangan, Magnesium, Kalzium und Kalium. Auch für Diabetiker ist sie aufgrund der fehlenden Hexosen vom Typ Glucose oder Fructose sehr gut geeignet.

Kastanien werden angeblich nur gekocht genossen, Hildegard empfiehlt auch den Rohgenuss: „Wer im Herzen Schmerzen leidet, sodass seines Herzens Stärke keine Fortschritte macht, sondern traurig ist, esse oft die rohen Kerne und das gießt seinem Herzen gleichsam einen Schmelz ein und er gelangt zu Stärke und Frohsinn." Die Edelkastanie ist zu 100 % in jeder Form gesund für den Körper, sagt Hildegard: „Die Kastanie ist ihrer Natur nach sehr warm, hat eine große Kraft in sich, die der Wärme beigemischt ist, und bezeichnet die Weisheit. Und alles was in ihm ist und auch seine Frucht, ist sehr nützlich für den Menschen."

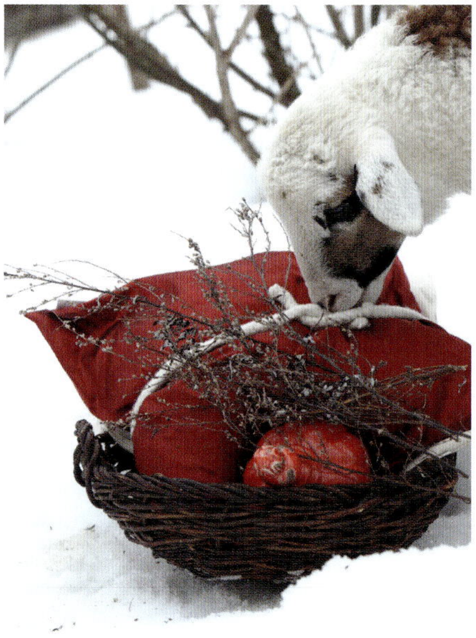

Beifußkräuterkissen (S. 35)
(© Peter Raider (www.peterraider.de))

Als Heilmittel wirkt die Maroni **zur Stärkung der Milz und der Venen**, bei geistiger Schwäche, Konzentrationsstörungen, Gicht und **zur Stärkung der Nerven und des Herzens**. „Ein Mensch, dem das Gehirn durch Trockenheit leer ist und der davon im Kopf schwach wird, koche die inneren Fruchtkerne dieses Baumes in Wasser und gebe sonst nichts dazu. Und wenn das Wasser ausgegossen ist, soll er sie oft nüchtern und nach dem Essen nehmen, und sein Hirn wächst und wird gefüllt und seine Nerven werden stark und so wird der Schmerz im Kopf weichen." All das empfiehlt die gute Hildegard …

• TIPP von der *Kräuterfee* •

HILDEGARD-REZEPTE MIT KASTANIEN

Maronicremesuppe nach Hildegard von Bingen

1 Zwiebel • 1 EL Butter • 2 EL Edelkastanienmehl • 1 EL Dinkelmehl • 150 ml Rotwein • 1 l Wasser etwas Salz • 2 Lorbeerblätter und Gewürznelken • Bertram, Galgant nach Geschmack 200 g Maroni • Obers oder Sauerrahm nach Belieben

Zwiebel in Butter kurz anbraten. Edelkastanien- und Dinkelmehl hinzugeben und unter Rühren anschwitzen. Lösch nun die Einbrenn nach und nach mit gutem Rotwein ab und gieß mit Wasser auf. Würze mit Salz, Lorbeerblättern, Nelken, Bertram und Galgant und lass die vorgekochten Maroni so lange mitkochen, bis diese ganz weich geworden sind. Anschließend Lorbeerblätter und Gewürznelken entfernen und die Suppe mit dem Stabmixer cremig rühren. Mit Obers oder Sauerrahm verfeinern und mit Dinkelbrot servieren.

Kastanienbrot nach Hildegard von Bingen

ergibt 3–4 Fladen

Was Hildegard von Bingen schon im Mittelalter wusste, haben inzwischen viele Wissenschaftler bestätigt: Dinkel sorgt aufgrund seiner guten Verträglichkeit für Wohlbefinden, Kastanienmehl, Muskat und Honig sind wohltuend für die Nerven und fördern die Konzentrationsfähigkeit.

200 g helles Dinkelmehl (Type 630) • 200 g Dinkelvollkornmehl • 100 g Kastanienmehl • 1 Würfel Germ 1 TL Honig • 1 Msp. Brotgewürz • je 1 Msp. Bertram, Muskatnuss und Galgant • 10 g Salz • 320 ml Wasser

Vermisch alle Zutaten bis auf das Wasser in einer Schüssel, gib das Wasser dazu und verknete alles zu einem geschmeidigen Teig. 3 Min. langsam, dann 7 Min. schneller kneten, den Teig dabei dehnen und falten. Die Schüssel zudecken und den Teig 2 Std. bei Zimmertemperatur ruhen lassen.

Gib den Teig auf eine bemehlte Arbeitsfläche und knete ihn nochmals kräftig durch. Teile ihn in 4 Portionen und forme jede zu einer Kugel, drück sie etwas flach und forme 3–4 cm hohe Fladen. Bestäube Unterlage und Fladen mit Roggenmehl und lass sie so lange ruhen, bis sie doppelt so groß geworden sind.

Heiz das Backrohr samt Backblech auf 230 °C vor, stell eine Tasse mit 125 ml Wasser auf den Boden des Ofens. Nach der Ruhezeit die Fladen zügig aufs Blech setzen und backen. Nach 10 Min. die Temperatur auf 200 °C reduzieren und weitere 10–20 Min. fertig backen. Die Fladen sind fertig, wenn sie beim Klopfen auf die Unterseite hohl klingen.

WINTERLICHE REZEPTE

mit Speisen, Getränken, Kräuterkosmetik und Hausmitteln besonders aus der Frauenheilkunde

Topinamburaufstrich mit Brennnesselbrot

200 g Ziegenfrischkäse
100 g Doppelrahmfrischkäse
je 2 EL Sauerrahm und Olivenöl
Salz und Pfeffer nach Geschmack
200 g gekochte Topinamburknollen
1 Knoblauchzehe
½ Bund Schnittlauch

Rühr den Ziegenfrischkäse mit Frischkäse und Sauerrahm glatt. Rühr das Öl unter und würze mit Salz und Pfeffer.

Die Topinamburknollen längs auseinanderschneiden und mit einem kleinen Löffel auskratzen, das Fruchtfleisch mit einer Gabel zerdrücken und unter die Frischkäsemischung rühren. Den Knoblauch fein würfeln, den Schnittlauch fein schneiden und beides unterheben. Schmecke nochmals ab und kühle den Aufstrich bis zum Servieren.

Brennnesselbrot wie Thymianbrot zubereiten (siehe S. 95).

Stimmungsaufhellende Orangenduft-Badepralinen

300 g Kakaobutter
200 g Natron
je 100 g Milchpulver, Zitronensäure, Kartoffelstärke
je 3 Tropfen ätherisches Orangen- und Mandarinenöl von guter Qualität
getrocknete Ringelblumenblüten

Schmelze die Kakaobutter und rühr die zuvor vermischten Zutaten ein, gib zum Schluss das ätherische Öl und die Hälfte der getrockneten Blüten dazu, forme aus der Masse kleine Kugeln von etwa 3 cm Durchmesser und roll diese in den restlichen getrockneten Blüten. Lass die Badepralinen auf einem Holzbrett oder Teller 1–2 Tage trocknen. Danach kühl und trocken aufbewahren.

Verwendungstipp der Kräuterfee

Diese Badepralinen sind sehr hautpflegend und ihr Duft ist entspannend und stimmungsaufhellend. Auch für Kinder geeignet!

Frau-Holle-Kekse

280 g Mehl
100 g Staubzucker
1 Pkg. Vanillezucker
250 g Butter
je 3 Eidotter und Eiklar
280 g Zucker
250 g Apfel-Holunder-Marmelade

Siebe das Mehl mit Zucker und Vanillezucker auf die bemehlte Arbeitsplatte. Zerkleinere die Butter, füge die Eidotter bei und verknete alle Zutaten rasch zu einem glatten Teig. Zugedeckt etwa 30 Min. kalt ruhen lassen.

Schlag die Eiklar zu festem Schnee, füge den Zucker nach und nach bei und schlag den Eischnee nochmals steif auf.

Roll den Teig auf der bemehlten Arbeitsplatte etwa 1 mm dick aus, stich mit einem runden Blumenausstecher (3 cm Durchmesser) Kekse aus und leg sie auf ein mit Backpapier ausgelegtes Backblech. Die Ausstecher dabei immer wieder ins Mehl tauchen.

Für den Oberteil ebenfalls Blumenausstecher mit Loch verwenden. Am besten je ein Blech für den Unterteil und eines für den Oberteil, so hast du immer die gleiche Anzahl der Kekse!

Füll die Eischneemasse in einen Spritzbeutel mit kleiner, gezackter Tülle und setz auf jede Lochblume rundum kleine Tupfen der Eischneemasse.

Im vorgeheizten Rohr auf mittlerer Schiene bei 160 °C etwa 15–20 Min. goldgelb backen.

Die Plätzchen vom Blech lösen, vollständig auskühlen lassen und jeweils zwei Plätzchen (Unter- und Oberteil) mit erwärmter Marmelade vorsichtig zusammensetzen.

Beifußbad

Dieses Bad wirkt reinigend, klärend und kräftigend und kann auch als Fußbad angewendet werden.

Lass 50–100 g getrocknetes Beifußkraut in 1 l Wasser 5–10 Min. aufkochen und füge die Mischung dann dem Badewasser bei. Eine andere Möglichkeit ist, die Kräuter in ein Säckchen zu füllen und das zugebun-

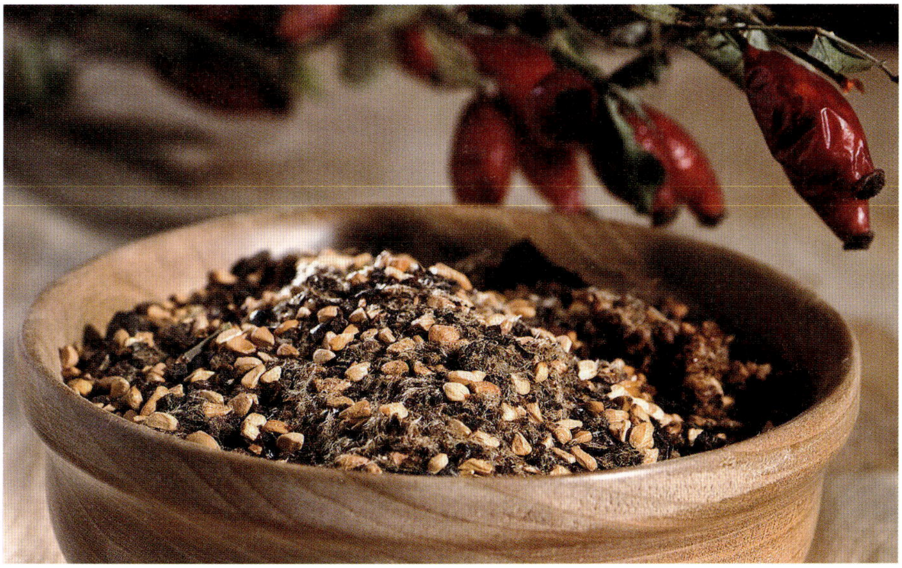

Hagebuttentee (Rezept S. 148) (© Mona Lorenz)

dene Säckchen unter den heißen Wasserstrahl der Badewanne zu hängen.

Rezepttipp der Kräuterfee
Dem Kräuterbad 1 EL Obers und 1 EL Honig zur Hautpflege beifügen.

Beifußkräuterkissen für kalte Füße
Die ätherischen Öle, die im Beifuß enthalten sind, wirken nicht nur wärmend und entspannend auf die Muskulatur, sondern beruhigen auch die Nerven und helfen beim Einschlafen.

Für ein „Wärmekissen" eine Kissenhülle mit getrockneten Beifußblättern und -blüten füllen. Natürlich kannst du das „Wärme-Schlafkissen" zusätzlich mit anderen schlaffördernden Kräutern, wie Hopfen, Lavendel, Kamille oder Zitronenmelisse, befüllen. Der Phantasie sind keine Grenzen gesetzt.

Wildkräuternockerlsuppe
80 g weiche Butter
120 g grober Hartweizengrieß
2 Eier
Salz und Muskatnuss
2 Handvoll Vogelmiere
2 l Gemüsebrühe
Schnittlauch

Rühr die Butter schaumig, füge etwas Grieß hinzu, dann die Eier, den restlichen Grieß, Salz sowie 1 Prise Muskatnuss, fleißig umrühren. Die Wildkräuter sehr fein hacken und einrühren, dann zum Quellen etwa 15 Min. stehen lassen.

Koch nun reichlich gesalzenes Wasser auf, leg die mit einem kleinen Löffel ausgestochenen Nockerl ein und lass sie zugedeckt 20–25 Min. ziehen.

Die Nockerl in der Brühe mit Schnittlauch bestreut servieren.

Honigriegel mit Nüssen, Beifuß und Berberitze
250 g Butter
500 g Honig
5 EL Obers
Schale von 1 Bio-Zitrone
4 TL Zitronensaft
je 4 EL Rum und Zimt
je ½ TL Meisterwurz- und Ingwerpulver
1 TL Beifußpulver
3 EL getrocknete Berberitzen (von der afghanischen, kernlosen Sorte, die gibt es im guten Gewürzhandel)
je 250 g gemahlene Walnüsse und gemahlene Hirse
500 g gemahlener Dinkel

Zerlass die Butter, verrühr sie mit den anderen Zutaten in einer großen Schüssel und lass alles über Nacht ziehen. Streich die Masse am nächsten Tag auf ein mit Backpapier ausgelegtes Backblech und back sie bei 175 °C im vorgeheizten Backofen etwa 40 Min.

Die Riegelmasse noch warm in essfertige Stücke schneiden und auskühlen lassen, in Blechdosen schichten. Honigriegel sind wärmend und dabei stärkend sowie wohlschmeckend und erfreuen mit den vielen verschiedenen Aromen und der Säure der Berberitze den Gaumen.

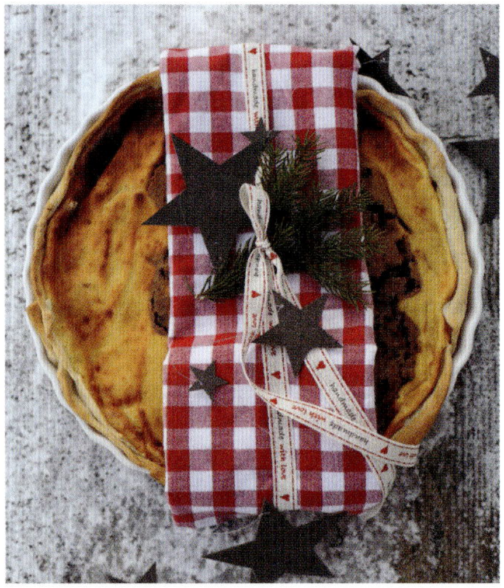

Haselnuss-Kürbis-Torte
(© Peter Raider (www.peterraider.de))

Holunderfruchtsaft

Der hohe Anteil an Fruchtzucker macht den Schwarzen Holunder zum idealen Muntermacher bei Frühlingsmüdigkeit. Der Saft hebt sofort den Blutzuckerspiegel und stärkt Herz und Kreislauf. Trink täglich 1 Glas Fruchtsaft als Tagesstart, so kommen Körper und Kreislauf schnell in Schwung.

Lebertrunk

Die Leber ist zu den Feiertagen ein stark beanspruchtes Organ, das dankbar ist für Bitterstoffe, um sich zu regenerieren. Versuch eine Kur aus diesem und dem folgenden Rezept, über 7 Tage. Trinke dabei morgens auf nüchternen Magen den Lebertrunk und 15 Min. später 1 Tasse vom bitteren Lebertee, der sie aktiviert, die Galle in Fluss bringt und wärmt.

1 Glas Apfelsaft
2 Knoblauchzehen
2 Zitronen
1 Stück Ingwer
2 TL Olivenöl
1 Glas Mineralwasser

Vermixe alle Zutaten im Smoothiemixer und genieße diesen Lebertrunk morgens auf nüchternen Magen.

Lebertee

4 Handvoll Löwenzahnblätter
3 Handvoll Pfefferminze
2 Handvoll Schafgarbe
1 Handvoll Rosmarin

Misch die Kräuter miteinander und verwende jeweils 1 TL auf 250 ml heißes Wasser, 10 Min. ziehen lassen und 15 Min. nach dem Lebertrunk genießen.

Haselnusslikör

500 g frische Haselnüsse
1,5 l Obstler
1 Zimtstange
5 Nelken
1 der Länge nach halbierte Vanilleschote
350 g Zucker oder Honig
750 ml heißes Wasser

Schneide die Nüsse klein, füll sie mit dem Schnaps und den Gewürzen in ein gut verschließbares Gefäß und stell es für 4 Wochen an einen warmen Ort, am besten in die Sonne. Dann abgießen, Zucker oder Honig im heißen Wasser auflösen, nach dem Abkühlen den Nussschnaps beifügen und gut vermischen. Durch einen Kaffeefilter gießen und in Flaschen abfüllen. Mindestens 4 Wochen an einem kühlen Ort reifen lassen!

Haselnuss-Kürbis-Torte

ergibt 6 Portionen

250 g gemahlene Haselnüsse
150 g feiner Weizenschrot
5 Eidotter
150 g Butter
Salz und Pfeffer
1 TL Honig
500 g Kürbis
25 g Kokosfett, ungehärtet
1 Bund Thymian
100 g schwarze Oliven, ohne Kern und gehackt
150 g Obers
100 g Crème fraîche
1 Ei
30 g Parmesan, gerieben
2 Knoblauchzehen, gehackt

Verknete 100 g Haselnüsse mit dem Weizenschrot, 3 Eidottern, 100 g Butterflöckchen, 1 Prise Salz und dem Honig. Lass den Teig 1 Std. im Kühlen ruhen. Kleide eine Tarteform von 28 cm Durchmesser mit dem Teig aus, stich ihn mit einer Gabel mehrmals ein und stell ihn kühl.

Den Kürbis grob raffeln, im heißen Kokosfett kurz anbraten, mit Salz, Pfeffer und der Hälfte des gehackten Thymians würzen, abkühlen lassen. Den Kürbis und die Oliven auf dem Teig verteilen und mit 75 g der restlichen Haselnüsse bestreuen. Nun verrührst du Obers, Crème fraîche, 2 Eidotter, das Ei, Käse und Salz miteinander und gießt die Mischung über die Torte. Die Torte im vorgeheizten Backrohr bei 170 °C etwa 40 Min. backen.

Die restlichen Haselnüsse röstest du in 50 g Butter, dann mit dem gehackten Knoblauch und dem restlichen Thymian mischen und vor dem Servieren über die heiße Torte streuen.

Kastaniensuppe mit Vogelmiere

ergibt 4 Portionen

500 g frische Kastanien
700 ml Gemüsefond
Salz und Pfeffer
150 ml Obers
1 Eidotter
100 g Weißbrotwürfel ohne Rinde
30 g Butter
1 Handvoll Vogelmiere, gewaschen und grob geschnitten

Schneide die Kastanien kreuzweise ein und koch sie in Wasser weich. Anschließend schälen und mit etwas Gemüsefond fein vermixen.

Koch die restliche Suppe auf, rühr das Maronipüree ein, lass alles aufkochen und schmecke mit Salz und Pfeffer ab. Den mit Obers verquirlten Eidotter einrühren, die Suppe darf nun nicht mehr kochen!

Die Weißbrotwürfel in der Butter goldbraun rösten und mit der Vogelmiere über der angerichteten Suppe verteilen.

Haselnusssüppchen

ergibt 4 Portionen

4 Eier
200 g leicht geröstete, fein geriebene Haselnüsse
600 ml Gemüsefond
200 ml Obers
Salz und Pfeffer
4 TL Obers
4 ganze Haselnüsse

Die Eier 9 Min. kochen, mit kaltem Wasser abschrecken und schälen. Eidotter und Eiklar trennen. (Das Eiklar wird hier nicht mehr gebraucht.) Vermixe Haselnüsse, Eidotter und 300 ml Gemüsefond zu einer homogenen Paste, koch den restlichen Gemüsefond auf, rühr das Obers ein, dann abschmecken und einkochen lassen.

Kurz vor dem Servieren die Haselnuss-Eidotter-Mischung mit dem Schneebesen einrühren und die Suppe erwärmen (nicht kochen!). Richte die Suppe in vorgewärmten Tassen an, garniere mit Sahnehäubchen und ganzen Haselnüssen.

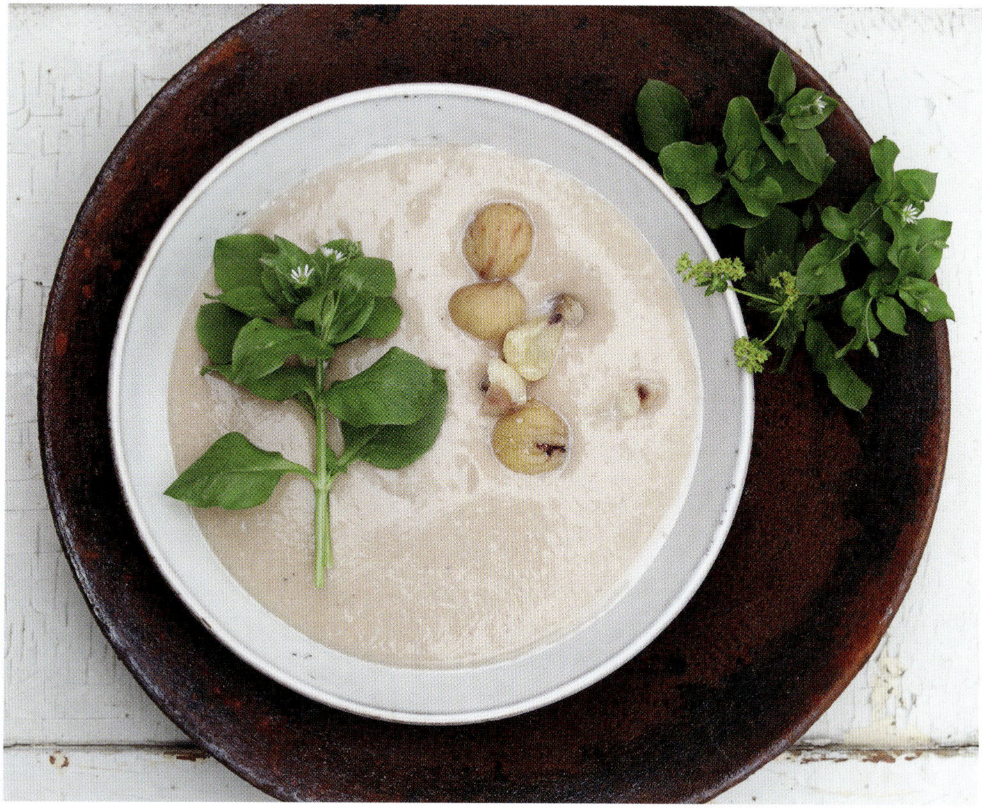

Kastaniensuppe mit Vogelmiere *(© Heidi Fröhlich)*

Wintersalat mit Haselnüssen

ergibt 4 Portionen

150 g Haselnüsse, ganz
100 g Emmentaler
400 g Rotkraut
Kräutersalz
½ Eichblattsalat
2 Äpfel
20 Weintrauben, halbiert und entkernt

für das Dressing
2,5 EL Balsamicoessig
1 TL Honig
6 EL Haselnussöl
Kräutersalz und Pfeffer

Hack die Haselnüsse grob und röste sie ohne Fettbeigabe schön hellbraun, schneide den Käse in mundgerechte Würfel. Viertle und putze das Rotkraut, schneide es ohne Strunk in sehr feine Streifen, leicht salzen.

Die Zutaten für das Salatdressing mischen und damit den Krautsalat marinieren. Die gewaschenen Salatblätter rosettenartig auf Portionstellern anrichten, den Rotkrautsalat in die Mitte setzen und den Teller mit den frisch geschnittenen Apfelstückchen, den Trauben, Käsewürfeln und gerösteten Haselnüssen bestreuen.

Kastanienaufstrich

1,6 kg Maroni
1 kg Zucker
1 l Wasser
1,5 TL Vanillezucker
35 g Kirschwasser

Schneide die Kastanien kreuzweise ein und koch sie in einem Kochtopf mit Wasser bedeckt 10 Min. Das Wasser abschütten, die Früchte schälen und von der Haut befreien, nochmals in den Topf geben, mit frischem Wasser bedecken und etwa 40 Min. bei kleiner Flamme weich kochen. Das Wasser abgießen und die Maroni durch die Flotte Lotte drehen.

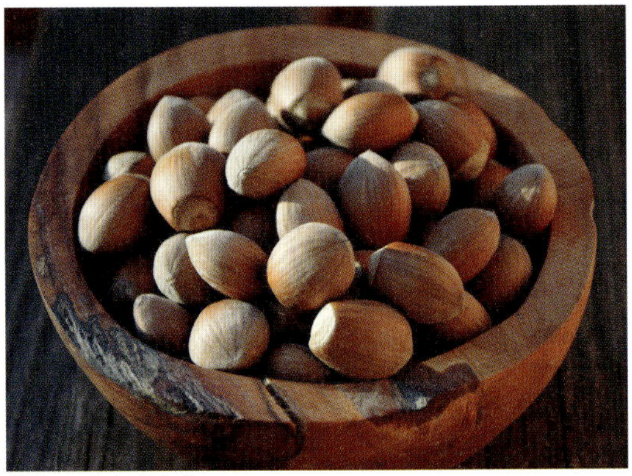

(© Renate Fuchs-Haberl)

Lass den Zucker in einem Topf leicht karamellisieren, lösch mit 1 l Wasser ab und lass den Zucker so lange kochen, bis er sich vollständig gelöst hat. Misch das Kastanienpüree mit dem Vanillezucker und lass alles bei niedriger Temperatur etwa 15 Min. um rund ein Viertel einkochen. Nun den Kirschschnaps unterrühren und den Aufstrich sofort in vorgewärmte Gläser füllen und gut verschließen.

DAS BRAUCHTUM DIESER ZEIT UND DIE URSPRÜNGLICHE BEDEUTUNG DAHINTER

Die Erscheinungen der Natur spiegeln sich bis heute in den Inhalten und Ritualen der heimischen Bräuche. Vielfältig und reich ist das Brauchtum um Lichtmess und die Faschingszeit. Von der Weihe der Kerzen, die über den Winter gefertigt wurden und nun durch die Lichtkraft der Göttin in ihre Aufgaben initiiert werden, bis zu den Agathabrötchen, mit denen der nährende Aspekt der Göttin für das kommende Jahr angerufen und geehrt wurde, sind es vor allem die vielfältigen, traditionellen **Faschingsbräuche**, die uns bis heute von den früheren Ritualen an diesem Wendepunkt der Energien erzählen.

Die Initiation ins neue Wachstumsjahr wird in eindrücklicher Art und Weise bis heute im Tiroler Nassereith in der Nähe von Imst vollzogen. Einer der Höhepunkte der Nassereither Fasnacht ist der sogenannte „**Hexenschwur**“, die Initiation der 13 Junghexen auf die „Hexenmuatter“, welche als „unumschränkte Herrscherin“ bezeichnet wird. Auf dem Hexenwagen sitzt die alte Hexen-Nale[20] und strickt. So sind bis heute alle drei Aspekte der Göttin in diesem alten Fasnachtsbrauch vertreten, begleitet vom Hexenvater, dem alten Heros der Göttin, mit der Zwergenmusik.

Die jungen Hexen tragen Besen aus Birkenreisig mit sich, die Hexenmutter eine „Birkenrute". Die Birke ist der Baum des Neubeginns, weshalb sie Brigid und den anderen Frühlingsgöttinnen zugeordnet wird. Aus Birkenreisig gebundene Besen kehren nicht nur den sichtbaren Schmutz aus Haus und Hof. Mit ihnen kann auch energetischer Ballast weggefegt werden, der sich über die dunkle Zeit hindurch angesammelt hat. Deshalb werden die sogenannten Hexen so eng mit den Besen verknüpft. Der Besen war für die Schamaninnen, Heilerinnen, Priesterinnen des alten Volkes ein wichtiger, magischer Gegenstand. Diesen tragen die Hexen im Perchten- und Faschingsbrauchtum bis heute mit sich.

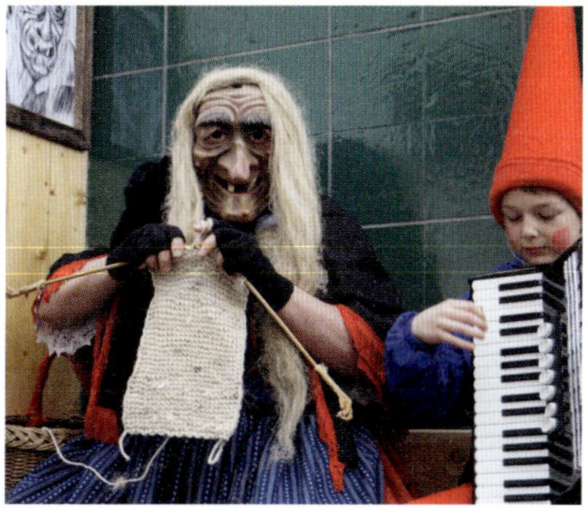

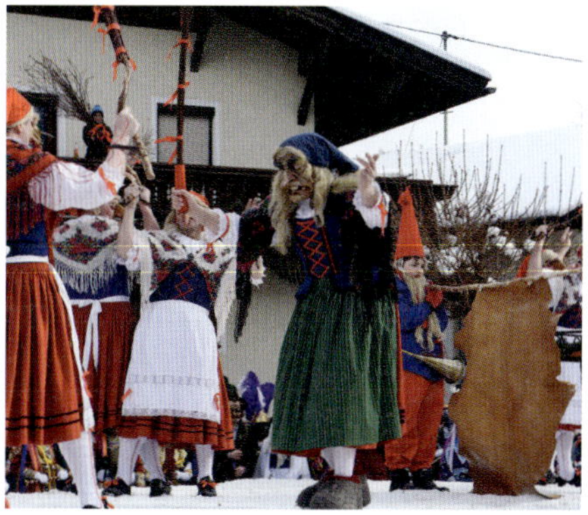

Fasnacht im Tiroler Nassereith: Hexengroßmutter (links) und Hexeninitiation (rechts) *(beide: © Renate Fuchs-Haberl)*

INITIATIONSRITUAL: „LICHTERSPIRALE"

Stampfe für dein Lichtmessritual eine Spirale in den Schnee oder leg die Spirale aus weißen Tüchern, Steinen oder Hölzern. Stell eine große, weiße Lichtmesskerze in die Mitte und nimm eine kleinere, weiße Kerze in einem Glas mit auf deinen Weg in die Spirale. Wenn du magst, kannst du die Spirale mit Teelichtern in Marmeladegläsern beleuchten.

Leg die Spirale so, dass der Gang hinein gegen den Uhrzeigersinn verläuft. Damit löst sich das auf, was noch gebunden ist an alten Energien. Der Gang nach draußen erfolgt dann im Uhrzeigersinn, im Sonnenlauf, denn dieser baut die Energien für das Neue auf.

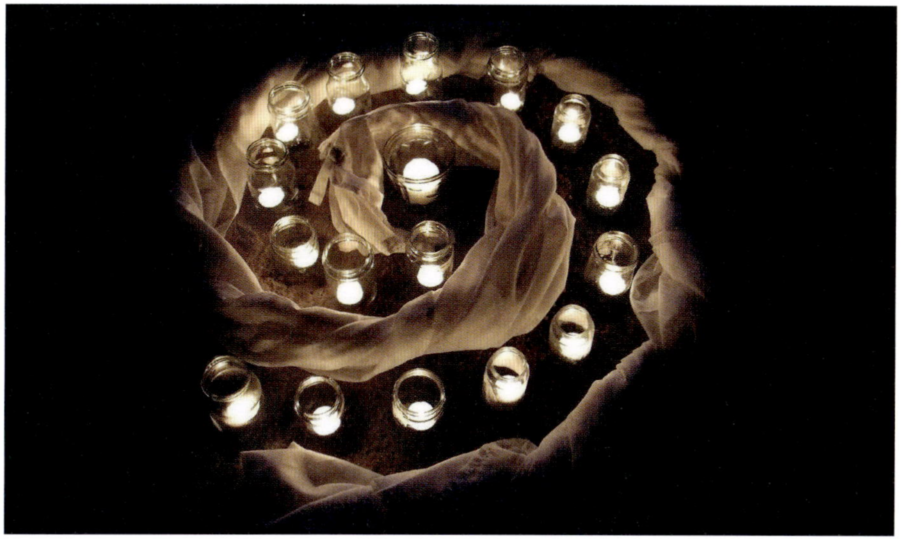

Lichtmessritual *(© Renate Fuchs-Haberl)*

In der Lichterspirale initiierst du dich in das neue Jahr des Wachstums. Beim Hineingehen fließt das Alte und Durchlebte von dir ab. Dazu gehört auch das Entsorgen von alten Glaubensmustern und Sätzen, die uns von unseren Ahninnen vererbt wurden und uns daran hindern, unser eigenes Leben zu leben. Du kannst mit einem konkreten Anliegen in die Initiationsspirale treten, darfst dabei auf die Weisheit der Göttin in dir vertrauen, die dich im neuen Jahr dorthin führen wird, wo für dich bestmögliches Wachstum, eine genährte und beschützte Zeit des Reifens, eine vielfältige Ernte und ein bewusstes, geführtes Verwandeln möglich sein werden.

In der Mitte, im Zentrum der Spirale, halte inne und lausche der Stimme der Inspiration in dir und um dich. Entzünde deine mitgebrachte Kerze am „Licht der Göttin" in der Mitte, fühle dabei die Wende der Kräfte in der Natur und wende dich nun bewusst nach außen. Gehe mit diesem neu erwachten Licht durch die Spirale hinaus in dein Leben, in dieses neue Jahr.

… fange dir deinen Inspirationsfunken!

DIE KRAFT DER ELEMENTE

Dem Lichtmessfest und auch der Frühlings-Tagundnachtgleiche sind die Himmelsrichtung des Ostens und das Element des Ostens, die Luft, zugeordnet. Im Osten erwacht jeder neue Tag. Die Luft schenkt uns frischen Atem, sie inspiriert uns und regt unsere geistigen Kräfte an. Als Frühlingssturm fegt die Luft die Reste des Winters, des Alten hinweg. Als Kraft der Frühlings und des jungen Lebens schenkt uns der Osten die Zuversicht des Neubeginns.

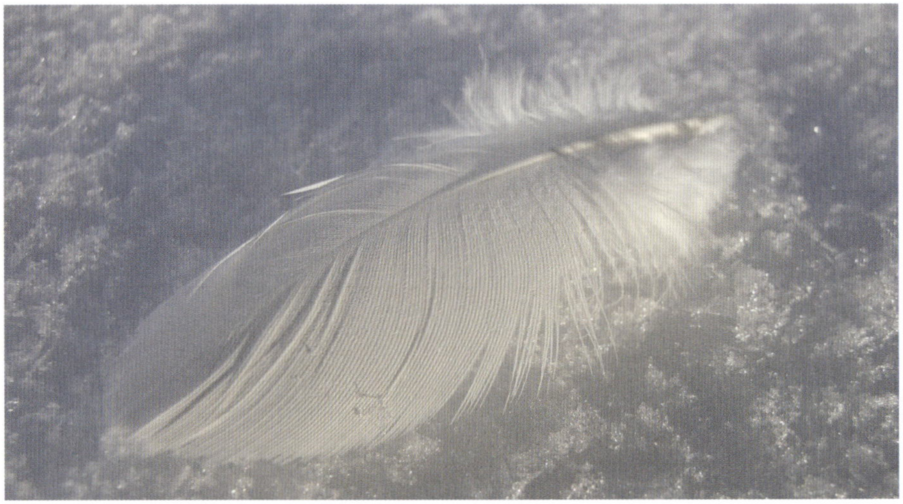

(© Renate Fuchs-Haberl)

LICHTMESS-FESTMENÜ

Deftiger Eintopf aus dreierlei Getreide und Wintergemüse, dazu Beifußbrot

280 g Linsen
je 80 g Gerste und Dinkelreis
je 200 g Lauch und Karotten
40 ml Sonnenblumenöl oder anderes Pflanzenöl
40 g Zwiebeln
1 l Wasser (oder Gemüsebrühe)
40 ml Rotwein
Thymian und Majoran
Pfeffer und Salz
Knoblauch
1 Bund frische Petersilie

Weich die Linsen und Gerstenkörner sowie den Dinkelreis getrennt 1 Nacht lang gekühlt in Wasser ein und koch sie am darauffolgenden Tag gar: Für die Linsen etwa 30 Min., für die Körner 45–60 Min. Garzeit rechnen.

Spüle und säubere das Gemüse und schneide es in feine Scheibchen. Erhitz das Öl und dünste die Gemüsestückchen und Zwiebelwürfel darin weich, mit Suppe bzw. Wasser auffüllen und 10 Min. bissfest gar dünsten.

Gib das Getreide, den Rotwein und die Gewürze dazu, koch das Ganze nochmals auf, schmecke mit frischer Petersilie ab und bring den Eintopf zu Tisch.

Das Beifußbrot wie Thymianbrot zubereiten (siehe S. 95).

Schlehen-Holler-Punsch

1 l stark aufgebrühter Schwarztee
1 l Holunderbeerensirup
500 ml Schlehensaft
50 ml durchgeseihter Saft von 1 Zitrone
100 g brauner Zucker
6 Bio-Zitronen in Scheiben

Füll den Tee, den Holundersirup und den Schlehensaft in einen Kochtopf und erhitze die Zutaten bis kurz vor dem Siedepunkt, schmecke mit Zitronensaft und Zucker ab und versetz die Flüssigkeit mit den Zitronenscheiben. In Teebecher füllen und in jedes Glas eine Zitronenscheibe legen.

Hollerkoch mit Schneenockerln

für das Hollerkoch
fertig verkochtes Hollermus aus dem Glas
250 ml Rotwein oder naturtrüber Apfelsaft
Zucker nach Geschmack
1 Zimtstange, Kardamom
10 Gewürznelken
250 ml frischer Orangensaft

für die Schneenockerl
3 Eiklar
70 g Kristallzucker
30 g Holunderblütenzucker
Schale von ½ unbehandelten Orange
Milch

Für das Hollerkoch füllst du alle Zutaten außer dem Orangensaft miteinander in einen großen Topf und verkochst die Zutaten kurz, dann zudecken und die Gewürze etwa 1 Std. ziehen lassen. Dann die Gewürze entnehmen und den Orangensaft beifügen.

Für die Schneenockerl die Eiklar unter laufendem Beifügen von Zucker sehr steif schlagen, dann den Blütenzucker und die Orangenschale beifügen und die aus dieser Masse herausgestochenen Nockerl in reichlich kochende Milch einlegen, nach einigen Minuten vorsichtig wenden und sogleich in das Hollerkoch einlegen und so servieren.

Frau-Holle-Kekse

Rezept siehe S. 34.

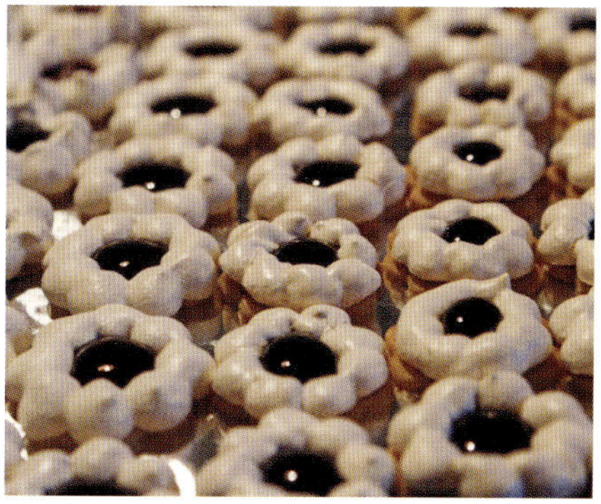

Frau-Holle-Kekse (© Cornelia Thalmayr)

(alle: © Renate Fuchs-Haberl)

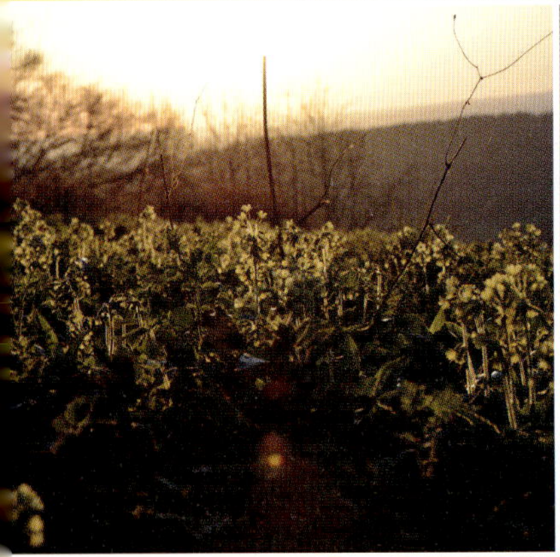
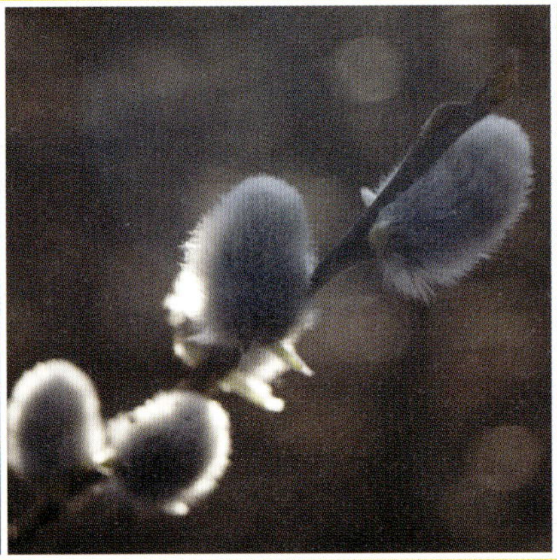
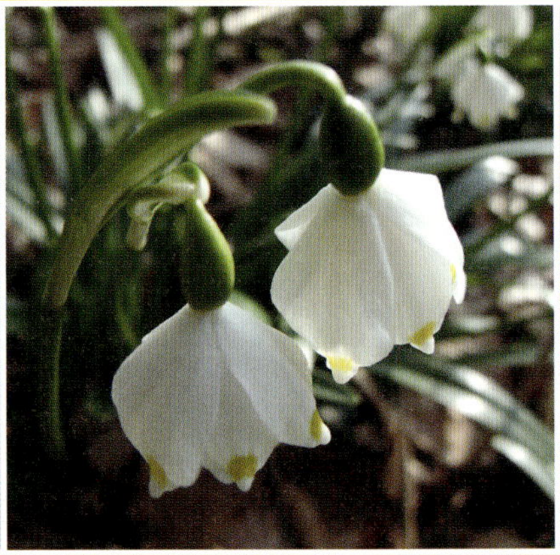
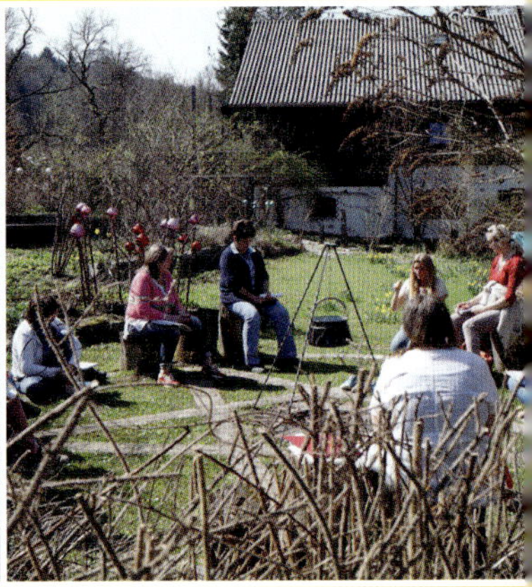

Frühlings-Tag-undnachtgleiche

20.–21. März

ERSCHEINUNG, QUALITÄT UND CHARAKTER DER ZEIT

DIE ERSCHEINUNG DER ERDE

Die Natur zeigt sich in dieser Zeit im gelben Gewand. Nach dem langen Winter erscheinen die Wiesen im Frühling zuerst in einem matten Gelb, vom wieder intensiver leuchtenden Gelb des Sonnenlichts bestrahlt. Viele der Frühlingsblumen zeigen sich ebenfalls im gelben Blütenblätterkleid: Schlüssel-, Butter-, Dotter- und Trollblumen, Märzenbecher und Narzissen, Huflattich und Löwenzahn, gelbe Krokusse und die Sträucher der Forsythien, sie alle bringen das Gelb der Sonne auf die Erde zurück.

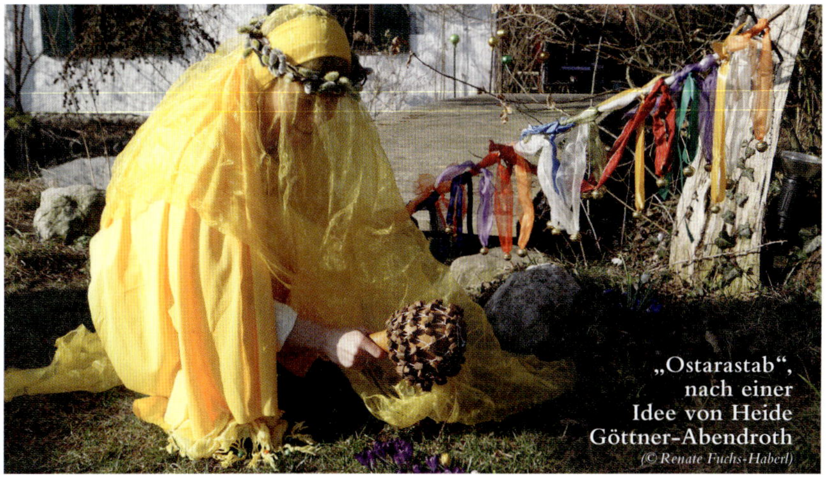

„Ostarastab", nach einer Idee von Heide Göttner-Abendroth
(© Renate Fuchs-Haberl)

Zur Frühlings-Tagundnachtgleiche öffnet sich die helle Hälfte des Jahres, es ist der astronomische Frühlingsbeginn. Für ein halbes Jahr erleben wir Tage, die länger sind als die Nächte. Die neue Wachstumsphase in der Natur beginnt mit den Kätzchen der Weiden und der Hasel. Schlüsselblumenteppiche überziehen Hänge und Hügel. Krokusse leuchten bunt wie Ostereier. Wohin wir auch blicken, allerorts wird das Keimen sichtbar, das aus der Tiefe des Erdenschoßes kommt. Die Zeit des Ruhens der Vegetation in der Anderswelt im Bauch der Erde ist zu Ende. Unaufhaltsam bricht sie hervor, auch wenn die jungen, zarten Triebe noch von Schnee und Frost bedroht sind. Alles Junge braucht Unterstützung und Begleitung, Schutz und Genährt-Sein auf seinem Weg ins Leben, Menschenkinder, Tierkinder und natürlich auch die Pflanzenkinder. Sowohl kleine Kinder als auch junge Pflänzchen werden als Sprösslinge bezeichnet, sie alle sind Kinder von Mutter Erde.

Der Frühling löst den Winter ab. Doch das ist kein konstanter Prozess, sondern von intensiven, „wilden" Wechseln des Wetters gekennzeichnet. Frühlingsstürme brausen mit Kälteeinbrüchen übers Land, gefolgt von Sonnenstunden und milder Frühlingsluft. Wachstum ist nicht „machbar", es geschieht. Es braucht die richtigen Bedingungen dafür, es braucht einen nahrhaften Mutterboden, Wasser und Sonnenlicht. Für eine Pflanze, die zu wachsen begonnen hat, gibt es kein Zurück. Das Wachstum der Pflanze ist den Bedingungen seines Umfeldes unterworfen. Frühlingstage können Hitze am Tag und große Kälte in der Nacht bringen. All dem sind die jungen, zarten Pflänzchen gewachsen.

Göttinnen dieser Zeit

Die **weiße Frühlingsgöttin** hütet alles Junge und Wilde. Sie ist die Herrin der wilden Tiere und der ungezähmten Natur, beschützt Menschen- und Tierkinder und braust mit den Frühlingsstürmen übers Land, die endgültig alles Abgestorbene des Winters hinwegfegen, um Platz zu schaffen für das Neue. Als Jägerin fängt sie die Kraft der Sonne ein und schickt sie zu uns auf die Erde. Damit ist sie es, die das junge Leben wieder aus dem

Erdenschoss emporsprießen lässt. Alles lässt sie nun nach oben streben, ans Licht kommen, ins Licht durchbrechen.

Sie ist die freie ungebändigte Jungfraugöttin, die das, was ihr Herz und ihr Sein begehren, durchsetzt. Überall dort, wo es neue Ideen und frischen Wind braucht, ist sie zur Stelle. Auf neuen Wegen geht sie uns voraus, um uns zu den richtigen Wegweiserinnen zu führen und ist doch auch an unserer Seite. Vorwärts schreitet sie, hinaus aus der Kälte des Winters, hinein in die Wärme des Frühlings. So wie das Keimen aus dem Erdenschoss nicht mehr aufzuhalten ist, so lässt sich auch die weiße Kraft nicht bändigen und zähmen. Sie bringt uns auf neue Wege.

Ostara, die germanische Frühlingsgöttin, deren Name auch als Eostra überliefert ist, hat dem christlichen Osterfest seinen Namen gegeben. So wie Frau Holle schreitet Ostara im Frühling übers Land und überall dort, wo sie ihren Fuß aufsetzt, werden die Äcker und Felder wieder fruchtbar. Unter ihren Schritten erblühen die Frühlingsblumen.

PFLANZEN DER ZEIT – IHRE BEDEUTUNG UND VERWENDBARKEIT

GELBE BLÜTEN: HUFLATTICH, HIMMELSCHLÜSSEL, MAHONIE, GELBES STIEFMÜTTERCHEN UND DOTTERBLUME

Die leuchtend gelben Blüten der Frühlingsblumen muten fröhlich und voller Lebenskraft an. Wie eine Offenbarung des Lebens erheben sich gelbe Winterlinge, Huflattich und Himmelschlüssel strahlend gelb aus der winterlich braunen Erde. Fast haben wir in der kahlen Winterzeit vergessen, wie grün und bunt das Land werden kann, die Frühlingskräuter und -blüten erinnern uns an das Wunder des Wachsens und Blühens.

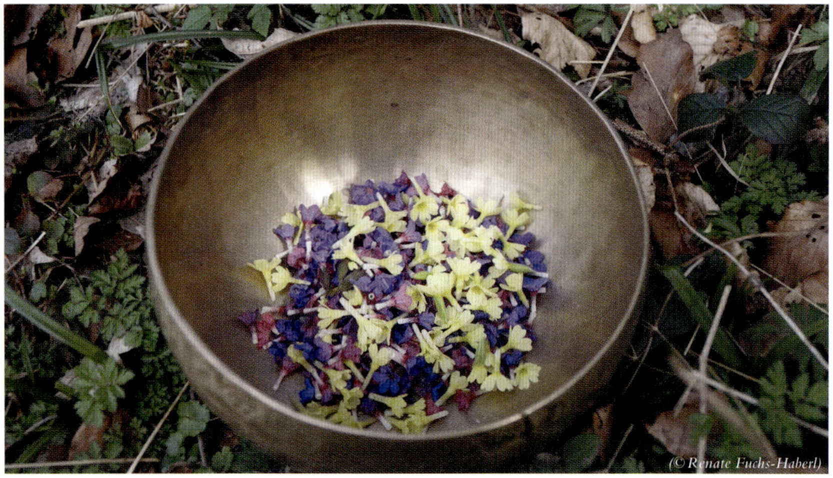

(© Renate Fuchs-Haberl)

Huflattich

Tussilago farfara

Der Huflattich ist eine der wenigen Pflanzen, die zuerst ihre Blüten zeigen, bevor die Blätter austreiben. Oft durch den Schnee spießen die leuchtend gelben, sonnengleichen Blüten und kündigen den nahenden Frühling an. Aber noch ist keine Erntezeit, denn die Blüten sind erste, rare Insektennahrung! Geerntet wird ab April bis Juni.

Huflattich ist seit Jahrtausenden eine vom Menschen genutzte **Heilpflanze für die Atemwege**, besonders bei trockenem Reizhusten wirkt ein Tee Wunder. Auch Blattzigarren, selbst gedrehte Zigaretten mit einer Füllung aus getrockneten Huflattichblättern oder auch einfach die getrockneten Blätter auf einer heißen Herdplatte verräuchert und inhaliert helfen bei Husten, Bronchitis und Asthma. Zerstoßene Blätter helfen bei Nervenschmerzen und gekochte Blätter wurden auf Gürtelrose aufgelegt (tagsüber im Vierstundentakt erneuert).

• TIPP von der *Kräuterfee* •

HUFLATTICHDEO

Dieses Deo neutralisiert durch seine Wirkstoffe den Schweißgeruch, behindert dabei aber nicht die natürliche Schweißabsonderung des Körpers.

30 g getrocknete Huflattichblüten samt Stängeln
250 ml Apfelessig
200 ml Rosenwasser
50 ml Hamameliswasser
3 Tropfen ätherisches Rosmarin- oder Lavendelöl

Übergieße die Huflattichblüten mit heißem Essig und lass ihn zugedeckt abkühlen. Dann filterst du den Aufguss, presst die Pflanzenteile gut aus und füllst alles in eine dunkle Flasche, misch Rosen- und Hamameliswasser dazu und aromatisiere mit den ätherischen Ölen. Verschließe die Flasche, schüttle die Mischung kräftig und lass sie etwa 3 Wochen reifen. Dann kannst du das Deo in eine Sprühflasche füllen.

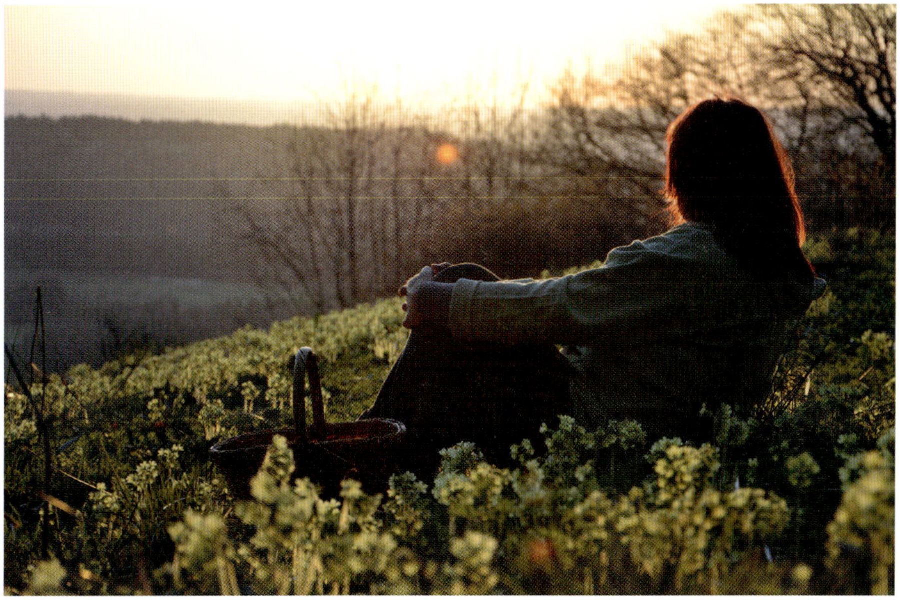

(© Lisa Fuchs)

Himmelschlüssel
Primula veris, elatior und *vulgaris*

Die Schlüsselblume schließt den Frühling auf, heißt es im Volksmund, der tiefere Sinn dahinter verbirgt sich im Brauch, erst ab der Blütezeit des Himmelschlüssels – egal ob Echte Schlüsselblume, Kissenprimel oder Hohe Schlüsselblume – Heilkräuter überhaupt zu essen und zu verwenden, denn ab diesem Zeitpunkt schließt die Schlüsselblume alle Heilkräfte und Nährstoffe, die in den Wildkräutern enthalten sind, für uns so auf, dass unser Körper sie individuell verwenden kann. Mit diesem Brauch verbunden ist auch die ehrfürchtige Nutzung dieser heiligen Blüte, so z. B. verschließt die Schlüsselblume jenem, der ihren Blütenstiel bricht, ihre Heilkräfte. Nicht auszudenken, wie frevelhaft es ist, gar ihre Wurzel auszugraben …

Für mich ist das Himmelschlüssel eine in ihrer Schönheit fast unberührbare Pflanze und ich liebe es sehr, ihren süßen Duft zu genießen.

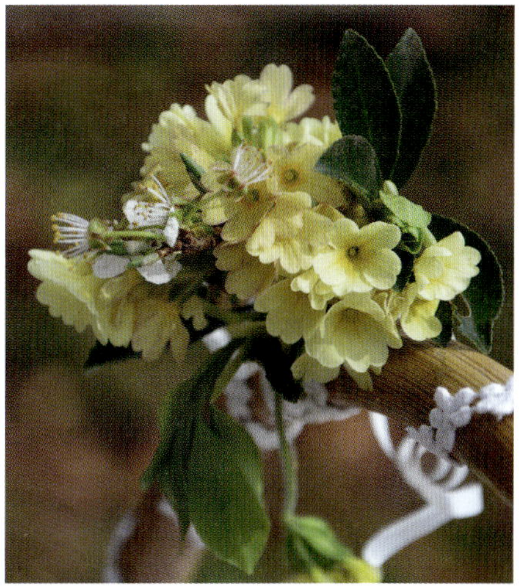

Himmelschlüsselstrauch *(© Lisa Fuchs)*

Gewöhnliche Mahonie

Mahonia aquifolium

Ursprünglich kommt die Mahonie aus Nordamerika, in Europa wächst sie als Zierpflanze in Gärten und Parks und verwildert. Dass man die Mahonie auch nutzen kann, ist den meisten Menschen unbekannt. In Nordamerika wird sie von den Indianern als Heilpflanze eingesetzt, vor allem zur Stärkung des Verdauungssystems. Das Berberin der Mahonie soll sogar eine tumorbekämpfende Wirkung haben und auch gegen Schuppenflechte soll die Mahonie wirken, wenn man sie als Salbe anwendet. Doch es ist auch Vorsicht geboten, denn Berberin ist in größeren Mengen giftig.

Im Frühling blühen dichtstehende gelbe Blüten, die in Trauben stehen. Ich liebe es, diese stark duftenden Blüten in Wasser zu legen und das duftende Blütenwasser als Getränk und zum Baden zu nutzen.

Wildes Stiefmütterchen

Viola tricolor

Besonders nette volkstümliche Namen für das Stiefmütterchen sind „Menschengsichterl", „Liebgsichtli" und „Herzliebchen", wie ich finde, sehr treffende Namen, die gut die beglückende, herzerfreuende Energie dieses Blümchens umschreiben. Das Ackerstiefmütterchen ist eine heimische Heilpflanze, die innerlich bei Hauterkrankungen und äußerlich bei rheumatischen Beschwerden und Atemwegserkrankungen eingesetzt wird. Die schönste Verwendungsart ist jedoch zweifellos die der frischen Blüten als Blütenwasser oder essbare Zutat in Salaten oder auf Brötchen. Es ist die reine, freudvolle Herzschwingung voller Zuversicht und Urvertrauen, in der diese Blüte strahlt.

Sumpfdotterblume

Caltha palustris

Die leuchtend gelben Blüten der Sumpfdotterblume eifern mit mehreren gelben Frühlingsblühern geradezu um die Wette. Als Heilpflanze wurde die Sumpfdotterblume im Mittelalter häufig gegen Leberbeschwerden eingesetzt. Man kannte auch die Verwendung eines Tees z. B. **gegen Husten und Erkältungen**. Die enthaltenen Saponine lösen Verschleimungen und wirken krampfstillend auf die Bronchien. Bekannt ist auch das Einlegen von Knospen in Essig, um sie als Kapernersatz zu verwenden, doch meiner Meinung nach ist es viel zu schade, die Knospen so zu verwenden, braucht man dafür doch große Mengen und bringt sich und die früh erwachte Natur um ihre rare Blütenpracht.

Die Sumpfdotterblume galt übrigens auch als nützlich für allerlei Liebeszauber. Als Schutz gegen von technischen Geräten verursachten Strahlen im Ohr-, Kopf- und Brustbereich können die Blüten der Sumpfdotterblume in Wasser eingelegt werden, um sich damit oben angeführte Körperteile zu waschen und energetisch zu reinigen.

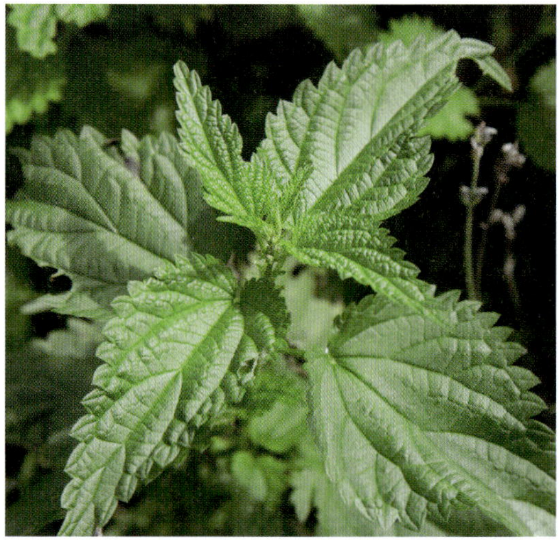

Brennnessel *(© Heidi Fröhlich)*

• WICHTIGES von der *Kräuterfee* •

VORSICHT

In den **frischen Blättern** der Pflanze ist ein **giftiger Stoff**, das scharfe Anemonin, enthalten, daher verwendet man sie heute kaum noch, da es andere, genauso wirksame Heilkräuter für diese Anwendungsgebiete gibt. Wie giftig die Blätter sind, darüber finden sich wenige Aussagen. Es gibt Menschen, die die Blätter als Salat essen. Das giftige Anemonin verliert sich jedoch beim Trocknen der Pflanze, sodass **getrocknete Pflanzenteile unbedenklich** sind. Man kann also getrocknete Teile der Sumpfdotterblume für Tee verwenden.

Brennnessel
Urtica sp.

Über die Brennnessel, auch Nährerin der Weltenseele genannt, ist von mir wie auch von anderen Autorinnen und Autoren schon viel geschrieben worden. Seit Urzeiten mit den Menschen unterschiedlichster Länder und Kulturen verwoben, war sie über Jahrtausende als Zauber- und Schutzpflanze, Nahrung und Basis für Stoffe und Seile in vielfältigster Verwendung. Besonders hervorgehoben seien an dieser Stelle nochmals ihre vielfältig nährenden Inhaltsstoffe, die sie als heimisches Superfood auszeichnen.

Gundelrebe
Glechoma hederacea

Gundelrebe kannst du das ganze Jahr hindurch finden und selbst im Schnee ernten. Anstatt sich zu ärgern, sollte sich jeder, der dieses Pflänzchen reichlich in seinem Garten hat, freuen! Ähnlich wie bei der Taubnessel hat man das Gefühl, dass allein schon der Duft der Gundelrebe heilend wirkt. Durch ihre **schleimlösende und entzündungshemmende Wirkung** eignet sie sich als Tee bei Erkältungen und Mittelohrentzündung, weiters wirkt sie positiv auf die Lymphe. Gundelrebe wird von alters her gegen alle Erkrankungen, die mit Eiter verbunden sind, eingesetzt, wie entzündete, eiternde Verletzungen und Tierbisse, noch geschlossene Abszesse sowie Mandel- und Halsentzündung, aber auch bei Verbrennungen und zum Herausziehen von Holzsplittern. Übrigens heißt es, es sei ein Zeichen für einen energetisch guten Standort, wenn die Gundelrebe an einem Platz in die Höhe wächst, und dass sie ihren passenden Platz noch sucht, wenn sie horizontal wächst.

• TIPP von der *Kräuterfee* •

BRENNNESSEL FÜR GESUNDHEIT UND WOHLBEFINDEN

Brennnessel-Revitalisierungsbad

je 1 Handvoll frische Brennnesseln, Rosmarin, Birkenblätter, Spitzwegerich, Stiefmütterchenblüten und Himmelschlüssel
250 ml Obers • 2 EL Honig

Übergieß die Kräuter (nicht die Blüten) mit 250 ml kochendem Wasser und lass den Ansatz 10 Min. ziehen. Gieß dann die Kräuter ab, drück sie gut aus und misch den heißen Tee mit Obers und Honig. Gib die Mixtur samt den Blüten dem Badewasser bei und genieße das Bad 20 Min. lang.

Brennnesselhaarkur

Bei fetter Kopfhaut oder Schuppen kann diese Haarkur wahre Wunder wirken. Nach jeder Haarwäsche sollte das Haar mit dieser Brennnesselhaarkur gespült werden. Das Mischungsverhältnis mit Wasser beträgt 1 : 1. Die Haarkur verbleibt im Haar und wird nicht mehr ausgespült!

250 ml Apfelessig
1 Handvoll frische Brennnesselblätter

Koch den Apfelessig auf und leg die Brennnesseln ein, lass den Ansatz 30 Min. ziehen, gieß dann den Essig ab, drück die verbliebenen Pflanzenteile gut aus und füll ihn zur Weiterverwendung in eine Flasche.

• TIPP von der *Kräuterfee* •

WUNDBLÄTTCHENÖL

Füll so viele frische, aber trockene Gundelrebenblättchen in ein kleines Glas mit Schraubverschluss, dass es ganz voll gestopft ist, und stell es für 1 Woche in die Sonne. Die Blätter geben auf diese Weise ihre ätherischen Öle frei, die sich meist auf der Unterseite des Deckels sammeln.

Dieses Öl ist sehr heilkräftig bei schmerzenden Narben und Wunden, die schlecht heilen. Es hält sich einige Tage und muss dann wieder frisch hergestellt werden.

Giersch

Aegopodium podagraria

Man sagt, so mancher Gärtner sei schon beim Versuch, den Giersch in seinem Garten zu vernichten, verrückt geworden. Und wahrlich verrückt scheint es, eine so heilkräftige Pflanze nicht mit Freude im eigenen Garten zu hegen. Zum Heilen von Gicht und Steinleiden wurde er vor allem in den Klöstern angewandt, dazu wird Gierschblättertee 6 Wochen lang dreimal täglich getrunken. Ein altes Hausmittel empfiehlt auch, gegen diese Krankheiten einige Gierschblätter in die Schuhe zu legen.

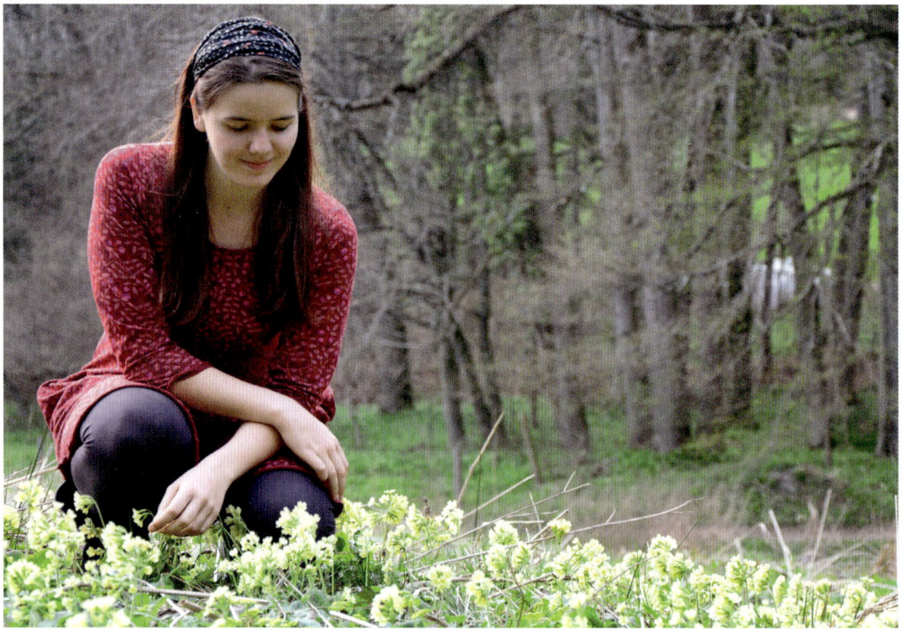

(© Renate Fuchs-Haberl)

Abgesehen von seinem Einsatz als Heilmittel ist Giersch ein überaus **aromatisches und geschmackvolles Wildkraut**, das als Blattgemüse, Würzzutat oder als Essigansatz verwendet werden kann. Am aromatischsten und gleichzeitig einfach zuzubereiten ist eine Cremesuppe aus Giersch, bei der die Blätter einfach in einer Einbrennsuppe aufgekocht und püriert werden.

• TIPP von der *Kräuterfee* •

GIERSCHINHALATION GEGEN HARTNÄCKIGEN SCHNUPFEN ODER GRIPPALE ERKÄLTUNG

1 Handvoll getrocknetes Gierschkraut

Gib das Kraut in eine hitzebeständige Schale und verräuchere es darin. Du kannst es aber auch einfach auf eine heiße Herdplatte auflegen und die aufsteigenden Dämpfe einatmen. Halte deinen Kopf darüber und atme den entstehenden Rauch für mehrere Sekunden ein. Die Nase wird dadurch vom Schnupfen befreit, außerdem werden Entzündungen schon im Vorfeld verhindert. Allerdings sollten nur Erwachsene diese Anwendungsform durchführen, für Kinder ist das nichts.

Bärlauch

Allium ursinum

Es gibt wohl in unserem Kulturraum wenige Pflanzen mit einer so langen und starken Verbindung zum Menschen wie den Bärlauch, so sind jungsteinzeitliche Nahrungsfunde verzeichnet. Die Edda bezeichnet ihn als „Erste und vornehmste aller Pflanzen“, sie galt den Germanen als heilig, war Odin geweiht und hatte eine eigene Rune. Auch Ortsnamen wie Ramsau lassen sich vom „Ramsen“, wie der Bärlauch im gesamten deutschen Raum genannt wird, ableiten.

Als Bärenpflanze, die die Kraft des Winters bricht, den Frühling bringt und Mensch und Tier mit seiner grünen Kraft neue Lebensenergie schenkt, gab es Feste und Riten, um die Bärlauchkraft für die Menschen zu manifestieren.

• TIPP von der *Kräuterfee* •

GRÜNE BÄRLAUCHBUTTER

120 g weiche Butter
½ TL Kräutersalz
abgeriebene Schale von ½ Bio-Zitrone
1 Handsträußchen Bärlauch

Rühr die Butter mit Salz und Zitronenschale schaumig (Mixer). Hack den Bärlauch grob und pürier ihn mit 2 EL Butter im Standmixer, heb die Masse unter die restliche Butter und schmecke mit Salz ab. Gut gekühlt servieren.

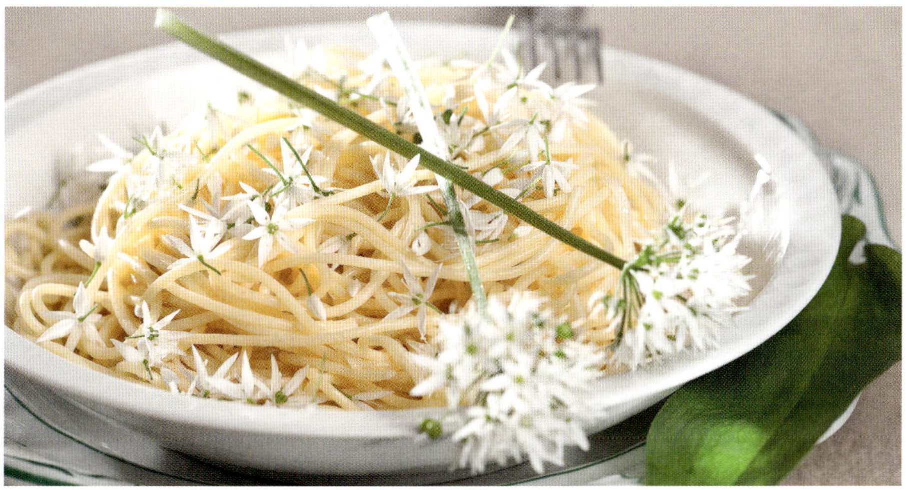

Spaghetti mit Bärlauchblüten (© Mona Lorenz)

Brunnenkresse

Nasturtium officinale

Die Echte Brunnenkresse ist eine Pflanzenart, die hauptsächlich an feuchten Standorten vorkommt und zu den Kreuzblütlern gehört, was man gleich schmeckt. Der Geschmack ist kräftig und herb und erinnert an Senf oder Rettich aus der gleichen botanischen Familie. Allerdings ist die Echte Brunnenkresse nur noch selten zu finden. Das wildwachsende Kraut ist ein Opfer der zunehmenden Umweltverschmutzung geworden, denn sie bevorzugt sauberes, klares Wasser.

In Europa wurde die Brunnenkresse schon im Mittelalter als Heilkraut und Nahrungsmittel geschätzt. Sie wirkt **appetitanregend, harntreibend** und **fördert den Stoffwechsel**. Bei Rheuma und Diabetes mellitus soll die Pflanze ebenfalls angewendet werden

• TIPP von der *Kräuterfee* •

BRUNNENKRESSE-BRÖTCHEN 3-5-7

frische Brunnenkresseblättchen, am ersten Tag 3, am zweiten Tag 5, am dritten Tag 7 Stück

Leg die Blättchen im Ganzen auf ein Butterbrot, salze etwas und genieße den würzigen Geschmack dieser Frühjahrskur!

können. Bekannt ist auch die **blutreinigende** und **blutbildende Wirkung** der Brunnenkresse, daher wird sie in der Naturheilkunde für Frühjahrskuren zur Entgiftung und Entschlackung genutzt und ist ein traditionelles Gewürzkraut für Osterspeisen. Den Kelten diente die Brunnenkresse überwiegend als Aphrodisiakum! Und sie wird als heilige Pflanze verehrt, weil sie dafür sorgen kann, dass die magischen Kräfte des Wassers erhalten bleiben.

Um in den Genuss des vollen Aromas zu kommen, wird empfohlen, die Brunnenkresse roh zu verzehren. Das wintergrüne, vitaminreiche und mineralstoffreiche Gewächs kann nur frisch in der Küche verarbeitet werden, wobei es saisonal sehr lange zur Verfügung steht. Die Nutzung ist dabei ähnlich der Gartenkresse, weshalb die Brunnenkresse zumeist Salate und Suppen sowie Brotaufstriche mit ihrem leicht scharfen Geschmack verfeinern kann.

FRÜHLINGSHAFTE REZEPTE

mit Speisen, Getränken, Kräuterkosmetik und Hausmitteln besonders aus der Frauenheilkunde

Minzhydrolat

Hydrolat lässt sich ganz einfach mithilfe eines Espressokochers selbst herstellen: Fülle diesen mit 1 Handvoll frischer Minzeblätter (statt mit Kaffee) und Wasser und erhitze diesen wie gewohnt beim Kaffeekochen. Füll das Hydrolat in kleine Flaschen und lagere es kühl, so hält es etwa 3 Wochen. Minzhydrolat lässt sich auch als Zutat für Fuß- oder Vollbäder verwenden.

Sanfte Schlehdorn-Reinigungskur für Haut und Haar

250 ml Joghurt, 3,5 % Fett
je 1 Handvoll Schlehenblüten und frische Salbeiblätter, fein geschnitten
3 EL Bienenhonig

Erhitz das Joghurt in einem emaillierten Topf, gib die fein gehackten Kräuter dazu und rühr den Honig ein, bis er sich gänzlich gelöst hat. Die Mischung auskühlen und 5 Std. rasten lassen, dann in ein Fläschchen abfüllen.

Verwendungstipp der Kräuterfee

Reibe dir täglich Gesicht und Hals damit ein, lass die Kur 1 Min. einwirken und nimm die Reste mit einem feuchten Waschlappen oder Wattepad ab. Die Reinigungskur ist 1 Monat bei kühler Lagerung haltbar. Du kannst diese Kur auch etwa 1 Std. vor der Haarwäsche auf die Haare geben.

Frühlingskräutertee zur Blutreinigung und Erfrischung

Je 3 Triebe Giersch, Bärlauch, Vogelmiere und Gundelrebe sowie einige junge Brennnesselblättchen mit heißem – nicht kochendem – Wasser aufgießen und 15 Min. ziehen lassen. Trink davon über den Tag verteilt 1 l lauwarm.

Frühlingskräuter-Gesichtswasser

je 1 TL Spitzwegerichblätter, Gänseblümchen, Salbei, Petersilie und Rosmarin
1 Handvoll Veilchenblüten
50 ml Alkohol, 70 Vol.-%
100 ml frisches Minzhydrolat

Gib die Kräuter in ein großes Glas und gieß Alkohol und Hydrolat darüber. Lass den Ansatz über Nacht zugedeckt ziehen, dann abgießen und filtern. Füll das Gesichtswasser in eher kleine Flaschen und lagere es kühl. So hält es sich etwa 2 Wochen.

Verwendungstipp der Kräuterfee

Das erfrischende und klärende Frühlingskräuter-Gesichtswasser dient zur Reinigung von Gesicht und Hals mit Wattepads.

Entwässernder Brennnesselsirup

Brennnesselsirup hat eine wunderbare rosarote Farbe und ein überraschend

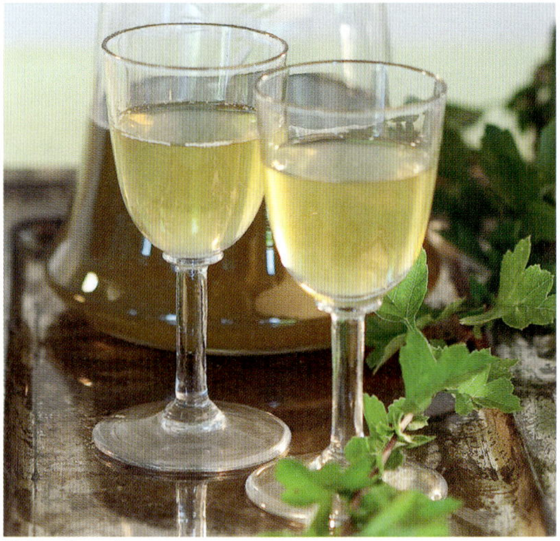

(© Mona Lorenz)

fruchtiges Aroma. Seine Wirkung ist ähnlich wie die des Brennnesseltees: entwässernd und aufkieselnd.

2 l Wasser
50 g Brennnesselblätter
40 g Zitronensäure
2 kg brauner Zucker

Koch das Wasser auf und lass es abkühlen, gib die Brennnesselblätter und die Zitronensäure bei und stell die Mischung über Nacht kühl. Schütte die Blätter am Morgen ab, drück sie fest aus und koch die Flüssigkeit nochmals kurz auf, gib den Zucker bei und rühr um, bis er sich aufgelöst hat.

Füll den Sirup in saubere Flaschen, verschließe sie gut und lagere sie kühl.

Brennnesselblätter und Frühlingskräuter, gebacken

ergibt 4 Portionen

125 g Weizenmehl
250 ml Bier
1 TL Olivenöl
Salz
1 kleiner Bund Schnittlauch
1 Ei und 1 Eiklar
2 Handvoll Blüten und Blätter von Brennnessel, Sauerampfer, Pastinak, Liebstöckel, Heckenzwiebel, Schnittlauch etc.
Rapsöl zum Ausbacken

Vermenge Mehl, Bier, Öl, Salz, fein geschnittenen Schnittlauch und Ei zu einem Rührteig und heb das zu Schnee geschlagene Eiklar unter. Die Blüten und Blätter verlesen, putzen und in den Teig tauchen, vorsichtig darin drehen und im heißen Öl goldbraun backen. Am besten mit Tamari-Sojasauce servieren.

Brennnesselkücherl

10 Handvoll Brennnesselblätter
12 EL Maismehl
Wasser
Salz und Muskatnuss nach Geschmack

Schneide die Brennnesseln fein, vermisch sie mit dem Maismehl und dem Wasser zu einer knetbaren Masse, würze sie und presse sie in Laberlform. Dann in heißem Öl braten und mit Dip servieren!

Wärmender Gundelreben-Beifuß-Fußbalsam

je 1 TL getrocknete Salbei- und Gundelrebenblättchen
2 TL Beifußkraut
1 EL Rosmarin
20 g Mandelöl
5 g Bienenwachs
20 g Kakaobutter
3 Tropfen ätherisches Öl, z. B. Salbei oder Rosmarin

Leg die Kräuter über Nacht in das angewärmte Öl und erhitze es am nächsten Tag noch einmal. Gieß dann die Kräuter ab, drück sie gut aus und schmelze im Öl das Wachs und die Kakaobutter, zum Schluss rührst du das ätherische Öl ein und füllst die Creme in Töpfchen.

Verwendungstipp der *Kräuterfee*

Massiere die Creme nach dem Fußbad oder der Dusche in die feuchten Füße ein oder trage sie als Packung am Abend vor dem Schlafengehen dicker auf. Wärmt und durchblutet die Füße und macht die Haut geschmeidig.

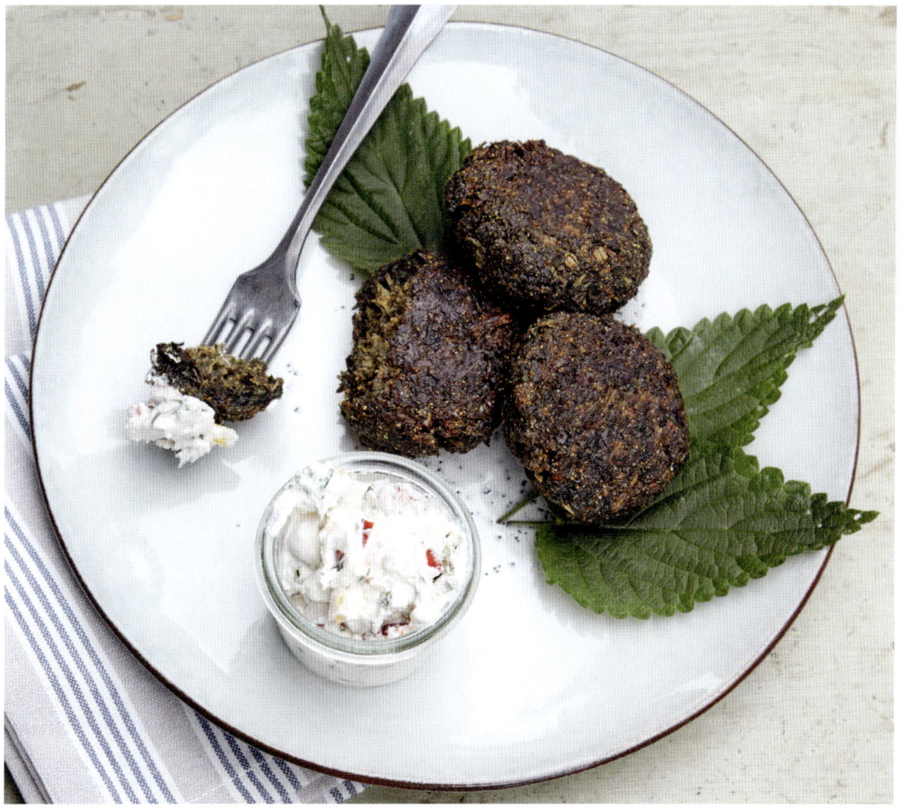

Brennnesselkücherl *(© Heidi Fröhlich)*

Bitterkräuter-Darmfit

je 2 Teile Heilerde, Pektin, geschrotete Leinsamen und gemahlene Eibischwurzel
1 Teil Bitterkräuter

Alle Zutaten gut vermengen. Von dieser Mischung rührst du jeweils 1 EL in 400 ml lauwarmes Wasser ein und trinkst die Mischung auf nüchternen Magen.

Die Heilerde reinigt den Darm mechanisch, zusammen mit Pektin bindet sie Schadstoffe, die Pflanzenschleime von Leinsamen und Eibisch schützen die Darmschleimhaut und die Bitterkräuter fördern die Durchblutung und die Darmflora.

Wohl bekomms!

Bitterkräuterpulver, selbst gemacht und angewandt

Bitterkräuterpulver aktiviert den Stoffwechsel, stärkt die Verdauungsorgane und wirkt ausleitend.

je 4 Teile Löwenzahnwurzeln, Kümmel- und Fenchelsamen
je 2 Teile Schafgarbe, Bertramwurzel, Brennnesselsamen, Wacholderbeeren und Angelikawurzel
je 1 Teil Wermut und Meisterwurz

Vermahle Wurzeln, Samen und Kräuter in der Küchenmaschine und nimm pro Tag zumindest 1 TL voll ein, am besten vor dem Frühstück mit etwas heißem Wasser.

Kräutertatar

1 Handvoll Frühlingskräuter oder Brunnenkresse
5 EL Sauerrahm
etwas gutes Olivenöl
Salz

Füll alle Zutaten in einen Standmixer oder Smoothiemixer und bereite eine homogene grüne Tartarmasse, in der die Kräuterstückchen noch erkennbar sind.

Serviere zum gut gekühlten Tatar Pellkartoffeln oder Toastbrot.

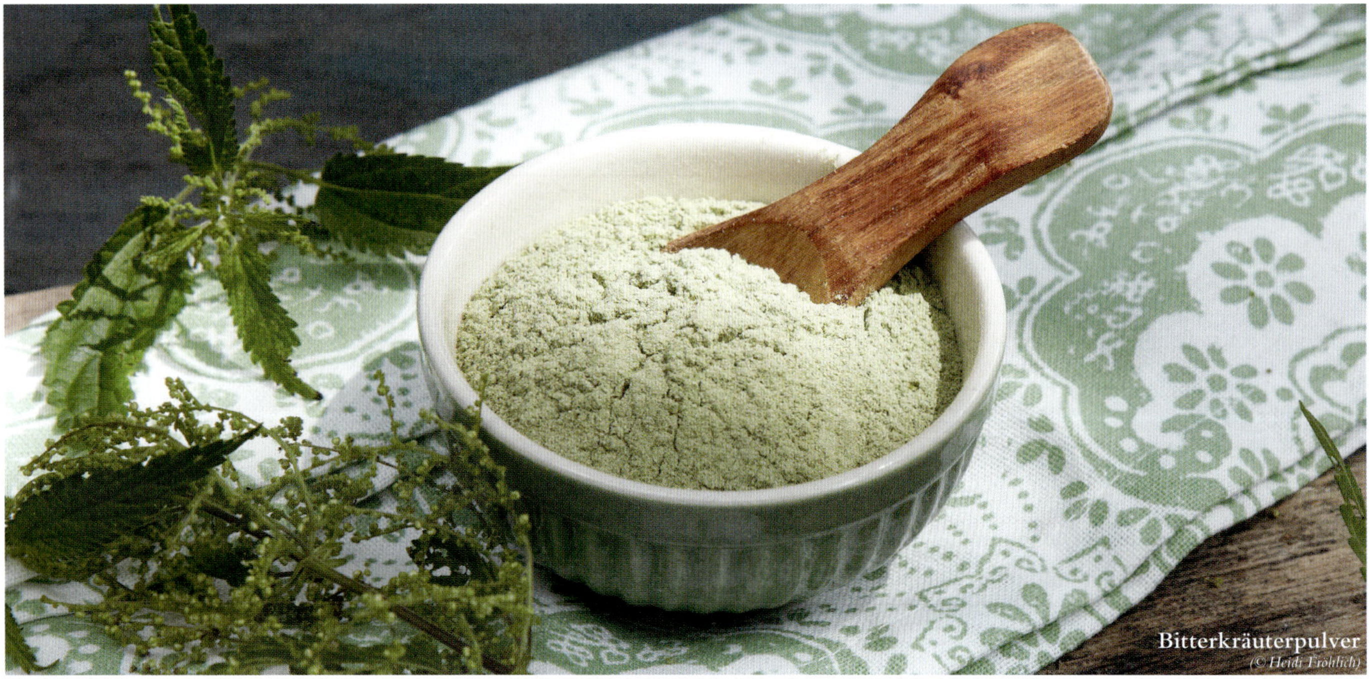

Bitterkräuterpulver
(© Heidi Fröhlich)

Salbe gegen Muskelverspannungen, Arthrose oder Bandscheibenvorfall

Gib je 1 Handvoll Giersch und Holunderblüten in einen Topf, übergieß die Kräuter mit Öl, am besten Oliven- oder Rapsöl. Erwärme das Öl bis ca. 50 °C, schalte den Herd ab und lass das Ganze 5 Tage stehen. Dann das Öl absieben und die Kräuter gut ausdrücken. Erhitze abermals das Öl auf etwa 45 °C und gib pro 100 ml Öl ca. 50 g Bienenwachs hinzu. Nach Belieben kannst du 1 Prise gemahlenen Chili dazugeben, aber vorsichtig dosieren!

Verwendungstipp der Kräuterfee

Chili wärmt und lockert die Muskulatur zusätzlich. Auch Rosmarin und Beinwell eignen sich als Zugabe zu der Salbe. Die Salbe hilft bei Muskelverspannungen, bei Arthrose oder einem Bandscheibenvorfall.

Bärlauchpesto

2 Handvoll Bärlauch
100 g Walnüsse
125 ml gutes Olivenöl
70 g Bergkäse, Salz

Schneide den Bärlauch fein und verarbeite ihn mit den Nüssen, Öl und Salz gut in einem Mörser. Dann den Käse unterheben und nochmals mörsern. Kühl und lichtgeschützt lagern.

DAS BRAUCHTUM DIESER ZEIT UND DIE URSPRÜNGLICHE BEDEUTUNG DAHINTER

Durch die Christianisierung haben die meisten unserer heutigen Frühlingsbräuche ihren kalendarischen Bezug zur astronomischen Frühlings-Tagundnachtgleiche verloren. Mit einem Beschluss am Konzil von Nizäa im Jahre 325 u. Z. wurde der Termin für das Osterfest vom Vollmond abhängig gemacht und kann damit um bis zu fünf Wochen variieren. Erhalten haben sich die vorchristlichen Symbole für die neu erwachte Fruchtbarkeit: das Ei, das Wasser, das Feuer und die Häsin mit ihrer Kraxn voller bunter Eier.

Überlieferte Mythen berichten davon, dass die Welt aus einem Ei entstanden ist, welches die schöpferische, kosmische Göttin geboren hat. Es gilt von alters her als das Symbol der Fruchtbarkeit. Im Frühling springt das „Erdenei“ wieder auf, der fruchtbare Erdenschoß schenkt das neue Leben. In meiner Kindheit waren die Abbildungen der Osterhäsin mit

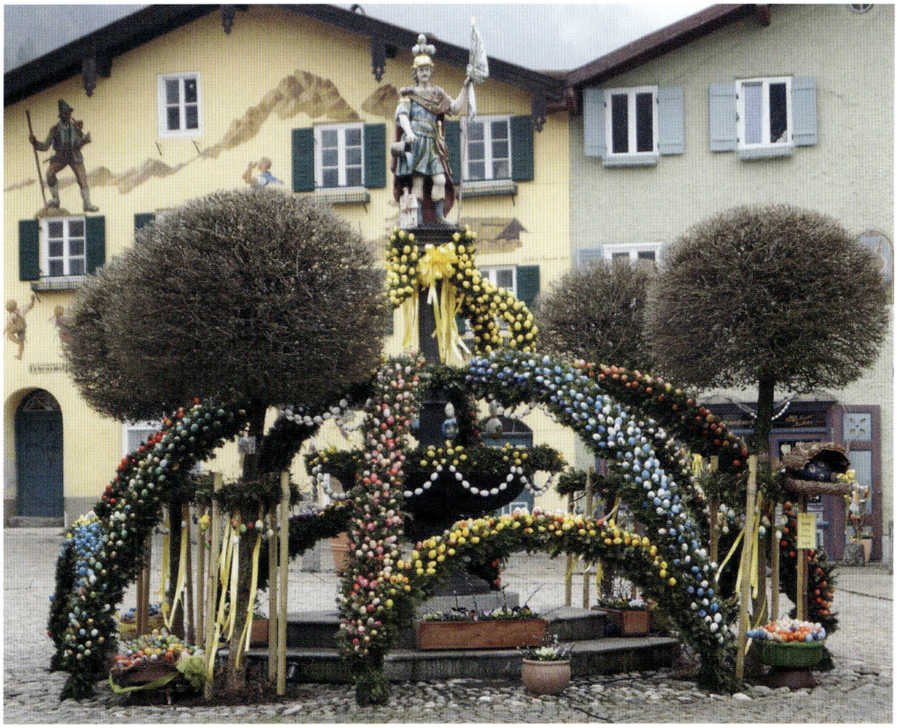

Bad Reichenhaller Osterbrunnen (© Renate Fuchs-Haberl)

ihrer Kraxn allgegenwärtig. In dieser Kraxn voller bunter Eier drücken sich die Buntheit, der Reichtum und die Vielfalt des Lebens aus, das nun am Auferstehen ist.

Wenn die Frauen des alten Volkes schwanger werden wollten, gingen sie zu Frühlingsbeginn an die Quellen der Ostara oder badeten in den Teichen der Holle. Aus diesen Lebenswassern der Erde haben sie die Seelen der Kinder empfangen, begleitet vom Storch, dem Seelenbringer der Göttin in ihren drei heiligen Farben Weiß, Rot und Schwarz. „Kindsbründl" werden diese alten Kultquellen heutzutage genannt. „Durch Trinken und Augenwaschungen darf man auf Kindersegen hoffen" [21], wird vom Kindsbründl im Innviertler Wallfahrtsort Maria Schmolln berichtet.

Eine besonders eindrückliche Verehrung des Lebenswassers zu Frühlingsbeginn sind die mit Hunderten von bunten Eiern geschmückten „Osterbrunnen". Im bayrischen Bad Reichenhall wird dabei dem alten Wasserheros Florian die Ehre zuteil, diesen besonderen Ort zu hüten. Dieser uralte Ritus, aus dem Wasser die Seelen des neuen Lebens zu empfangen, hat zur Segnung des Taufwassers in der Osternacht geführt. In den mächtigen Osterfeuern, wie sie sich vor allem im Salzburger Lungau erhalten haben, wird der aufsteigende Bogen der Sonne in Form von wendeltreppenartigen Holzstößen abgebildet und durch das Entzünden der Feuer in der Osternacht erfährt die Sonne bei dieser so wichtigen Aufgabe die Begleitung und Unterstützung der Menschen auf der Erde, deren Existenz, deren Überleben untrennbar von der Sonne abhängig ist.

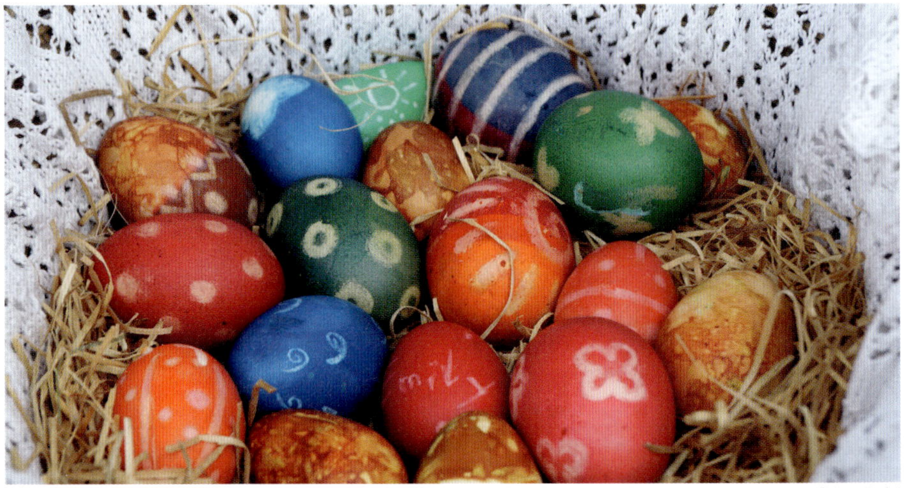

(© Lisa Fuchs)

FRÜHLINGSRITUAL: „LEBENSQUELL"

Finde eine Quelle, einen Bach oder Teich, worin für dich die Essenz des Lebens sprudelt und fließt. Mach dich mit der Absicht dorthin auf den Weg, deinen Lebensfluss neu zu beleben. Spüre die Energie der Erde unter deinen Füssen, schenke ihr mit jedem deiner Schritte deine Liebe und fühle die Verbundenheit mit ihr. Am Wasser angekommen, tauche Hände, Gesicht oder den ganzen Leib ins klare Wasser und lass abfließen, was du an Sorgen und Ängsten vielleicht schon lange mit dir herumgetragen hast. Vertraue auf die aufweichende, wieder ins Fließen bringende Kraft des Wassers. Reinige dich von der Starre, welche die Wintermonate in dir hinterlassen haben. Befreie dich vom alten Ballast und erkenne, wo dein Lebensfluss Kraft verliert. Fühle, wie all das aus dir hinausströmt, mit dem Wasser im Erdboden versickert, mit den Strahlen der Frühlingssonne verdunstet.

Richte deine Aufmerksamkeit dann auf das Jetzt, auf deinen Weg hinein in das immer mehr erwachende Jahr, auf deine Schritte in ein fruchtbares, schöpferisches, lustvoll-lebendiges Frauenleben. Erkenne, wie du hier und jetzt mit der Quelle allen Lebens verbunden bist. Tauche ein in den Kreislauf des Wassers als einen Teil des großen Ganzen. Nimm wahr, wie du und dein Leib darin neue Kraft finden und mit kindlicher Neugierde und freudigem Staunen auf die Wunder des Lebens blicken. Setz dein ganz persönliches Jahresrad wieder in Schwung.

… wage einen Neubeginn!

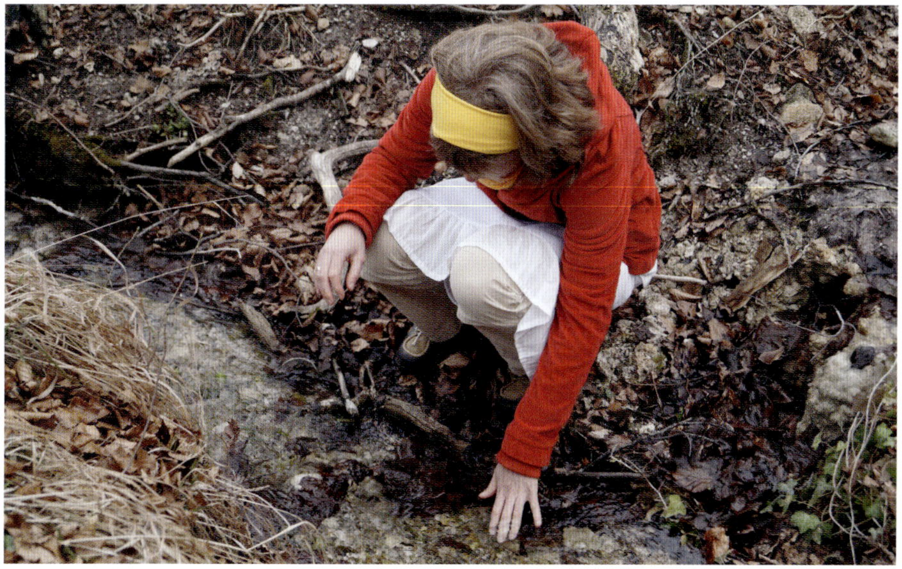

Frühlingsritual
(© Renate Fuchs-Haberl)

DIE KRAFT DER ELEMENTE

Element Luft, siehe S. 40.

FESTMENÜ ZUR FRÜHLINGS-TAGUNDNACHTGLEICHE

Eierlikör

ergibt 2 Flaschen à 750 ml

2 Vanilleschoten
200 ml Milch
250 g Zucker
1 Prise Zimt
10 Eidotter • 1 Ei
125 ml Obers
je 250 ml Weingeist und Marillenbrand

Halbiere die Vanilleschoten längs, kratz das Mark heraus und koch die Schotenhälften mit dem Mark in der Milch, in 150 g Zucker und Zimt 10 Min. Gieß die Mischung durch ein feines Sieb und stell sie warm.

Bring etwas Wasser in einem Topf zum Kochen, stell eine bauchige Metallschüssel darauf und mixe Eidotter, Ei und den restlichen Zucker mit dem Handmixer, bis eine dick-cremige Mischung entsteht. Nun die Vanillemilch langsam mit dünnem Strahl untermixen und cremig aufschlagen.

Schlag das Obers mit einem Schneebesen schaumig und hebe es abwechselnd mit Weingeist und Marillenbrand unter die Dottercreme.

Füll den Eierlikör in sterile, gut verschließbare Flaschen ab und bewahre ihn an einem dunklen, kühlen Ort auf.

Vor dem Ausschenken die Flasche gut schütteln!

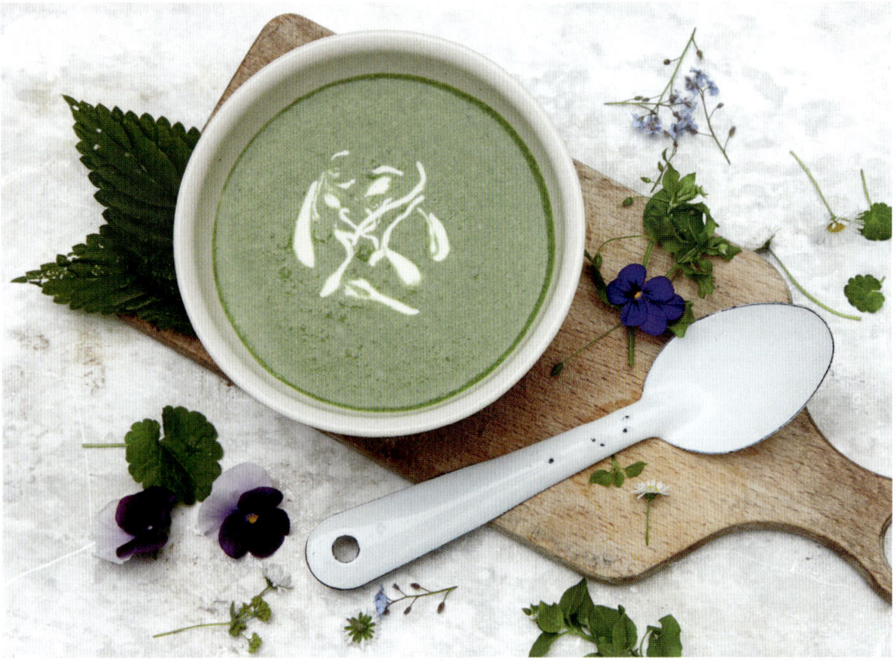

(© Heidi Fröhlich)

Neun-Heilkräuter-Suppe zur Entschlackung

Am Gründonnerstag wird vielerorts traditionell eine Suppe aus dem ersten Grün gekocht, das in Wald und Flur zu finden ist. Die Neun-Kräuter-Suppe vertreibt die Frühjahrsmüdigkeit, wirkt entschlackend und anregend auf alle Sinne.

2 Frühlingszwiebeln
2 EL Butter
2 Kartoffeln
2 EL Mehl
125 ml Weißwein
1 l Gemüsebrühe
9 verschiedene Frühlingskräuter (Brennnessel, Brunnenkresse, Gundelrebe, Giersch, Sauerampfer, Löwenzahn, Scharbockskrautblättchen, Wegerich, Knoblauchrauke)
Salz, Muskat, Galgant
Zitronensaft

Schwitze die in Röllchen geschnittenen Frühlingszwiebeln in der Butter an, gib die in Würfel geschnittenen Kartoffeln dazu, staube mit Mehl, lösch mit Weißwein und gieß mit der Gemüsebrühe auf. Lass die Suppe so lange köcheln, bis die Kartoffeln gar sind, dann die fein geschnittenen Wildkräuter dazugeben und die Suppe einmal aufwallen lassen. Schmecke die Suppe mit den Gewürzen und dem Zitronensaft ab. Ob du sie pürierst oder nicht, bleibt deinem persönlichen Geschmack überlassen. Ich finde beide Varianten interessant und wechsle in der Art der Suppe ab.

Feuerfleck mit Bärlauchpesto und Ziegenkäse

ergibt 4 Portionen

für den Teig
200 g glattes Weizenmehl
100 g Roggenmehl
½ TL Meersalz
150 ml Wasser

für den Belag
1 Handstrauß Bärlauchblätter
3–4 Bärlauchzwiebeln
2 Frühlingszwiebeln
1 TL geriebener Ingwer
200 g Sauerrahm
2 EL Olivenöl
Salz und Pfeffer
120 g Ziegenkäse-Camembert
3 EL Bärlauchpesto
(Rezept S. 53)

Verknete Weizen- und Roggenmehl mit Salz und Wasser zu einem glatten Teig und stell ihn beiseite. Heiz das Backrohr auf 220 °C Ober-/Unterhitze vor.

Für den Belag den Bärlauch in Streifen schneiden, die Bärlauch- und Frühlingszwiebeln hacken, mit Ingwer, Sauerrahm und Olivenöl verrühren und mit Salz und Pfeffer abschmecken.

Roll den Teig zu vier dünnen Fladen aus. Leg sie auf ein bemehltes Backblech und bestreiche sie mit der Sauerrahm-Mischung.

Die Fladen etwa 10 Min. goldbraun backen, den in Scheiben geschnittenen Ziegenkäse darauflegen, pfeffern, etwas Bärlauchpesto darüberträufeln und heiß servieren.

Safrantörtchen mit Eierlikörglasur

für die Törtchen
¼ TL Safran
100 ml Milch
250 g Weizenmehl
½ Pkg. Backpulver
1 Prise Salz
125 g weiche Butter
200 g Zucker
5 Eier

für die Glasur
60 ml Eierlikör
1 Pkg. Vanillezucker
250 g Staubzucker
frische Schlüsselblumenblüten zum Bestreuen

Lass den Safran einige Minuten in etwas heißem Wasser ziehen, vermisch ihn dann mit der Milch. Das Mehl, das Backpulver und Salz in eine Schüssel sieben, mit Butter und Zucker verrühren und nach und nach die Eier und die Safranmilch dazurühren.

Füll den Teig in Muffinförmchen und back diese im vorgeheizten Rohr bei 175 °C etwa 25 Min. goldbraun. Die abgekühlten Törtchen aus der Form lösen und ganz kalt werden lassen.

Für die Glasur den Eierlikör mit Vanillezucker und Staubzucker glatt rühren und die noch warmen Törtchen damit bestreichen. Auf die frische Glasur die einzeln ausgezupften Schlüsselblumenblüten streuen.

Heißer Ananas-Ingwer-Orangen-Punsch

100 g frische, geschälte Ingwerwurzel
1 l Orangensaft
1 l naturtrüber Apfelsaft
200 g brauner Zucker
100 ml Limettensaft
5 schöne Bio-Orangen mit Schale
1 Dose Ananaswürfel mit Saft
Wasser nach Geschmack
weißer Rum nach Geschmack für die alkoholische Variante
Limetten- und Orangenscheiben zur Dekoration der Gläser

Schneide den Ingwer in feine Scheiben, koch ihn zusammen mit den Fruchtsäften und dem Zucker einmal auf, füge den Limettensaft, die in Scheiben geschnittenen Orangen und die Ananas samt Saft bei.

Nach Wunsch und Geschmack kannst du Wasser bzw. Rum beifügen, anschließend über Nacht ziehen lassen.

Dieser scharf-würzige Punsch ist gut wärmend und eignet sich auch zum Ausschank vor dem Osterfeuer!

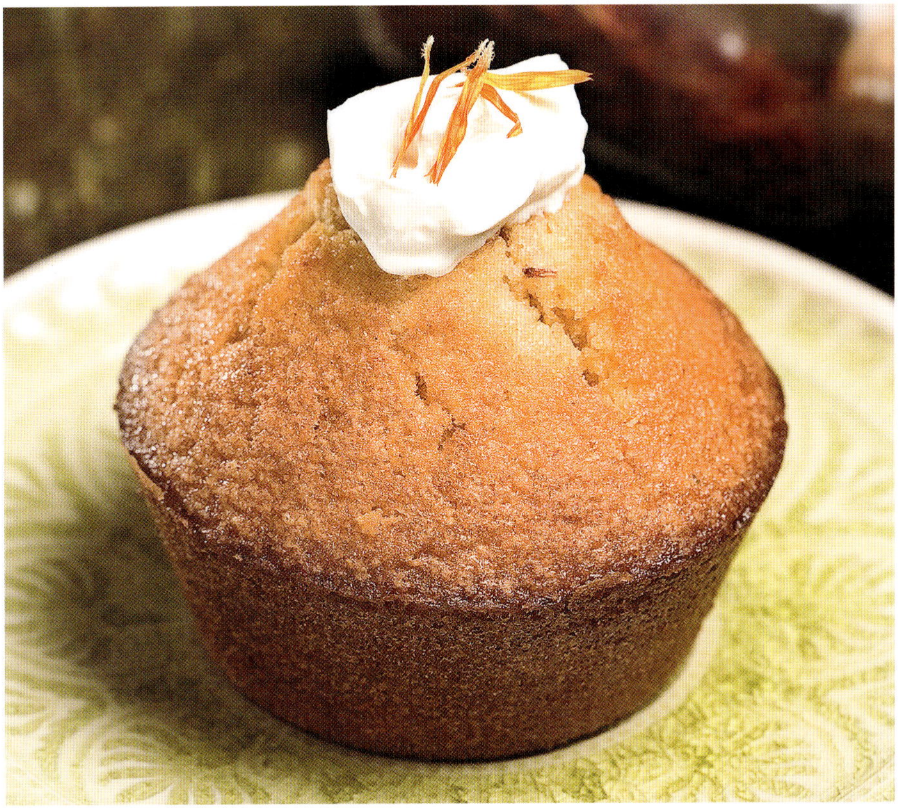

Saftige Safrantörtchen (© Mona Lorenz)

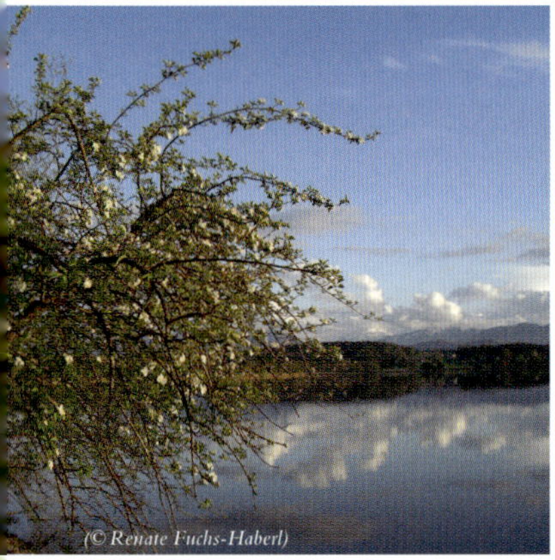
(© Renate Fuchs-Haberl)

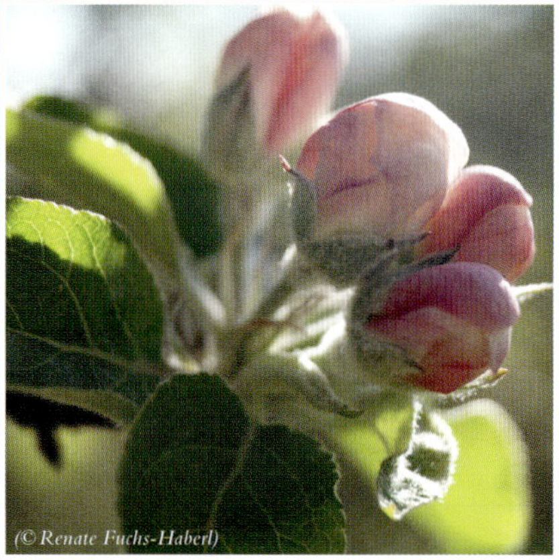
(© Renate Fuchs-Haberl)

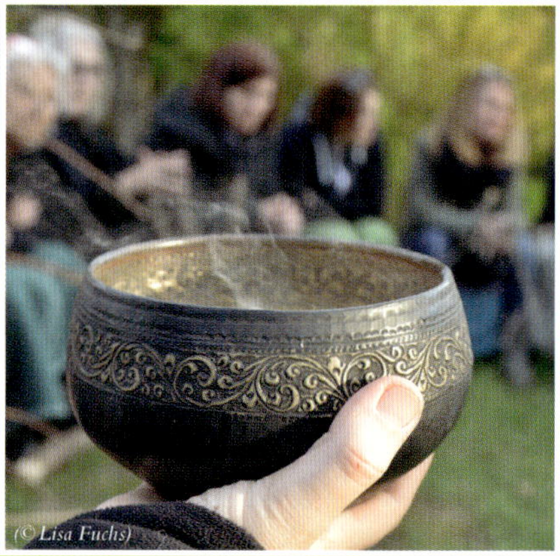
(© Lisa Fuchs)

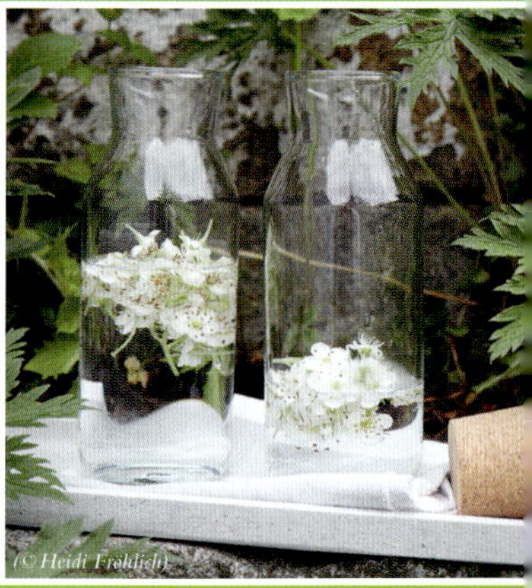
(© Heidi Fröhlich)

Maifest
1. Mai

ERSCHEINUNG, QUALITÄT UND CHARAKTER DER ZEIT

DIE ERSCHEINUNG DER ERDE

Im Maiengrün begrüßen uns die Wiesen zum sinnlichen Maientanz. Das frische, zarte Grün der jungen Gräser, Pflanzen und Blätter empfängt uns in seiner ganzen Pracht und Einzigartigkeit.

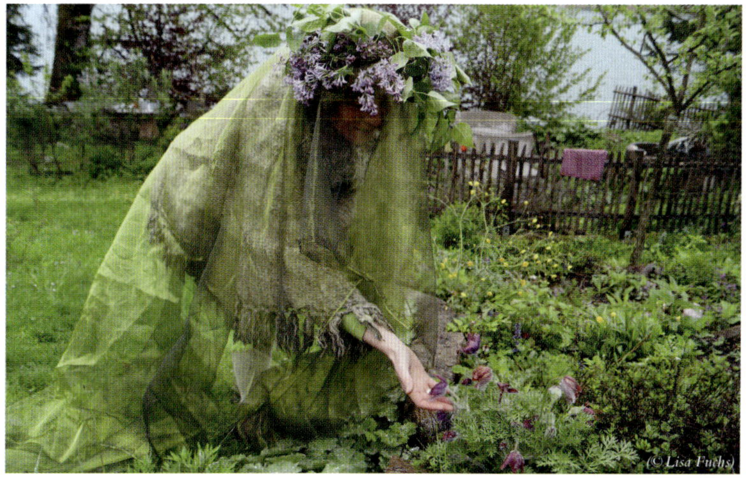

Mit dem Mai beginnt die Zeit des grünen Wachstums. Alles neue Leben, das den Frühlingsstürmen und Wintereinbrüchen trotzen konnte, entfaltet sich, wächst und blüht. Die Knospen der Blätter brechen auf und kleiden die Bäume in zartes Grün. In den schneeweißen und zartrosa Blüten der Bäume summen Bienen und Hummeln, sie tanzen den Liebestanz mit jeder Blüte, sammeln dabei Pollen und süßen Nektar. Maiglöckchen und Waldmeister duften in den Wäldern, der Flieder in den Gärten. Schmetterlinge schweben von Blüte zu Blüte, der Balzgesang der Vögel schwirrt durch die Luft. Vogelpaare finden sich, bauen ihre Nester. Es ist die hohe Zeit des Frühlings, der doch schon ab und zu ein wenig nach Sommer riecht.

Häufig fällt Mairegen. Das für die Fruchtbarkeit der Erde so wichtige Nass macht die Erde „schön" und lässt die Natur wie reingewaschen erscheinen. Gemeinsam mit der Feuerkraft der Sonne treibt er das vielfältige Leben seiner vollen Entfaltung und Pracht entgegen. So wie die Sonne am Himmel immer höher steigt, wachsen auch die Pflanzen nach oben. Sie streben dem Licht entgegen, gedeihen in der Wärme der immer länger werdenden Tage und der ersten, lauen Maiennächte. „Frühlingsgefühle" machen sich breit, die Menschen haben wieder „Schmetterlinge im Bauch". Die Welt sieht plötzlich ganz anders aus, viel bunter, viel lebendiger, viel schöner.

Göttinnen dieser Zeit

Mutter Erde wandelt sich in die **Maibraut**, in zartes Frühlingsgrün gehüllt,

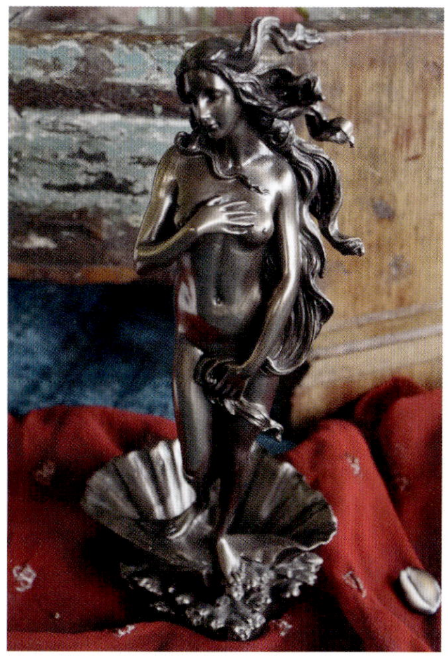

Frau Venus *(© Lisa Fuchs)*

mit unzähligen Blütenkronen im Haar schreitet sie zum Tanz in den Mai. Sehnsuchtsvoll erwartet und erwählt sie ihren Maikönig, um sich mit ihm im Reigen der Liebe zu drehen.

Venus, die junge Liebeskraft wieder in die Welt bringend, wird geboren. Aus den Wassern der Erde steigt sie empor, rot und schön wie das Leben und die Liebe. Tauben fliegen um sie herum, die uralten Botinnen der Liebesgöttin. Die Macht der Liebe kehrt durch sie zu den Menschen zurück.

Holda zieht ihren goldenen Kamm aus ihrem Gürtel, um damit ihre lichten Haare zu kämmen. Sie gleichen den Sonnenstrahlen des Himmels, wiegen sich wie die Ähren auf den Feldern im zarten Streicheln des Windes. Mit ihrer süßen Melodie lockt sie ihren himmlischen Bräutigam zu sich auf die Erde, um ihn in ihrem göttlichen Schoß zu empfangen.

Walburg wandelt als Maikönigin mit ihren feuerroten Schuhen und der Sonnenkrone im Haar über die Erde.

Am Vorabend der großen Volksfeste kommen ihre Priesterinnen und Seherinnen, als Völva bekannt, auf den alten Kult- und Kraftplätzen zusammen, um diese Plätze auf Hügeln und Bergen für die Feiern der Liebe und des Lebens vorzubereiten. Allerorts erinnern sogenannte „Hexentanzplätze" bis heute an die uralte Tradition, die so stark in der Bevölkerung verwurzelt war, dass alle Verbote der Kirche diese nicht auslöschen konnten.

PFLANZEN DER ZEIT – IHRE BEDEUTUNG UND VERWENDBARKEIT

Weißdornblüten

Crataegus monogyna

Am Geruch und Aussehen von Heilpflanzen können wir oft erraten, welche Wirkung ihre Anwendung ausübt. Denken wir z. B. an den Geruch frischer Minze, so entfaltet sich gleich ihre erfrischende Wirkung. Beim Weißdorn ist man betört von der milden Süße des Duftes, von der Zartheit der schneeweißen Blüten und dieser besänftigende Eindruck auf unsere Sinne ist auch das Merkmal für seine Heilwirkung. **Besänftigend, beruhigend und stärkend** wirken die Auszüge vom Weißdorn auf die Haut sowie auf Kreislauf und Blutdruck. **Weißdorntee** wird in der Volksmedizin bei Überarbeitung, Nervosität und Stresserscheinungen geschätzt. Dazu Blüten und Blätter zu gleichen Teilen mischen und 1 TL auf 1 Tasse geben.

Wildwachsend finden wir den Weißdorn in lichten Wäldern und Gebüsch, an Zäunen und in Hecken, auch zur Einfriedung von Gärten und Weiden findet er seit Urzeiten Verwendung.

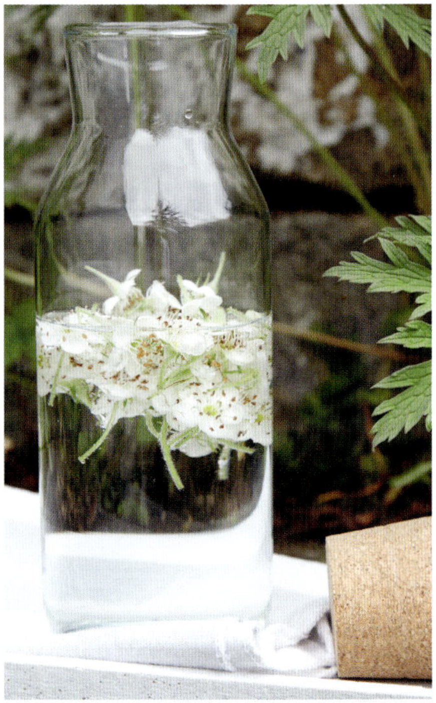

Weißdornblütentinktur *(© Heidi Fröhlich)*

• TIPP von der *Kräuterfee* •

GESUND MIT WEISSDORN

Weißdornblütentinktur

2 Handvoll Weißdornblüten
100 ml medizinischer Alkohol, 70 Vol.-%

Gib die Blüten in ein dunkles Glas mit breiter Öffnung und gieß den Alkohol darüber. Lass den Ansatz gut verschlossen 6 Wochen in der Sonne oder an einem warmen Platz im Haus stehen. Danach abseihen und in dunkle Fläschchen füllen.

Weißdornblütentinktur ist eine wichtige Zutat für viele Rezepte. Diese Tinktur kann als Hausmittel bei Kopfschmerzen und Spannungszuständen verwendet werden, indem du einige Tropfen davon direkt in die Schläfen einmassierst oder mit Wasser gemischt auf eine feucht-warme Kompresse gibst.

Weißdornblüten-Körperpackung (für 1 Anwendung)

3 EL süßes Mandelöl
2 gehäufte TL Lanolin
2 TL Weißdornblütentinktur

Erwärme das Mandelöl in einem kleinen Emailtopf, nimm ihn vom Herd und rühre das Lanolin ein, bis es sich aufgelöst hat. Anschließend die Tinktur einrühren.
Trage diese Körperpackung nach dem Bad, wenn die Haut weich ist und die Poren gut geöffnet sind, auf, massiere sie gründlich von Kopf bis Fuß ein und lass sie über Nacht einwirken. Bei trockener und spröder Körperhaut wirkt diese Weißdornblüten-Körperpackung Wunder!

Löwenzahnblüten

Taraxacum officinale

Die Zeit der Löwenzahnblüte im saftigen Grün des Frühlingsgrases nenne ich gerne die Zeit des großen Bienenfestes. Und wahrlich, die grünen Wiesen leuchten im schönsten Sonnengelb und es summt und brummt, dass es eine Freude ist. Dabei haben Blatt und Blüte des Löwenzahns nicht nur den Insekten Wertvolles zu bieten, sondern auch uns: Der Löwenzahn ist bekannt für seinen **positiven Einfluss auf sämtliche Verdauungsorgane** – Magen, Darm, Galle, Leber, Milz und Bauchspeicheldrüse – und wird vor allem innerlich angewendet. Seine Wirkung ist insbesondere auf die enthaltenen Bitterstoffe zurückzuführen, die die Verdauungssäfte anregen und den Fettstoffwechsel unterstützen. Darüber hinaus wirkt Löwenzahn ausleitend und entgiftend. Er regt die Nierentätigkeit an und hilft, Mangelerscheinungen vorzubeugen. Seine entwässernden Eigenschaften helfen bei Rheuma und Gicht ebenso wie bei Harnwegsinfekten. Eine sechswöchige Kur mit Löwenzahntee oder einer Mischung lindert die Beschwerden nachhaltig. Dabei sollte zu jeder Tasse Tee ein Glas Wasser getrunken werden.

Aber vor allem hat diese unverwüstliche Pflanze kulinarische Qualitäten.

• TIPP von der *Kräuterfee* •

LÖWENZAHNBLÜTEN-BUTTER

2 Handvoll frische Löwenzahnblüten
3 EL brauner Zucker
250 g Butter

Schneide die Blüten samt dem grünen Blütenkelch besonders fein und misch sie mit dem Zucker in die weiche Butter, sodass eine gut streichfähige Konsistenz entsteht. Füll die Mischung in ein Marmeladenglas oder forme sie zur Rolle, die du in Backpapier wickelst. Die gekühlte Löwenzahnbutter kann nun auf frisches Weißbrot gestrichen werden und schmeckt köstlich!

Die zarten Blätterrosetten im Frühling sind ein Hochgenuss – tagesfrisch und voller Vitalstoffe als Salat und Brotbelag zubereitet –, die gelben, reichhaltigen Blüten aromareich und unglaublich gesund mit viel Blütenfarbstoff und Blütenstaub.

Wusstest du übrigens, dass die Milch des Löwenzahns 10 % Kautschuk enthält?

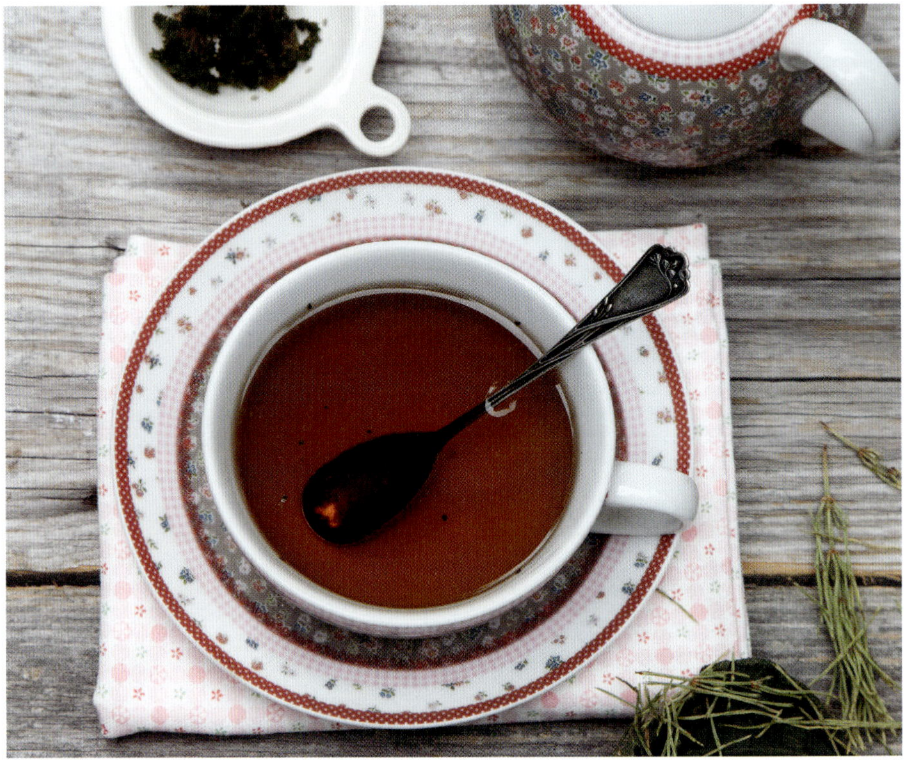

Stärkender Frühjahrstee (© Heidi Fröhlich)

Taubnessel

Lamium sp.

Im zeitigen Frühjahr, wenn nur grüne Blättchen zu sehen sind, braucht es ein geübtes Auge, um Brennnesseln und Taubnesseln zu unterscheiden. Doch wenn die leuchtend rosaroten, gelben oder weißen Blüten hervorgekommen sind, gibt es kein Verwechseln mehr. Auf diesen Umstand ist es wohl zurückzuführen, dass im Mittelalter die Meinung galt, Brennnessel und Taubnessel wären Männchen und Weibchen. Wer bei dieser Geschichte in die Tiefe geht, merkt, dass diese beiden Pflanzen das Yin-Yang-Prinzip verkörpern: die Brennnessel das männliche, aktive, antreibende, energetisierende und die Taubnessel das weibliche, harmonisierende, ausgleichende und beruhigende Prinzip.

Verwendung in der Naturheilkunde findet vor allem die ausdauernde Weiße Taubnessel. Die Blüten der Pflanze werden von April bis Oktober gesammelt, rasch im Schatten getrocknet

• TIPP von der *Kräuterfee* •

DUFTBUTTERKUR FÜR ZARTE HAUT AN HÄNDEN & FÜSSEN

125 g Süßrahmbutter
8 Tropfen ätherische Ölmischung für die Duftbutter (Rose, Zitrone, Rosmarin)
je 1 Handvoll frische Taubnesselblüten und Weißdornblüten

Misch die zimmerwarme Butter in einer Glasschale mit dem ätherischen Öl und den Blüten und füll die Mischung in einen Tiegel. Zumindest 1 Std. „erblühen" lassen. Kühl lagern.

1 TL dieser Duftbutterkur für 1 Std. oder über Nacht in Hände und Füße einmassieren. Je nach Rauheit der Haut kannst du diese Kur über mehrere Tage hinweg durchführen.

und in verschlossenen Behältern aufbewahrt. Bitte achte beim Auszupfen der Blüten darauf, dass du nur Einzelblüten nimmst. Die Taubnessel wird in der **Frauenheilkunde** gegen Menstruationsbeschwerden und Weißfluss eingesetzt. Sie erleichtert das Husten, hilft bei Schlaflosigkeit oder bei Katarrhen der oberen Atemwege. Das Kraut hat heutzutage keine Bedeutung mehr.

• TIPP von der *Kräuterfee* •

STÄRKENDER FRÜHJAHRSTEE

Der „6er-Tee" nach Aschenbrenner ist zu einer echten Berühmtheit avanciert. Die Zubereitung aus Birkenblättern, Schafgarbe, Melisse, Brennnessel, Ringelblumen und Walnussblättern reinigt und wirkt so positiv auf den gesamten Organismus. Ich füge der Mischung noch Zinnkraut und Rosenblüten bei. Beginne im Frühjahr, die Kräuter zu sammeln.

Misch Kräuter und Blätter zu gleichen Teilen und trinke die Mischung als Tee zubereitet 6 Wochen lang. Dazu 4 EL der Teemischung mit kochendem Wasser aufgießen, in einen Topf geben, ganz kurz aufkochen und im Anschluss 10 Min. ziehen lassen. 1 l pro Tag davon trinken.

Birke

Betula sp.

Seit dem frühen Mittelalter sind die Birken und ihre Wirkstoffe dokumentiert, Saft, Rinde, Knospen und Blätter können sowohl äußerlich als auch innerlich angewendet werden und enthalten überaus heilende Stoffe. Die jungen, noch etwas klebrigen Blättchen, die reich an Gerb- und Bitterstoffen, Vitamin C, Flavonoiden, Salicylsäureverbindungen, Saponinen, Säuren und Harz sind, sind im Frühjahr zu ernten. Leg sie zum Trocknen auf ein Korbgeflecht und misch sie immer wieder durch, du kannst sie dabei auch zerreiben.

Als Tee kommen sie bei **Blasen- und Nierenleiden** zum Einsatz. Von alters her wird ihre **pflegende Wirkung für Haar und Kopfhaut** geschätzt. In seinem Schönheitsbuch „Schönheit der Frauen" schreibt Sir Hugh Platt im 17. Jhdt. über die aufhellende Wirkung von Abreibungen mit Birkenblättertee bei Sommersprossen und Altersflecken: Nur 1 TL getrocknete Birkenblätter sind nach seinem Rezept nötig, um mit 1 Tasse heißem Wasser diesen wirksamen Tee zuzubereiten! Bei Hautunreinheiten ist Birkenblättertee unschlagbar. Wer schlaffes Bindegewebe hat, sollte gleichzeitig zur Teekur täglich Birkenmassageöl auf den betroffenen Stellen anwenden (Rezept S. 69).

Birkensaft, neuerdings zu Xilit verarbeitet, enthält ungewöhnlich viel Vitamine und Mineralstoffe und hochwertigen Traubenzucker. Beim Anzapfen der Lebenssäfte ist aber immer zu beachten, dass der Baum dabei geschädigt wird. Ich persönlich setze lieber auf Birkenblätter, die zwar nicht so süß und fein schmecken wie der Saft, aber nachhaltiger zu gewinnen und für eine durchgreifende Frühjahrskur ideal sind, denn die Substanzen entschlacken und entwässern. Wenn du Birkensaft gewinnen willst, mach das nur von einem etwa 0,5 cm dicken Ast, den du abschneidest und in eine Flasche hängst, niemals vom Stamm, den du anbohren müsstest!

Ein ganz besonderer Inhaltsstoff der Birke liegt in ihrer weißen **Rinde**: Betulin, das antibakteriell wirkt, kann in Honig angereichert werden, der sowohl innerlich als auch äußerlich angewandt zur Wundheilung beiträgt, insbesondere bei hartnäckigen Hautreizungen wie Herpes oder schlecht ausheilenden Ekzemen. **Birkenhonig** stellst du her, indem du etwas Rinde von einem Zweig abziehst, zerkleinerst, in ein Glas gibst und mit Honig auffüllst. Den Ansatz 6 Wochen zum Ziehen an einen warmen Platz im Haus stellen, dann auf die beeinträchtigten Hautstellen auftragen.

Waldmeister

Galium odoratum

Schon vor mehr als 1000 Jahren wurden Waldmeister, Gundelrebe und die Blätter der Schwarzen Johannisbeere mit Wein angesetzt, um daraus einen herz- und leberstärkenden Trunk zu gewinnen. Und wirklich, die Cumarine im Waldmeister versetzen in Hochstimmung und stärken. Auch eine Waldmeisterbowle tut hier ihre Wirkung, und dabei muss es nicht einmal eine alkoholische Zubereitung sein. Ich persönlich bin schon mit dem aromatischen Duft zufrieden, der sich wunderbar als Raumduft eignet, indem man ein Sträußchen ins Zimmer legt.

• TIPP von der *Kräuterfee* •

WALDMEISTERBOWLE

1 Sträußchen blühender Waldmeister, leicht angewelkt
1 Büschel Gundelrebe
1 Handvoll Johannisbeerblätter (Schwarze Johannisbeere)
2 l Weißwein
brauner Zucker
1 l Frizzante
Eiswürfel

Lass die Kräuter über Nacht im Weißwein ziehen, wobei die Stängelenden des Waldmeisters aus der Flüssigkeit herausschauen sollen, damit sich keine Bitterstoffe im Wein lösen, süße nach Belieben. Entferne am nächsten Tag die Kräuter und versetz den Ansatz kurz vor dem Servieren mit dem Frizzante.
Alkoholfreie Variante: Anstatt Wein Apfelsaft und anstatt Frizzante Mineralwasser verwenden!

Holunderblüten
Sambucus nigra

Holunderblüten enthalten **Acetylsalicylsäure** und wirken bei Fieber, Entzündungen und Schmerzen wie unser bekanntes Aspirin, allerdings ohne die unangenehmen Nebenwirkungen auf den Magen. Es ist oft zu beobachten, dass Pflanzeninhaltsstoffe nur in ihrer natürlichen Zusammensetzung nebenwirkungsfrei sind, wird ein Inhaltsstoff in Medikamentenform isoliert angewendet, treten Nebenwirkungen auf. In der Volksheilkunde wird dieser „Fliedertee" daher als **Schmerz- und Erkältungsmittel** eingesetzt, auch zur Schweißabsonderung, bei Stirnhöhlenentzündung, Polypen und Allergien. Weiters bauen die Inhaltsstoffe der Blüten überschüssige Harnstoffe ab, helfen bei Asthma, Rheuma und Kopfschmerzen, Nervenschmerzen und Kehlkopfentzündungen. Bei Darm- und Harnblasenleiden kann er durch seine krampflösende Wirkung Linderung bringen. Von zu viel Computerarbeit überstrapazierten Augen soll übrigens ein kalter Tee aus den Holunderblüten rasch helfen – einfach getränkte Wattebäusche auf die Augen legen.

Einen Holunderblütentee trinkt man gleich, wenn man merkt, dass man sich erkältet hat, da er auf das Wärmekontrollzentrum unseres Körpers einwirkt. Dadurch steigt die Körpertemperatur an, der Stoffwechsel intensiviert sich und das **Immunsystem wird angeregt**, die Krankheitsdauer auf etwa die Hälfte verkürzt. (Laut einer Studie verkürzt Holunder die Dauer einer Erkältung von durchschnittlich sechs auf nur zwei Tage.) Holunderblütentee hat auch eine lange Tradition als Mittel gegen Angst oder Depressionen. Um einen erholsamen Schlaf zu finden, trink 1 Tasse heißen Holunderblütentee oder gib ein Stoffsäckchen mit Holunderblüten in ein wärmendes Bad. Beides ist besonders

• TIPP von der *Kräuterfee* •

HOLUNDERBLÜTENLIKÖR

20 Dolden Holunderblüten
750 g Feinkristallzucker
je 1 unbehandelte Zitrone und Orange
1,25 l natürliches Mineralwasser mit Kohlensäure
2 EL Zitronensäure
1,5 l Wodka

Verlies die Blütendolden und schneide die groben Stiele ab, misch die Blüten mit dem Zucker, gib beides mit der in Scheiben geschnittenen Zitrone und Orange in ein hohes, gut verschließbares Glas und gieß mit Mineralwasser auf. Die Mischung 2–3 Tage ziehen lassen, den Ansatz durch ein mit einem sauberen Tuch ausgelegtes Sieb gießen, die Zitronensäure und den Wodka beigeben und die Mischung wieder ein paar Tage ziehen lassen, dann den Likör in Flaschen abfüllen. Je länger du ihn ziehen lässt, umso besser schmeckt er.

hilfreich für Kinder im frühen Stadium einer Erkältung.

Der parfümartige, intensiv-würzige Geruch verzaubert und der besondere, aromatisch-prickelnde Geschmack, den Holunderblüten in Getränken und Speisen hinterlassen, ist kulinarisch ein Highlight. Durch Einlegen der Blütendolden in Sirup, Zucker, Wein, Essig, Obers oder Milch können diese Flüssigkeiten aromatisiert und weiter verwendet werden. Ein ganz besonderer Geheimtipp von mir ist Holunderblütenlikör. Die wertvollen Blütenbestandteile Nektar, Blütenstaub und ätherische Öle lösen sich so sehr gut. Wer schon einmal Holunderblüten gepflückt hat, weiß, wie viel Blütenstaub sie enthalten, denn bei der Ernte staubt es nur so … Keinesfalls dürfen Holunderblüten gewaschen werden, sie sollten auch nicht nach Regengüssen geerntet werden!

Lichtnelke

Silene dioica und *S. flos-cuculi*

Lichtnelken sind wunderschöne, zierliche Wildpflanzen, die zwar duftlos, aber deshalb nicht weniger heilkräftig sind, nimmt man sie in der feinstofflichen Schwingung und Wirkung wahr. Die Lichtnelke vermag zu heilen, indem sie die von sich assimilierte Sonnenschwingung auf uns überträgt. Verwende die Blüten ausschließlich frisch und in kleinen Mengen, um mit Schönheit und Schwingung dieser bezaubernden Blüte ein ganz besonderes Mahl zu kreieren.

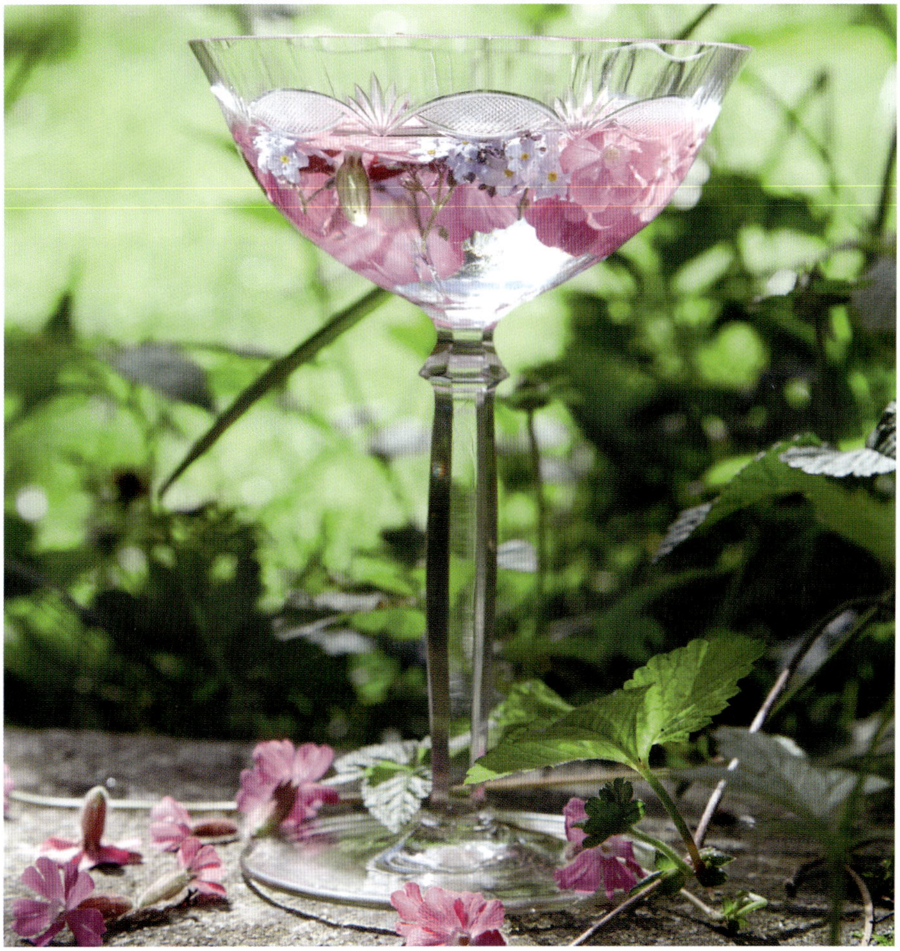

Lichtnelkenblütenwasser *(© Heidi Fröhlich)*

• TIPP von der *Kräuterfee* •

LICHTNELKENBLÜTENWASSER

Leg über Nacht 1 kleine Handvoll aus dem Kelch gezupfte Lichtnelkenblüten in eine Karaffe Wasser und genieße dieses Bachblütenwasser über den Tag verteilt getrunken.
Es verbindet mit der Lichtkraft und der verstärkten Sonnenintensität.

Echtes Lungenkraut
Pulmonaria officinalis

„Blaue Schlüsselblume" wurde das Lungenkraut in einem botanischen Werk namens „Hortus Lusatiae" aus dem Jahre 1594 genannt, zwar botanisch falsch, wie wir heute wissen, aber energetisch betrachtet höchst interessant: Geht man davon aus, dass die Farbe Blau der Seele zugeordnet ist und die Schlüsselblume alle Heilkräfte der Pflanzen, die im Jahreslauf erscheinen, für unseren Körper aufschlüsselt und einpasst, dann schließt das Lungenkraut die feinstofflichen Schwingungen der Blütenenergien für unsere Seele im Jahreslauf auf. Denn bekanntlich sind Heilkräuter da, um den Körper, Blüten jedoch, um die Seele zu heilen!

Zupf daher immer die Einzelblüten in Blau und Rosa vorsichtig aus, ohne den Blütenstiel abzubrechen!

• TIPP von der *Kräuterfee* •

BLAUE-BLÜTEN-BAD

Bereite ein Vollbad mit für dich passend heißem Wasser vor, rühr 2 EL Honig und 3 EL Obers ein und streu 2 Handvoll frisch und umsichtig gesammelte blaue Blüten vom Lungenkraut, Veilchen und Gänseblümchen ein. Genieße das Bad so lange, bis es kalt ist, wickle dich in ein Badetuch ein und leg dich ins warme Bett, um noch 30 Min. nachzuruhen.

Als **Lungenheilmittel** wurde es übrigens schon seit dem Mittelalter aufgrund der Signaturlehre eingesetzt, Hildegard von Bingen empfiehlt seine Anwendung ebenso wie Paracelsus.

Frauenmantel
Alchemilla vulgaris

Alchemilla, „kleine Alchemistin", ein Name, der so schön, mystisch und verheißungsvoll klingt, muss einer ganz besonderen Pflanze gehören. Allein wer die Wasserperlen, die frühmorgens in den Blättern der Pflanze liegen, schon einmal bewundert hat, ohne dass Regen oder Tau sie verursacht hätten, der weiß, dass der Frauenmantel ganz besondere Eigenarten hat.

In der Erfahrungsheilkunde ist der Gemeine Frauenmantel die **Frauenheilpflanze** schlechthin, als progesteronhaltiges Kraut bringt er hormonelles Ungleichgewicht in Einklang und mindert die Gefahr der Zystenbildung, hilft bei Gelbkörperschwäche und dient als geburtsvorbereitendes und geburtsnachsorgendes Mittel.
Bei Menstruationsstörungen wirkt er leicht krampflösend.

Klassischerweise wird Frauenmantel als Tee zubereitet. 1 TL pro Tag auf 250 ml Wasser ist ausreichend! Als Tinktur Blüten und Blättchen von Frauenmantel und Silbermantel mit Bauernschnaps ansetzen, 6 Wochen in der Sonne ziehen lassen und abseihen. Zweimal 10 Tropfen pro Tag in etwas Wasser anwenden.

• TIPP von der *Kräuterfee* •

MONATSTEE

3 Teile Frauenmantel
3 Teile Gänsefingerkraut
1 Teil Schafgarbenblüten
1 Teil Kamillenblüten, getrocknet oder frisch

Übergieß 1 TL der Mischung mit 500 ml heißem Wasser und lass den Tee 10 Min. ziehen. Ergibt 3 Tassen täglich. Etwa 1 Woche vor Beginn der Regelblutung mit dem Tee beginnen und bis zu ihrem Ende trinken.
Dieser Tee hilft bei schmerzhafter Monatsblutung und wirkt umso besser, je wärmer die Nierenregion gehalten wird (Wolljäckchen).

Rotklee
Trifolium pratense

Nicht umsonst gilt das Kleeblatt als Glücksbringer, das wird klar, wenn man die vielfältigen positiven Eigenschaften des Rotklees betrachtet: Er harmonisiert hormonelle Unregelmäßigkeiten und schafft Gelassenheit und ein heiteres Gemüt durch die gesteigerte Dopaminproduktion des Körpers. Rotklee enthält Isoflavone, die in den Wechseljahren gegen den Östrogenmangel helfen. Ebenso hilft Rotklee bei Husten und ist sehr nahrhaft und eiweißreich, was ihn in Form von Pflanzenmehl, das als Zusatz zum Getreidemehl verwendet wurde, für Menschen über Jahrhunderte hinweg nützlich machte.

• TIPP von der *Kräuterfee* •

ROTKLEE FÜR DIE BRUST

Brustmassageheilöl

Das Brustmassageheilöl ist ein Bestandteil der Brustcreme (Rezept S. 72), man kann es aber auch direkt ein- bis zweimal täglich in die Brüste einmassieren. Die Kräutermischung des Heilöls hilft, die Brüste zu straffen und Brustspannen zu erleichtern, weiterhin wirkt es gegen Brustknoten, -zysten und Milchstau.

zu gleichen Teilen Löwenzahnkraut und -blüten samt der Stängel, Frauenmantel, Angelikawurzel, Salbeiblätter, Schafgarbenblüten, Rotkleeblüten
kaltgepresstes Olivenöl aus Bio-Anbau

Die Kräuter können frisch oder getrocknet sein. Füll ein Einmachglas mit Schraubverschluss zu etwa ⅔ mit den geschnittenen Kräutern, begieß sie mit dem Olivenöl und verschließe das Glas gut. Den Ansatz im Wasserbad erhitzen, etwa 15 Min. köcheln lassen und langsam abkühlen. An einen warmen Platz stellen, im Sommer in die Sonne, im Winter am besten in die Nähe der Heizung. Das Öl bleibt nun 1 Woche stehen, ab und zu schütteln. Für das Abgießen filterst du den Ansatz durch einen Kaffeefilter in ein zweites Gefäß.
Es dauert ein paar Stunden, bis das Öl komplett abgetropft ist, dann kannst du es in eine dunkle Flasche füllen, beschriften und kühl lagern.

Brusttinktur

Um die Brustheilcreme zuzubereiten, kannst du zusätzlich zum Ölauszug mit den gleichen Kräutern eine Tinktur ansetzen. Dazu entweder die klassische Tinkturmethode verwenden, die mehrere Wochen braucht, oder die Kräuter genauso verarbeiten wie oben beschrieben beim Ölauszug, mit wenigen Tagen Ziehzeit.

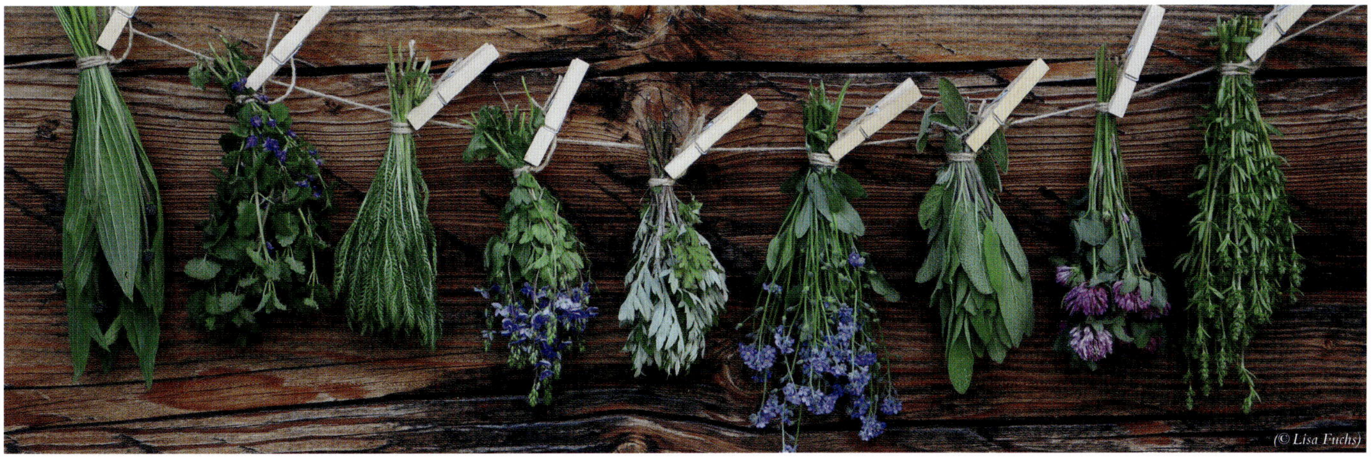

(© Lisa Fuchs)

STIMMIGE REZEPTE

mit Speisen, Getränken, Kräuterkosmetik und Hausmitteln besonders aus der Frauenheilkunde

Weißdornblüten-Gesichtsdampfbad

Für nervöse Menschen mit trockener, gereizter Haut ist dieses Dampfbad eine Wohltat.

1 Handvoll Weißdornblüten und -blätter
2 l kochendes Wasser
1 EL Bienenhonig

Die Weißdornblättchen und -blüten in eine Schüssel geben, heißes Wasser darübergießen und den Honig beifügen. Den Ansatz 3 Min. zum Ziehen zudecken.

Beuge dich über die leicht dampfende Schüssel und bedecke den Kopf zeltartig mit einem großen Handtuch. Der Dampf sollte nur lauwarm sein. Atme die heilenden, beruhigenden Dämpfe tief ein, solange das Wasser sie abgibt. Danach kannst du die Mischung bei Bedarf nochmals erwärmen und die Prozedur wiederholen.

Du kannst mit der Dampfbadflüssigkeit aber auch ein Tuch tränken und dieses als Kompresse auf dein Gesicht legen. Wende diese Kompresse immer wieder neu eingetaucht mehrmals hintereinander an und gönn dir eine genüssliche Zeit der Ruhe und Entspannung.

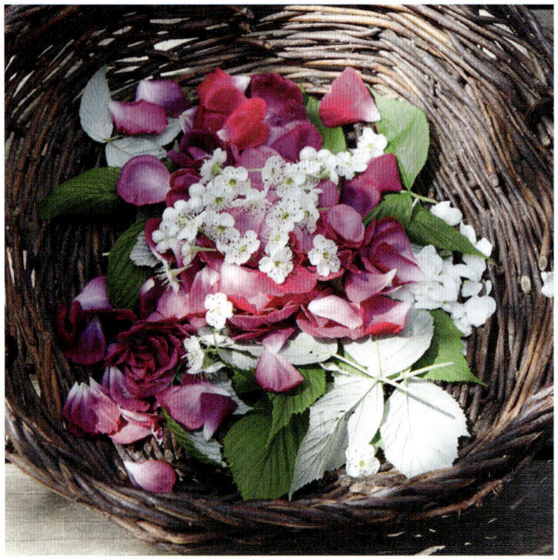

Weißdorn- und Rosenblüten (© Heidi Fröhlich)

Duftendes Löwenzahnblüten-Milchbad zur Entspannung

2 Handvoll frische Löwenzahnblüten
1 Handvoll getrocknete Blüten nach eigener Wahl (Rose, Ringelblume etc.)
250 ml Vollmilch
3 EL Bienenhonig
125 ml Obers
5 Tropfen ätherische Ölmischung fürs Milchbad (Rose, Kamille, Lavendel, Melisse, Rosmarin)

Die Badewanne mit 40 °C warmem Wasser volllaufen lassen, währenddessen die Blüten hinzugeben, Milch und Honig beifügen und gut durchmischen. In den Rahm 5 Tropfen der Ölmischung tropfen, dann die Mischung in die gefüllte Badewanne schütten.

Bade 15 Min., trockne dich nicht ab, sondern lass das Badewasser am Körper trocknen und geh für zumindest 1 Std. ins Bett.

Revitalisierender Löwenzahnblütenessig

Dieser Essig hat eine intensiv revitalisierende und belebende Kraft.

1 Handvoll Löwenzahnblüten
500 ml Apfelessig
10 Bärlauchblüten

Sammle die Löwenzahnblüten, kurz bevor sie sich ganz geöffnet haben, und leg sie in 500 ml guten Apfelessig. Dazu kommen die Bärlauchblüten. Die Mischung 2 Wochen an einem warmen Ort stehen lassen.

Dann kannst du den Essig für Salate oder als Trinkkur mit Wasser gemischt (1 EL auf 250 ml lauwarmes Wasser morgens auf nüchternen Magen) verwenden.

Sirup von Löwenzahnblüten, Gundelrebe und Fichtenwipfeln

je 2 Handvoll schön erblühte Löwenzahnblüten, Gundelrebentriebe und Fichtenwipfel
1 kg Rohrzucker
4 Bio-Zitronen
1 Stück Zimtrinde
1,5 l Wasser

Gib alle Zutaten in einen großen Emailtopf, bring die Mischung zum Kochen und stell den Topf zum Abkühlen beiseite. Lass den Ansatz über Nacht ziehen, koch die Mischung neuerlich auf und stell den Topf wieder beiseite. Diese Prozedur noch einmal wiederholen. Gieß die Flüssigkeit durch ein grobes Sieb, nachdem sie abgekühlt ist, die Pflanzenreste gut ausdrücken und den Sirup in den Topf zurückschütten, um ihn neuerlich aufzukochen. Koch die Flüssigkeit zur gewünschten Konsistenz ein und füll den fertigen Sirup in kleine, gut verschließbare Flaschen.

Verwendungstipp der *Kräuterfee*

Dieser Sirup wirkt wahre Wunder bei Erkältungen und Infekten im Hals-Nasen-Brustbereich. Trinke ihn heiß mit Zitronensaft oder nimm ihn löffelweise ein.

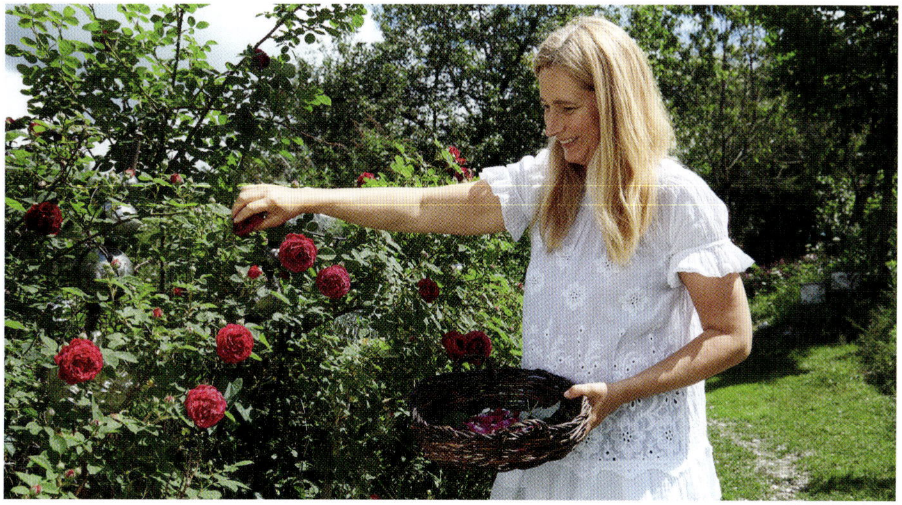

(© Heidi Fröhlich)

Zitronen-Buttermilch-Kuchen mit Blütensirup

ergibt 15 Stk.

180 g Butter
180 g Zucker
3 Eier
360 g Mehl
Abrieb und Saft von 1 Zitrone
3 TL Backpulver
120 ml Buttermilch
Salz
Butter für die Form
150 g Rosenblütenzucker (1 Handvoll Blüten mit 5 EL Feinkristallzucker im Mörser vermahlen) und frische Taubnesselblüten zum Bestreuen

Rühr Butter und Zucker cremig, füge nach und nach die Eier bei. Das Mehl mit der Hälfte des Zitronenabriebs und dem Backpulver zugeben. Nun abwechselnd die Mehl-Zitronen-Backpulver-Mischung und die Buttermilch unter den Abtrieb rühren, zum Schluss salzen.

Buttere die Backform, heize das Backrohr auf 180 °C vor. Verstreich den Teig in der Form und back den Kuchen 35–40 Min. Misch die zweite Hälfte des Zitronenabriebs mit dem Rosenblütenzucker und bestreue den warmen Kuchen damit. Streue die Taubnesselblüten darüber und serviere den Kuchen lauwarm.

Birkenblättertinktur

5 g frische Birkenblätter
100 ml medizinischer Alkohol, 70 Vol.-%

Gib die frisch gepflückten Blättchen in ein dunkles Glas mit breiter Öffnung (Joghurtglas), gieß den Alkohol darüber und lass den Ansatz 4–6 Wochen an einem warmen Ort im Haus oder in der Sonne ziehen. Dann die Blätter abseihen, händisch gut auspressen und die Tinktur in dunkle Fläschchen mit Tropfer füllen. Birkenblättertinktur ist eine wichtige Zutat für die folgenden Rezepturen.

Birkenmassageöl

Das Birkenmassageöl wirkt durchblutungsfördernd, straffend und entgiftend.

150 ml Jojobaöl
100 ml Olivenöl
1 Handvoll Birkenblätter
je 10 Tropfen ätherisches Öl von Rosmarin und Mittelmeerzitrone
6 Tropfen ätherisches Öl von der Rosengeranie

Misch Jojoba- und Olivenöl, zerkleinere die Birkenblätter, gib sie in ein verschließbares Glas und gieß die Ölmischung darüber. Den Ansatz 14 Tage an einem sonnigen Platz reifen lassen, dann das Öl abseihen, die Rückstände gut auspressen, die ätherischen Öle beifügen, gut vermischen und weitere 2 Wochen zum Reifen beiseitestellen. In kleine Flaschen füllen und verwenden.

Birkenblätter-Kopfwasser

20 ml Birkenblättertinktur
3 Tropfen ätherisches Öl von der Zitronenmelisse
80 g Hamameliswasser (erhältlich in Apotheken)
1 Flasche mit Spritzverschluss

Füll die Birkenblättertinktur in eine Flasche, löse darin das Melissenöl auf, füge das Hamameliswasser bei, verschließe die Flasche und schüttle sie gut durch. Die milchig-grüne, herrlich duftende Flüssigkeit ist sehr heilend bei schuppender, fettiger Kopfhaut, Haarausfall und Kopfjucken.

Verwendungstipp der Kräuterfee

Du kannst den Haarboden bis zu zweimal täglich, zumindest aber nach jeder Haarwäsche mit dem Kopfwasser gründlich massieren.

Birkenblätter-Haarglanzspülung

je 1 EL Birkenblätter und Lavendelblüten
1 l naturreiner Apfelessig
20 Tropfen ätherisches Lavendelöl

Gib die getrockneten Pflanzenteile in eine Flasche und übergieß sie mit dem Essig. Gut verschlossen 1 Woche in der Sonne oder im warmen Haus ziehen lassen, dabei immer wieder schütteln. Filtere dann den Essig durch ein Küchensieb, press die Pflanzenteile gut aus, gib den Essig zurück in die Flasche und träufle das Lavendelöl ein. Die Flasche verschließen und gut durchschütteln. Das Haar nach jeder Haarwäsche mit dieser Zubereitung spülen.

Verwendungstipp der Kräuterfee

Rechne dafür je nach Haarlänge ¼ Tasse Haarglanzspülung auf ¾ Tasse warmes Wasser, massiere Haar und Kopfhaut mit der Spülung ein. Sie belebt, entfernt Seifenrückstände aus dem Haar, fördert die Durchblutung und macht das Haar gut frisierbar.

Birkenknospen-Haarwasser

1 Handvoll Birkenblätter
120 ml kochendes Wasser
120 ml Weingeist, 90 Vol.-%
1 kleine Handvoll Birkenknospen

Übergieß die Birkenblätter mit dem kochenden Wasser, lass alles 10 Min. ziehen, dann abkühlen lassen und den Weingeist dazugießen. In diese Mischung legst du die Birkenknospen ein, das Gefäß anschließend verschließen und die Mischung 2 Wochen ziehen lassen. Dann kannst du das Birkenknospen-Haarwasser in kleine Fläschchen mit Tropfer füllen.

Verwendungstipp der Kräuterfee

Massiere davon kleine Mengen täglich in die Kopfhaut ein, das Haarwasser aktiviert Haar und Kopfhaut und heilt wunde Hautstellen.

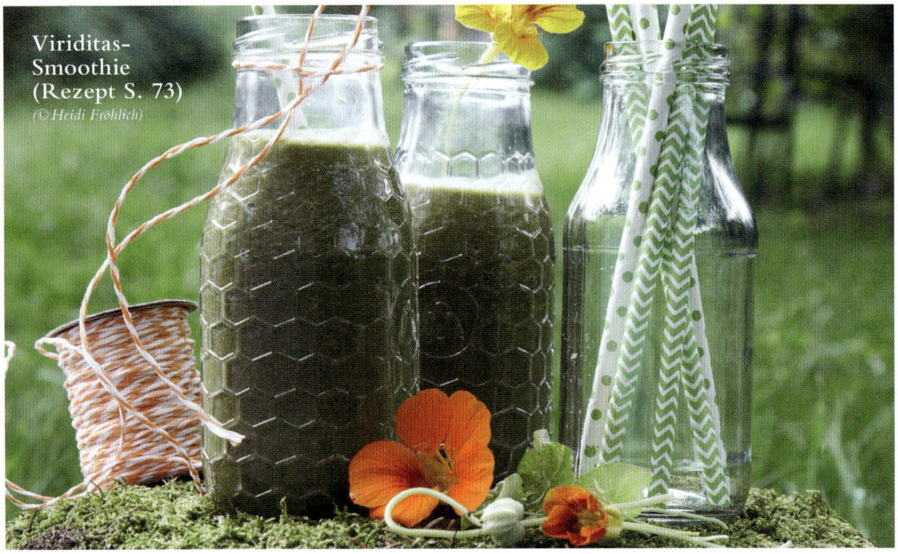

Viriditas-Smoothie (Rezept S. 73)
(© Heidi Fröhlich)

Birkenblatthaaröl für trockenes Haar und trockene Kopfhaut

je 1 EL frische Birkenblätter, Brennnesselblätter und Rosmarin
100 ml Olivenöl

Lass die Kräuter antrocknen und füll sie in ein Emailtöpfchen, gib das Öl hinzu und erwärm die Mischung auf 40–50 °C. Diese Temperatur sollte 2–3 Std. gehalten werden, dann kannst du das Öl in eine Flasche füllen und verwenden. Die Kräuter kannst du zuvor absieben oder auch drinnen belassen, wie es dir gefällt. An einem lichtgeschützten Ort gelagert ist das Öl 1 Jahr haltbar.

Verwendungstipp der Kräuterfee

Trag das Öl reichlich vor der Haarwäsche auf Haar und Kopfhaut auf, setz eine Duschhaube auf und lass das Öl 30 Min. einwirken, danach warm ausspülen und die Haare wie gewohnt waschen. Das Öl beruhigt und pflegt trockene und irritierte Haare und Kopfhaut.

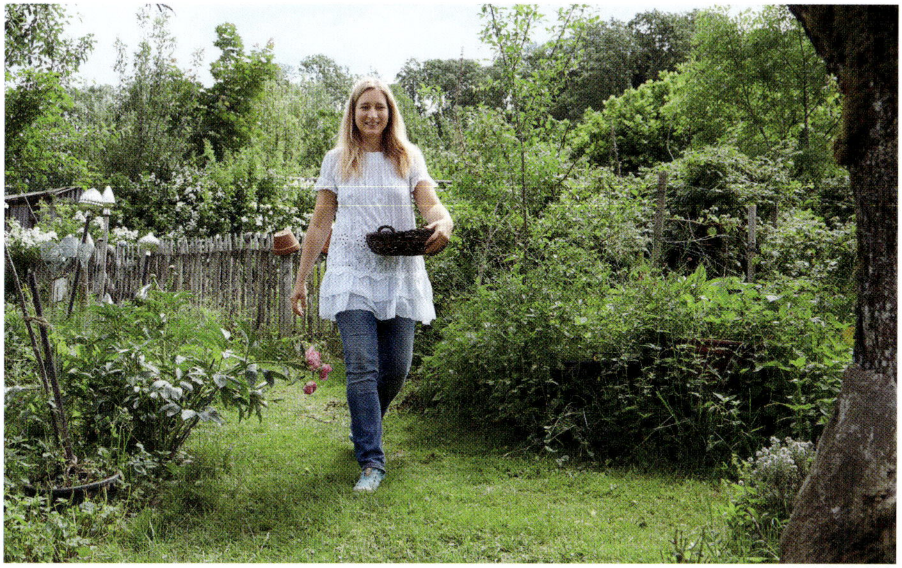

(© Heidi Fröhlich)

Holunderblüten-Buttermilch-Biskuits

ergibt 10–12 Stück

7 schön erblühte Holunderblütendolden
225 g Mehl
2 TL Backpulver
1 TL Zucker
½ TL Salz
50 g weiche Butter
150 ml Buttermilch
1 Eidotter
zerlassene Butter zum Bestreichen

Zupf die kleinen Blüten vorsichtig von den Dolden, verknete Mehl, Backpulver, Zucker, Salz, Butter, Buttermilch und Eidotter so miteinander, dass ein geschmeidiger Teig entsteht, streu die Blüten ein und knete den Teig nochmals durch. Roll den Teig auf einer bemehlten Arbeitsfläche 2 cm dick aus und stich mit einem runden Teigausstecher oder einem Glas mit ca. 5 cm Durchmesser runde Teiglinge aus. Das Backrohr auf 200 °C vorheizen, die auf einem Backblech verteilten Teiglinge mit der zerlassenen Butter bepinseln und 15–20 Min. goldgelb backen. Die Biskuits auskühlen lassen, halbieren und mit Butter und Marmelade servieren.

Holunderblütentee

Übergieß 2 EL getrocknete oder frische Blüten mit 500 ml heißem Wasser, lass den Tee 15 Min. ziehen, süße mit Honig oder Holunderblütensirup und trink drei- bis viermal täglich davon.

Verwendungstipp der Kräuterfee

Blütentee (ungesüßt) kann auch inhaliert werden – auf diese Weise unterstützt du die schleimlösende Wirkung. Oder als Kompresse kalt oder warm eingesetzt zur Linderung von Augenbeschwerden, Bindehautentzündungen oder Sonnenbrand. Als Gurgelwasser hat sich Holunderblütentee bei Mandelentzündung, rauem Hals und kleinen Entzündungen auf der Mundschleimhaut bewährt. Und – last, not least lässt sich dieser heilkräftige Tee auch als Fußbad zur Schweißbildung bei Erkältungen einsetzen, dafür streckst du den Tee mit heißem Wasser und badest die Füße 10 Min. darin.

Holunderblüten-Rosen-Sirup

Ich finde die Kombination aus Holunderblüte und Rose ist noch wohltuender und heilkräftiger als der reine Holundersirup, da die Rosenblüte sehr beruhigend, auch auf die Schleimhäute, wirkt.

20 schöne Holunderblütendolden
3 Handvoll Rosenblüten
2 Bio-Zitronen mit unbehandelter Schale
Saft von 6 Zitronen
1,2 kg Zucker auf 1,5 l Wasser

Füll die Blüten in ein großes Gefäß mit Schraubverschluss, versetze sie mit den in Scheiben geschnittenen Zitronen und dem Zitronensaft und übergieße sie mit dem aus Wasser und Zucker gekochten Sirup, der auf lauwarm abgekühlt ist. Lass den Ansatz 2 Tage in der Sonne ziehen und rühre immer wieder um, dann abschütten, die Pflanzenteile gut ausdrücken und in saubere Flaschen abfüllen.

Holunderblütencreme zur Pflege rauer Haut

16 g Olivenöl
2 Handvoll schön erblühte Holunderblütendolden
4 g Bienenwachs
8 g Kakaobutter

Das Olivenöl in einem Emailtopf erwärmen und die Holunderblütendolden einlegen, das Öl etwa 1 Std. warm halten (es darf aber nicht kochen), dann abgießen und die Blüten gut ausdrücken. Neuerlich erwärmen und mit dem Bienenwachs und der Kakaobutter verschmelzen.

Füll die Ölmischung in kleine Tiegel, lass sie abkühlen und verschließ die Tiegel gut.

Verwendungstipp der Kräuterfee

Diese Creme ist sehr hautpflegend bei rissiger, rauer Haut und ein Überlebensmittel für Gartenbesitzerinnen! Creme dich vor dem Schlafengehen dick damit ein.

Brustheilcreme

Die Brustheilcreme mit Lanolin als Emulgator hilft, die Brüste zu straffen und Brustspannen zu erleichtern, außerdem wirkt sie gegen Brustknoten, Brustzysten und Milchstau. Zur Anwendung massierst du die Brustheilcreme ein- bis zweimal täglich liebevoll in die Brüste ein. Dadurch wird die Brust belebt und du bekommst auch ein vertrauteres Gefühl zu deiner Brust.

30 ml Brustmassageheilöl (Rezept S. 67)
15 g Lanolin anhydrid
4 g Bienenwachs
30 ml Brusttinktur (Rezept S. 67)
15 Tropfen ätherisches Lavendelöl

Das Öl, das Lanolin und das Bienenwachs in einem Emailtopf zur Fettphase verschmelzen. Die Tinktur in einem anderen Gefäß vorbereiten (Wasserphase). Beide Gefäße erwärmen, dann die Wasserphase nach und nach unter ständigem Rühren in die Fettphase mischen, am besten mit einem Mixer. Rühre immer weiter, bis die Creme auf Handwärme abgekühlt ist, misch nun das Lavendelöl unter weiterem Rühren in die Creme und füll diese schließlich in Salbentiegel.

Verschließ die Tiegel erst, wenn die Creme ganz erkaltet ist, um Kondenswasser an der Deckelinnenseite zu vermeiden! Wenn die Creme im Kühlschrank aufbewahrt wird, hält sie sich länger als ungekühlt.

Resistenztropfen

1 Handvoll Holunderblüten zur Immunsystemsteigerung und gegen Gliederschmerzen
1 Handvoll Mädesüßblüten und -blätter zur Fiebersenkung, Schmerzlinderung und Entzündungshemmung,
1 Handvoll Gundelrebenkraut zur Lymphdrüsenstärkung und Anregung
1 Handvoll Spitzwegerichblätter als pflanzliches Antibiotikum
1 Handvoll Sonnenhut als Blatt und Blüte sowie Stängel zur Resistenzsteigerung
1 Handvoll Kapuzinerkresseblätter und -blüten als pflanzliches Antibiotikum für die Atemwege

Von Mai bis September kannst du die Pflanzen bei sonnigem Wetter ernten, etwas zerkleinern und in ein Glas mit Schraubverschluss in klaren, neutral schmeckenden Obstschnaps, Wodka oder Korn legen. Das Glas verschlossen halten, wenn alle Pflanzen im Glas gelandet sind, 4–6 Wochen in der Sonne stehen lassen, dabei die reifende Tinktur oft schütteln. Dann durch ein

Teesieb abschütten, zum Aufbewahren in braune Tropferfläschchen füllen und kühl lagern.

Kräutersalat

ergibt 4 Portionen

10 g wilder Vogerlsalat
10 g wilder Löwenzahn
je 1 Sträußchen Koriander, Kerbel, Petersilie und Basilikum
Gänseblümchen, Löwenzahnblüten und Lichtnelken
1 EL Olivenöl
je 1 Schuss Limettensaft und Estragonessig
Salz und Pfeffer aus der Mühle
4 hart gekochte Eier
8 g gemischte Nüsse und Kürbiskerne

für die Salatsauce
je 20 g Kopfsalat und Vogerlsalat
je 50 ml Olivenöl und Traubenkernöl
2 EL zerstoßenes Eis
Salz und Pfeffer aus der Mühle
etwas Honig
je 1 Schuss Zitrone, Essig und Estragonessig

Zupf alle Salate, Kräuter und Blüten ab und vermenge sie, beträufle sie mit Olivenöl, Limettensaft und Estragonessig, würze mit Salz und Pfeffer. Schlag die Eier vorsichtig auf und löse sie aus der Schale. Lass die Nüsse in einer heißen Pfanne anschwitzen.

Für die Salatsauce Vogerlsalat und Kopfsalat mit Oliven- und Traubenkernöl sowie Eis in einem Standmixer fein zu einer Creme verarbeiten, mit Salz, Pfeffer und Honig würzen, mit Zitronensaft und Essig abschmecken. Gib den Salat in tiefe Teller, beträufle ihn mit der Salatsauce, setze je ein hartes Ei in die Mitte und salze. Streue einen Kräuterkranz um das Ei und garniere mit den knusprigen Nüssen.

Gundelrebenbadesalz

Dieses nervenstärkende und lymphanregende Badesalz ist schnell selbst hergestellt.

Auf 2 Handvoll Meersalz 1 Handvoll frische Gundelrebe mit dem Mörser einarbeiten und mit 5 EL gutem Olivenöl versetzen. Füge das Salz einem Vollbad von angenehmer Temperatur bei und bade darin zumindest 20 Min. Nicht abtrocknen, sondern das Badewasser am Körper trocknen lassen!

Frauen-Frühlingstee

je 1 Handvoll junge Löwenzahnblüten, blühendes Gundelrebenkraut und Brennnesselblättchen
3 EL Gänseblümchen

Vermisch die Blüten und Blätter miteinander und lass sie trocknen. Von der Teemischung je 1 EL auf 500 ml Wasser verwenden und 10 Min. ziehen lassen.

Frühlingskräuter-Hautwohlcreme

1 Handvoll Brennnesselblättchen
1 Sträußchen Vogelmiere
1 Handvoll getrocknete Ringelblumen
250 ml kalt gepresstes Olivenöl
etwas Bienenwachs

Leg die Pflanzen in das zimmerwarme Öl ein und lass sie 2 Tage ziehen. Seihe das Öl dann ab und press die Kräuter gut aus. Erwärme das Öl wieder etwas und härte es mit dem Bienenwachs nach gewünschter Festigkeit aus. (Dabei kannst du wie bei Marmelade eine Festigkeitsprobe machen, indem du einen Tropfen Creme auf einem Tellerchen im Kühlschrank kalt werden lässt.) Noch warm in saubere Cremetöpfchen abfüllen.

Verwendungstipp der *Kräuterfee*

Frühlingskräuter-Hautwohlcreme macht die Haut schön weich und geschmeidig, rissige Stellen werden geglättet, sie kann am ganzen Körper und auch im Gesicht verwendet werden.

Viriditas-Smoothie

Mit diesem Smoothie tankst du geballte Grünkraft!

1 Kiwi
1 Stückchen Ingwer
½ Zitrone
1 Banane
¼ Ananas
1 Handvoll gemischte Frühlingskräuter
frische Minze und Honig nach Geschmack
1 Handvoll fein gehackte Brennnesselblättchen

Vermixe alle Zutaten außer den Brennnesseln gut im Standmixer und hebe in den fertigen Smoothie die fein gehackten Brennnesselblättchen unter.

DAS BRAUCHTUM DIESER ZEIT UND DIE URSPRÜNGLICHE BEDEUTUNG DAHINTER

Im Kirchenjahr fanden die sinnlich-lustvollen Feste zur Maienzeit keinen Raum. Der Geburtstag der Venuskraft wurde in unserer patriarchalen Gesellschaft zum Tag der Arbeit gemacht.

Das Brauchtum jedoch übernahm die Aufgabe, die lebensbejahenden Rituale und Aspekte weiter zu tradieren. Am 1. Mai werden allerorts die Maibäume aufgestellt. Meist sind es die jungen, ledigen Burschen, denen die Aufgabe zuteilwird, den mächtigen Phallus mitsamt den drei immergrünen Kränzen aufzurichten. Der erste, immergrüne Kranz symbolisiert die Junge, die Weiße. Im zweiten zeigt sich die fruchtbare, lebensschenkende Rote und im dritten die weise Alte, die Schwarze oder Goldene, wie im oberösterreichischen Almtal.[22]

Würste, aber auch Eier oder Brezen sind auf den Kränzen der Maibäume zu finden. Die Brezel ist die essbare Variante der Unendlichkeitsacht, in ihr drückt sich das Jahr für Jahr wiederkehrende Leben aus. Ebenso wird nochmals der dreifache Aspekt der Göttin ausgedrückt, denn jede Brezel bildet wiederum drei Kranzerl. Traditionellerweise sind es die jungen Männer, die beim Maibaumkraxeln ihre Potenz zur Schau stellen und auf die Gunst der jungen Frauen hoffen. Auch beim sogenannten „Kranzlstechen" geht es darum, dass die männlichen Teilnehmer ihre „Treffsicherheit" demonstrieren.

Beim Bandltanz um den Maibaum verbandeln sich Frauen und Männer nicht nur auf tänzerische Weise, sondern verweben auch ihre weiblichen und männlichen Energien miteinander. Die erotische Sinnlichkeit der Maienzeit webt sich hinein in diesen Bänderteppich rund um den Stamm des Maibaums. Auch in den Zweigen und Ästen der Birke pulsiert diese Kraft. Der Birkenzweig vor der Tür der Geliebten ist eine erotische Werbung. Bis heute schmücken Birkenäste die Altäre und Häuser entlang der Fronleichnamsprozessionen.

In den Maiandachten spiegelt sich die ausgeprägte Verehrung der roten Lebens- und Liebesgöttin im Won-

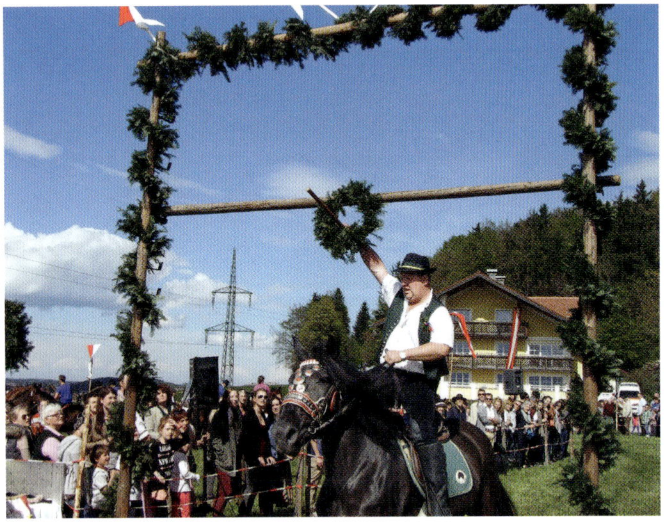

Kranzlstechen *(© Renate Fuchs-Haberl)*

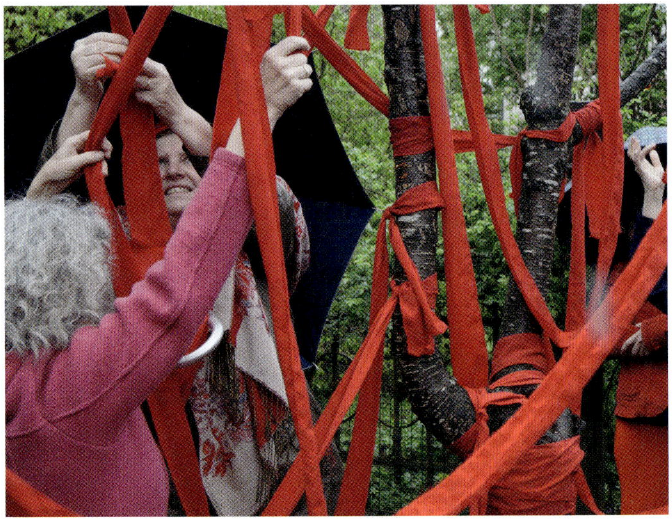

Bandltanz um den Maibaum *(© Renate Fuchs-Haberl)*

nemonat Mai bis heute. Es ist Maria als christliche Nachfolgerin der alten Göttin, welche im Mai vor allem von den Frauen in den blumengeschmückten Kapellen auf den alten Kultplätzen verehrt wird. Darin lebt die uralte Frauentradition weiter, die Sinnlichkeit und erotische Kraft der Erde im Mai gemeinsam zu feiern und zu ehren.

Auch der Mairegen hat eine besondere Kraft. Er wirkt förderlich auch auf das Wachstum der Menschen, wie die alten Mythen zu berichten wissen. Ebenso wird dem Mairegen Heilkraft nachgesagt, deshalb wurde er, so wie der Märzenschnee, gesammelt und über das Jahr aufbewahrt.

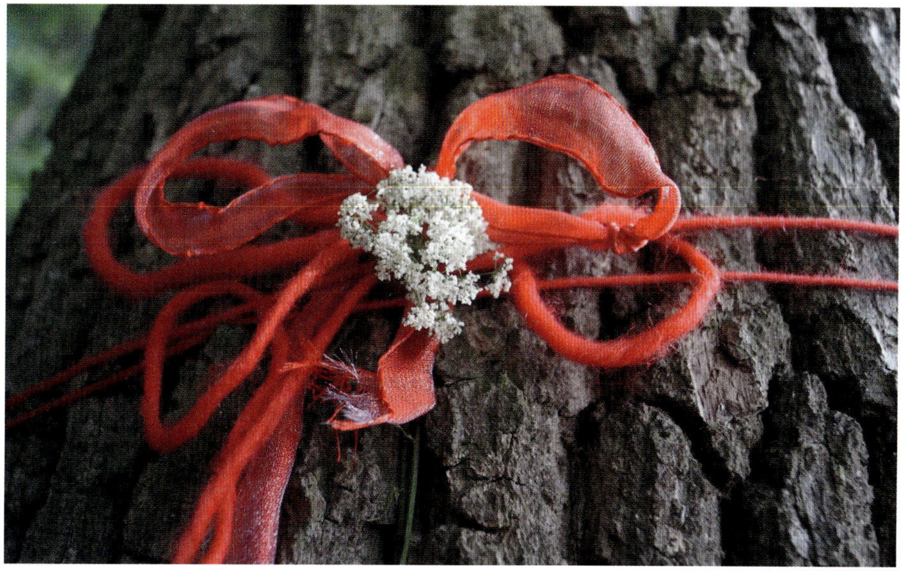

Mairitual *(© Lisa Fuchs)*

MAIENRITUAL: „ANBANDELN"

Für dieses Ritual wandere mit offenen Sinnen durch eine Landschaft – deinen Garten, einen Park, Wälder oder Wiesen, Berge oder Täler –, die dich berührt. Besorge dir dafür rote, naturbelassene Wolle, die sich gut reißen lässt, oder nimm deine „magische Schere" mit. Das kann jede „normale" Schere sein, die durch die Verwendung im Ritual zur magischen Schere wird. Messer oder Dolche sind als Ritualgegenstände gerade in der männlich-schamanischen Tradition sehr verbreitet, doch unser heimisches Brauchtum kündet eindeutig von der Schere als magisches Schneidewerkzeug und diese Schere trägt die Percht mit sich.

Verbinde dich am Beginn deiner Reise zur Liebeskraft der Erde bewusst mit dem Erdboden unter dir. Lass Wurzeln wachsen aus deinen Fußsohlen, die tief hinein in den Mutterboden unter dir reichen. Im Erdreich begegnen deine Wurzeln den mächtigen, kraftvollen Wurzeln der Bäume und Pflanzen. Lass deine Wurzeln in diesem Wurzelreich ankommen, vertraue auf die Weisheit der Bäume und Pflanzen und lass deine Wurzeln von ihnen überall dorthin führen, wo es nährend und heilsam für euch ist.

Auf der Erde lass dich nun zu den Plätzen und Orten führen, wo sich die Liebeskraft von Mutter Erde für dich besonders ausdrückt, sie fühl- und sichtbar ist für dich. Im Strahlen einer Blume, im Blühen des Apfelbaums, im Nicken der Grashalme, im Fließen eines Baches, im Rascheln der jungen Blätter. Überall dort halte inne und bandle mit der Liebeskraft an, die Mutter Erde dir schenkt. Öffne dabei dein Herz für sie, ihre Schönheit und all die Wesen, die aus ihrer Liebe entstanden sind. Als äußeres Zeichen eurer Verbundenheit binde ein Stück rote Wolle an, leg sie auf den Boden, lass sie mit dem Wasser treiben.

… lass deine Sinnlichkeit erblühen!

DIE KRAFT DER ELEMENTE

Dem Maifest und der Sommersonnenwende sind die Himmelsrichtung des Südens und das Element Feuer zugeordnet. Die Feuerenergie der hochstehenden Sonne treibt das Wachstum der Pflanzen hervor, sie lässt die Früchte wachsen und reifen. Die Liebeskraft, die Lust am Leben, die Leidenschaft und unsere Willenskraft gehen mit der Feuerkraft Hand in Hand durch diese rote Zeit des Jahres.

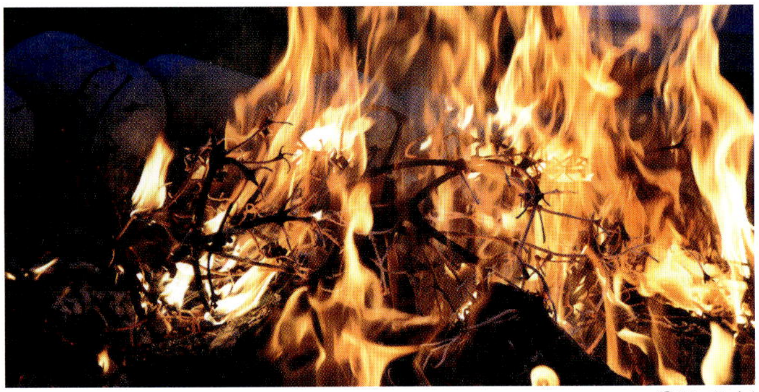

(© Lisa Fuchs)

FESTMENÜ ZUM 1. MAI

Kalte Kräutersuppe

ergibt 6–8 Portionen

Diese Suppe schmeckt gut und versorgt dabei deinen Körper mit wertvollen Mineralien und Fettsäuren.

4 Frühlingszwiebeln
2 Handvoll Brennnesselblätter
je 1 Handvoll Borretschblätter und Sauerampfer
1 Zwiebel
200 g mehligkochende Kartoffeln
etwas Öl
1 l Gemüsebrühe oder Wasser
1 Becher Obers
Zitronensaft
Muskatnuss, Salz und Pfeffer

Putz die Frühlingszwiebeln und schneide sie in lange Stücke. Hack die Brennnessel- und Borretschblätter fein, ebenso den Sauerampfer. Die fein gehackte Zwiebel und die geschälten, kleinwürfelig geschnittenen Kartoffeln im heißen Öl anschwitzen, 1 l Flüssigkeit beigeben und die Suppe etwa 20 Min. kochen.

Gib die Wildkräuter zur Suppe, lass alles kurz aufkochen, dann pürieren. Das Obers und die Frühlingszwiebeln beigeben, nach Geschmack würzen und im Kühlschrank vollständig auskühlen lassen. Mit Croûtons und gewürfeltem Feta garnieren.

Grüne Gemüsequiche mit Bärlauch

für eine 28-cm-Tarte-Form

200 g Mehl
130 g Butter und Butter für die Form
Kräutersalz
2–3 EL eiskaltes Wasser
700 g gemischtes Gemüse (grüner Spargel, Erbsen, Brokkoli)
6 Eier
150 ml Obers
125 g Crème fraîche
2 EL geriebener Parmesan
1 dicker Bund Bärlauch
Salz, Pfeffer, Muskatnuss

Knete Mehl, Butter, Kräutersalz und Wasser zu einem glatten Teig und lass ihn 30 Min. im Kühlen rasten. Roll ihn aus, kleide damit eine Tarteform aus und stell sie in den Tiefkühler, heiz das Rohr auf 175 °C vor.

Putz das Gemüse, teile es in mundgerechte Stücke und koch die Sorten in Salzwasser bissfest, dann abschrecken und abtropfen lassen.

Verrühre die Eier, das Obers, die Crème fraîche und den Parmesan mit dem nudelig geschnittenen Bärlauch, von dem du etwas für später übrig lässt, schmecke mit den Gewürzen ab und verteile das Gemüse auf dem Quicheteig. Verteile den Eierguss darüber und back die Quiche etwa 30 Min. goldbraun. Lass sie im ausgeschalteten Backrohr noch 5 Min. nachbacken.

Serviere die Quiche heiß, lauwarm oder kalt mit etwas frischem Bärlauch bestreut.

Lauwarmer Salat mit Spargel und Wildkräutern

½ Eiskopfsalat
1 Handvoll gemischte Wildkräuter
250 g junge Karotten
250 g grüner Spargel
etwas Olivenöl und Zitronensaft
Salz und Pfeffer
1 Handvoll ausgezupfte Lichtnelken

für die Vinaigrette
je 4 EL Balsamicoessig und Olivenöl
Kräutersalz
1 TL Honig

für den Kräuterschaum
je 1 Zweig Thymian, Rosmarin, Estragon
1 Lorbeerblatt
3 Blätter Giersch
2 Schalotten, fein gehackt
1 Knoblauchzehe, in der Schale gequetscht
Kräutersalz
1 Spritzer Zitronensaft
250 ml Obers
3 EL kalte Butter

Für den Kräuterschaum kochst du alle Kräuter sowie die Schalotten, den Knoblauch, Salz und Zitronensaft im Obers auf, die Butter anschließend in die aufgekochte Mischung einrühren und die Mischung zugedeckt zum Ziehen beiseitestellen. Später die Gewürze abgießen und den Kräuterschaum mit dem Stabmixer schaumig rühren, er soll lauwarm auf den fertig angerichteten Salat geträufelt werden.

Für die Vinaigrette vermixt du alle angegebenen Zutaten zur Salatsauce.

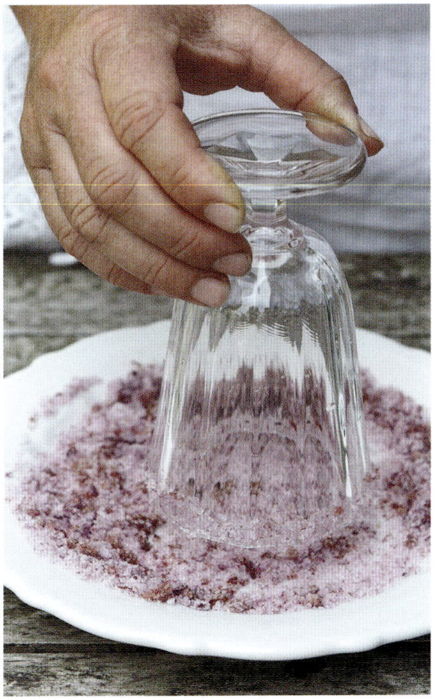

Ein Blütenzuckerrand sieht zu Erdbeer-Hollerblüten-Limes besonders toll aus!
(© Heidi Fröhlich)

Für den Salat teilst du den Eiskopfsalat und die Wildkräuter in mundgerechte Stückchen und wäschst sie, die geschälten und in Streifen geschnittenen Karotten dann mit dem in mundgerechte Stücke geschnittenen Spargel in etwas Olivenöl knackig anbraten, würzen, mit Zitronensaft abschmecken, auf den Salatblättern anrichten und mit der Vinaigrette beträufeln. Bestreue den bereits mit Vinaigrette beträufelten Salat und die Gemüsestückchen mit den Blüten und tropfe den Kräuterschaum darüber.

Erdbeer-Holunderblüten-Limes

1,5 kg Erdbeeren, geputzt und vom Grün befreit
1 l Holunderblütensirup
100 ml Zitronensaft
700 ml Wodka
3 Limetten

Püriere die Erdbeeren im Smoothiemixer oder mit dem Stabmixer, vermixe sie mit dem Sirup, dem Zitronensaft und dem Wodka, füll die Mischung in Karaffen ab, vermisch sie mit den Limettenscheiben, stelle sie kalt und genieße die erfrischenden Limes!

Süße Blütenwaffeln mit Löwenzahnblütengelee

1 TL Backpulver
4 Eier
250 g Butter
125 g Dinkelmehl
125 g Speisestärke
1 Pkg. Vanillezucker
100 g Zucker
250 ml Schlagobers

Verrühre alle Zutaten außer dem Obers und dem Eiklar zu einem Rührteig, schlage Obers und Eiklar separat und hebe sie unter den Teig.

Bepinsle das Waffeleisen mit Butter und heize es vor. Gieß einen Schöpfer Teig auf das Waffeleisen, schließ es und back die Waffel 4–5 Min. Die fertigen Waffeln auf einem Servierteller auflegen und mit Löwenzahnsirup beträufeln, dazu Schlagobers servieren!

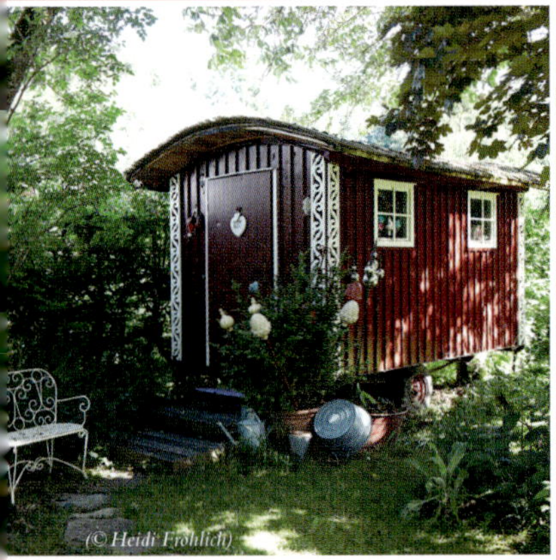

(© Heidi Fröhlich)

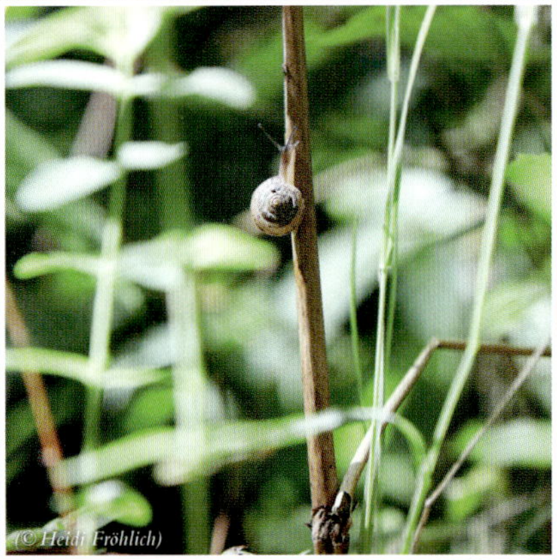

(© Heidi Fröhlich)

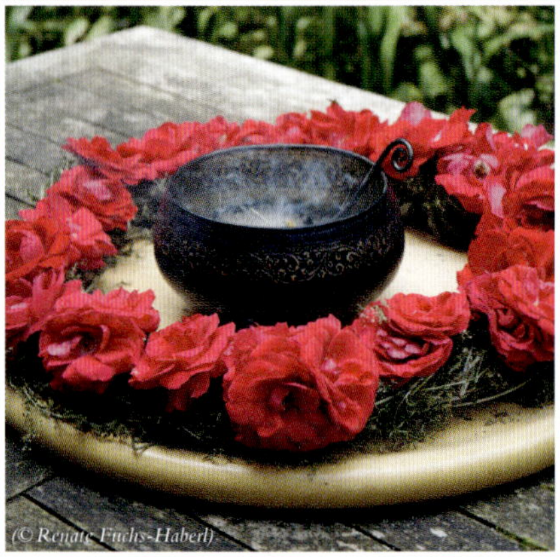

(© Renate Fuchs-Haberl)

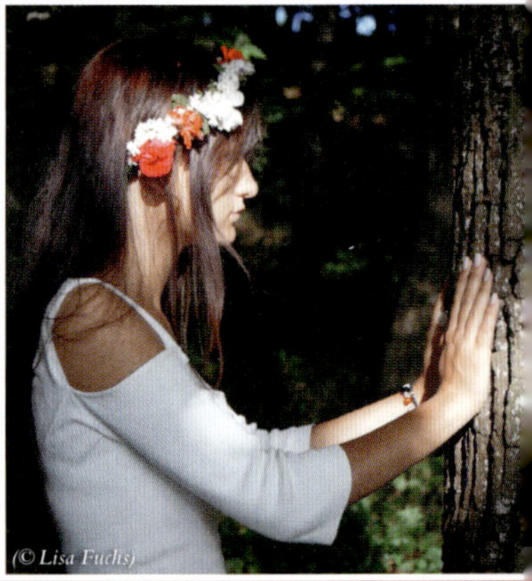

(© Lisa Fuchs)

Sommersonnenwende

21. Juni

ERSCHEINUNG, QUALITÄT UND CHARAKTER DER ZEIT

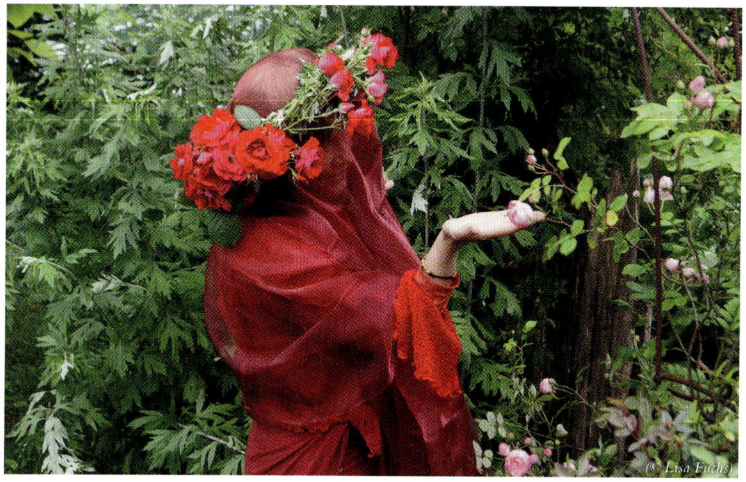
(© Lisa Fuchs)

DIE ERSCHEINUNG DER ERDE

Zur Sommersonnenwende erscheint uns Mutter Erde im roten Kleid. Es ist die Zeit der roten Rosen, mit denen sie sich schmückt. Süß und sinnlich prall lässt sie die roten Früchte – Kirschen, Erdbeeren, Himbeeren und Johannisbeeren – reifen.

Zur Sommersonnenwende hat die Sonne ihren Höchststand erreicht, wir erleben den längsten Tag und die kürzeste Nacht des Jahres, der Sonnenbogen hat seine größte Ausdehnung, der astronomische Sommer beginnt. Das helle Licht und die Wärme lassen Mutter Erde in ihrer üppig-erotischen Pracht erstrahlen. Alles Leben in der Natur hat sich entfaltet, um nun zu reifen. Die Rosen erblühen in vielerlei Rottönen, der Klatschmohn setzt leuchtend rote Tupfer in die Wiesen und Äcker. Die Vegetation erscheint in sattem Grün, dazwischen leuchten allerorts die beliebten roten Früchte und versüßen uns das sommerlich-leichte Leben. Nur in dieser Jahreszeit beschenkt uns Mutter Erde mit Blättern, Blüten und Früchten zur gleichen Zeit.

Es ist die Zeit der höchsten Liebeskraft in der Welt. Erde und Himmel vereinen sich, der Himmel kommt in Gestalt der Sonne und des Regens auf die Erde nieder. Die kosmische Liebeskraft vereint und verbindet alles und alle, sie hält die Welt zusammen. Eine unendliche Fülle breitet sich aus, es ist die Zeit des Paradieses auf Erden und doch wendet sich der Sonnenbogen ab jetzt wieder nach unten, die dunkle Hälfte des Jahres beginnt, der „Keim des Dunklen" wird geboren.

Göttinnen dieser Zeit

Die **rote Göttin der Liebe** und des Lebens erscheint in voller Schönheit zu ihrem Fest der Liebe. Geschmückt mit roten Rosen, feiert sie Heilige Hochzeit mit ihrem Jahreszeitenkönig, dem „wilden, grünen Mann". Lustvoll öffnet sie ihren Erdenschoß für die vom Himmel fallenden „Liebespfeile" ihres Sonnenheros, „Himmel und Erde berühren sich".

Als griechische **Aphrodite** oder römische **Venus** begegnet uns die Liebesgöttin bis heute vielfach. Ihre Wirkkraft wurde in patriarchalen Zeiten immer mehr reduziert und eingeschränkt, bis von der roten Eroskraft der Göttin nur noch Eroscenter und Rotlichtviertel übrig geblieben waren. Ihre heilige, menstruelle Wandlungskraft im Schoß der Frauen, aus welcher natürlicherweise das neue Leben entsteht, wich männlichem Todesblut und blauer Flüssigkeit in der Werbung für Binden und Tampons.

DUNKELHEIT – GEDANKEN ZUR GEBURT DES KEIMS DER DUNKELHEIT ZUR SOMMERSONNENWENDE

Das neue Leben wird aus der Dunkelheit geboren. Das Menschenleben kommt aus dem dunklen Schoß der Mutter auf die Welt. Die Sonne, das Licht der Welt, wird aus der tiefsten, längsten, größten Dunkelheit des Jahres heraus geboren. „Dunkelheit war vor dem Licht und sie ist Mutter."[24] Immer braucht es die Dunkelheit, damit der Weg ins Licht möglich wird. Darum kommt in matriarchalen Kulturen die Nacht vor dem Tag und der Winter vor dem Sommer. In unserer patriarchalen, monotheistischen Welt mit seiner Aufspaltung des Lichts (Gott) als gut und der Dunkelheit als böse ist die Rede davon, dass „das Licht über die Dunkelheit gesiegt habe". Darum folgt in unserer Welt die Nacht auf den Tag und der Winter auf den Sommer.

Auch gewisse alternativ-esoterische und psychologische Bewegungen sehen das Licht als gut und die Dunkelheit als böse an. Oftmals wird dabei auch das Weibliche mit der Dunkelheit der Materie gleichgesetzt und das Männliche mit dem Licht des Geistes. Die Dunkelheit der Wintermonate soll durch das viele künstliche Licht ebenso zum Verschwinden gebracht werden, wie die dunklen Zeiten unserer Seele mit Pillen und Konsum betäubt werden.

Erst wenn wir wieder begreifen, ehren und feiern, dass alles Leben aus der Dunkelheit kommt, dass jedes Samenkorn in die Dunkelheit des Mutterbodens eingebettet ruht, bevor es nach außen ins Licht wachsen wird, erst dann können wir wirklich bei uns selber ankommen. Denn nur wenn wir unseren Ursprung, den dunklen, samtig-weichen, mütterlich-warmen Schoß mit seiner weiblich-schöpferischen Urkraft wieder ehren, können wir wirklich in unsere weibliche oder männliche Kraft kommen.

Darum wünsche ich dir die alles umfangende, nährend-wärmende, mütterlich-liebevolle Dunkelheit anstatt immer nur „Licht und Liebe".

Venusberge und die sagenumwobenen Rosen- und Tiergärten sind die Orte, wo Frau Venus ihren Geliebten Tannhäuser zur Heiligen Hochzeit empfängt. Tannhäuser ist ein „grüner Mann", denn sein phallischer Stab beginnt wieder zu grünen, als er zu seiner Geliebten zurückkehrt. „Tannhäuser" bedeutet wortwörtlich „Bewohner von Tann". Im Wort „Tann" begegnet uns die alteuropäische Göttin **Dana/Ana**.[23] Ihr Name bedeutete in der europäischen Frühzeit auch Anhöhe, Berg oder Hügel, jene alten Frauenberge und Venushügel, die als frühere Kultplätze heute oft mit Kirchen oder Kapellen überbaut sind.

Die Mittsommernacht ist die hohe Zeit des „kleinen Volkes". Naturwesen, Nymphen, Luft- und Feuergeister, Erdweiberl und Zwerge feiern gemeinsam, oftmals unterm Hollerbusch, die Nacht der Liebe, Elfen und Feen spielen zum magischen Tanze, die Nixen lassen ihre betörenden

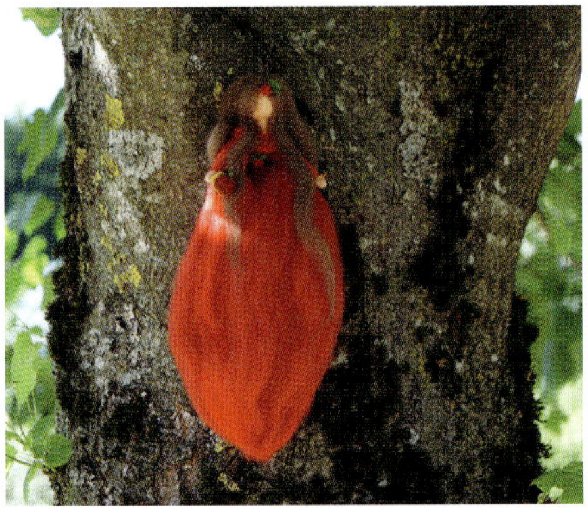

Rote Göttin im Lindenbaum
(© Renate Fuchs-Haberl)

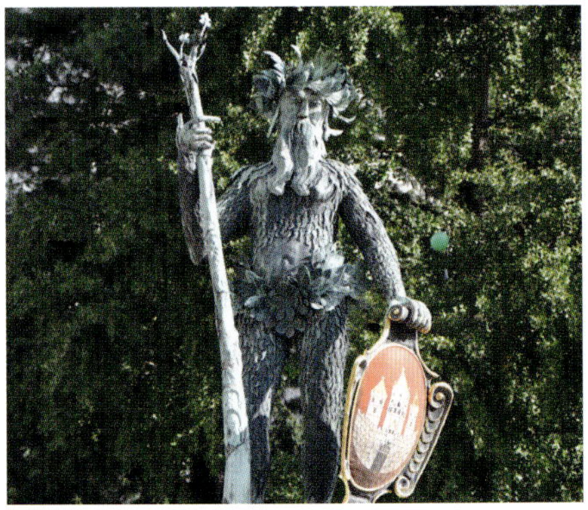

Wilder, grüner Mann *(© Renate Fuchs-Haberl)*

Lieder erklingen. Glühwürmchen führen uns zu den magischen Plätzen, glitzernde oder nährende Gaben wie süßer Rahm oder ein Schälchen Milch erfreuen die Naturwesen ganz besonders. Alle erliegen dem lustvollen Zauber der alles umfassenden Liebeskraft. Niemand ist sicher vor den Liebespfeilen, mit welchen Eros durch die Mittsommernacht streift.

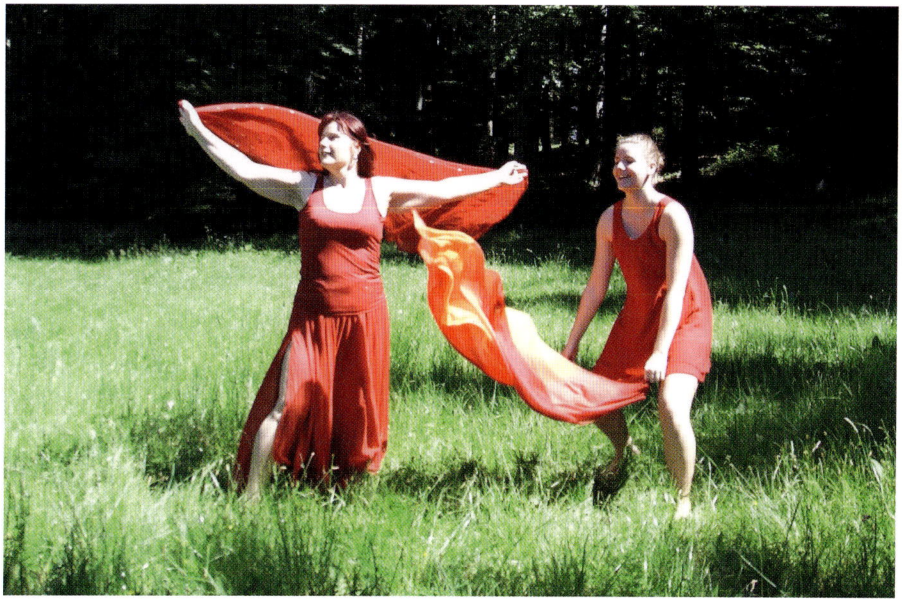

Tanzende rote Frauen
(© Karin Steinberger)

PFLANZEN DER ZEIT – IHRE BEDEUTUNG UND VERWENDBARKEIT

Rose
Rosa sp.

„Eine Rose ist eine Rose ist eine Rose." (Gertrude Stein) Da gibt es nicht mehr viel hinzuzufügen. Ihr Zauber ist allumfassend, ebenso ihre Verwendung in der Küche in den verschiedenen Kulturen. Die Rose gilt seit jeher als **Blume der Liebe und Schönheit** und war im alten Griechenland der Göttin Aphrodite geweiht. Es passt gut, wenn man von der Rose sagt, sie sei die Königin der Blumen.

Seit Urzeiten ist die Rose das **Symbol der Frau und Göttin** in ihrem Fruchtbarkeitsaspekt und ein Sinnbild der Erotik. In den meisten vorchristlichen Religionen ist die Rose also den Fruchtbarkeits- und Liebesgottheiten zugeordnet. So vergrub man aus Dankbarkeit für den Beistand bei schweren Geburten nach gutem Verlauf einst die Nachgeburt unter der Hundsrose. Auch bei den Römern standen Rosen neben ihrem Symbolcharakter für Lebensfreude, Luxus und Verschwendung für körperliche Liebe und Fruchtbarkeit. Im christlichen Glauben wird die Rose zum Symbol der himmlischen Liebe, Reinheit und Sittlichkeit umgedeutet. Mit der Rose war hier aber auch die Vorstellung des Schmerzes verbunden (keine Rose ohne Dornen).

Rosenöl gehört zu den teuersten, wertvollsten und feinsten ätherischen Ölen, aus 100 kg Rosenblättern – man stelle sich vor, wie viele Wagenladungen das sind – entstehen durch Wasserdampfdestillation 20–30 g Rosenöl. Wenn es einen Duft der Frauen gibt, ist es wohl Rosenöl, das doch je nach Rosensorte wieder so unterschiedlich sein kann, es ist für mich das weiblichste aller Öle. Rosenöl besänftigt unseren Geist, erweckt unsere innere Schönheit und schenkt uns mehr Geduld, es öffnet unsere Seele und unser Herz, macht uns empfänglich für die Liebe, die Schönheit der Welt und die Freuden des Lebens. Rosenöl kann Schmerzen lindern, es fördert die Menstruation und löst Krämpfe. Für Kompressen oder Waschungen kann eine Lösung mit maximal 20 Tropfen in 250 ml abgekochtem Wasser selbst hergestellt werden.

Rosenöl ist antiseptisch und hat eine sehr pflegende Wirkung auf die Haut. Es erhellt die Stimmung bei Liebeskummer und Enttäuschung, hilft gebrochene Herzen zu heilen, regt die Sinne an, mindert nervöse Spannungen und depressive Verstimmungen, dämpft seelischen Schmerz und Schock und hilft bei Schlaflosigkeit. Vermisch dazu zweimal täglich 1–2 Tropfen Öl mit 1 TL Honig und genieße die Mischung in einer Tasse lauwarmen Wassers oder Rosenblütentees. Einige Tropfen ätherisches Rosenöl in biologisches Mandel- oder Jojobaöl gegeben und zur Hautpflege angewandt, stärkt den Astralkörper.

Laut einer Sage soll die Entdeckung des Rosenöls übrigens zufällig geschehen sein: Im alten Persien kam es bei einer Hochzeit zwischen dem Kaiser und seiner Prinzessin zu folgendem Vorfall: Man füllte die Wassergräben rings um den Palast mit Rosenblüten; als sich zur Mittagszeit das Wasser durch die Sonne stark erhitzte, kam es zu einem Destillationseffekt der Blüten, wodurch Rosenwasser entstand.

Für mich persönlich ist immer wieder erstaunlich, wie sehr Rosenblüten das

• TIPP von der *Kräuterfee* •

ROSENBLÜTENKEKSE

150 g Butter • 100 g Zucker
400 g Mehlmischung aus Dinkel- und Weizenmehl im Verhältnis 1 : 2
1 TL Backpulver • 2 Eidotter • 3–4 EL kaltes Wasser
3 EL fein verriebene Rosenblüten

für den Belag
2 Eiklar • 200 g gemahlene Mandeln • 200 g Rosenblütenzucker
1 Tropfen ätherisches Rosenöl • geschälte Mandeln zum Belegen

Zerteile alle Zutaten bis auf die Rosenblüten schnell mit einem breiten Messer so lange, bis alles fein und gleichmäßig vermischt ist. Verknete sie dann mit den Händen rasch zu einem glatten Teig und arbeite dabei die Rosenblüten ein, dann zu einer Kugel formen, zudecken und 1 Std. in den Kühlschrank stellen. Währenddessen verrührst du die Eiklar, die gemahlenen Mandeln und den Rosenblütenzucker zu einem sämigen Brei und versetzt die Mischung mit 1 Tropfen ätherischem Rosenöl.
Roll den Mürbteig zügig aus und stich Kekse in Blütenform aus, toppe sie mit 1 TL der Mandel-Rosenblütenmischung und setze obenauf eine Mandel. Die Backzeit im vorgeheizten Rohr beträgt etwa 10 Min. bei 180 °C (siehe Bild). Du kannst aus der Teigmischung auch Kipferl formen!

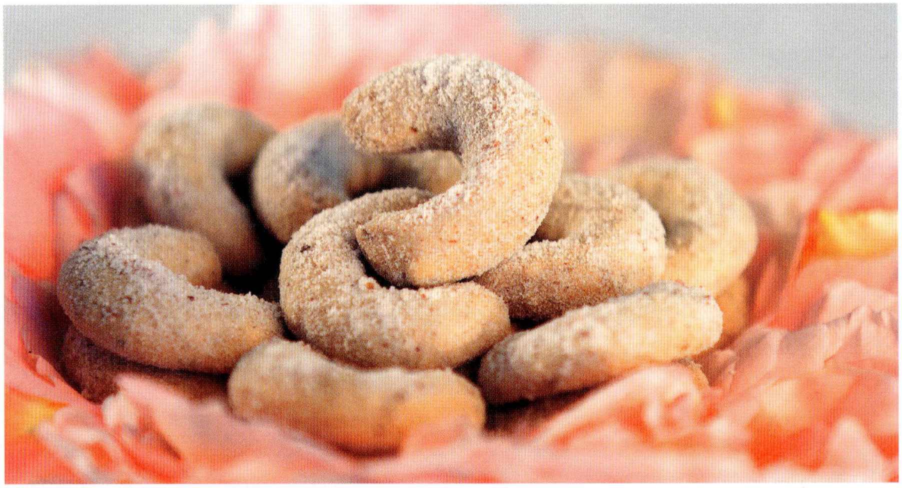

(© Mona Lorenz)

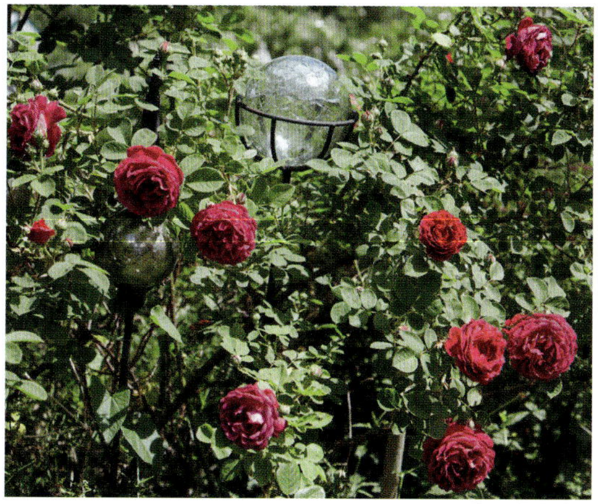

(© Heidi Fröhlich)

Essgefühl einer Speise allein durch ihre Beigabe verändern. Versuch es selbst und überzeuge dich!

Waldhimbeere

Rubus idaeus

Die Wildformen von Himbeere und Brombeere wachsen in Wäldern. Die Früchte sind zwar kleiner, aber viel aromatischer und reicher an wertvollen Inhaltsstoffen. Doch diese Besonderheit wurde nicht immer so hoch geschätzt. Noch um 1900 waren Gartenhimbeeren am Wiener Markt teurer als Waldhimbeeren. Mitte des 19. Jhdt.s begann in Amerika und Europa die Beerenkultur, die die kultivierte Frucht leichter verfügbar und günstiger machte. Besonders die Blätter der Wildformen sind jedoch wertvoll als **Teepflanzen**. Die Blätter von Himbeere, Brombeere und Erdbeere kannst du auch zu wohlschmeckenden Hausteemischungen mischen.

• TIPP von der *Kräuterfee* •

HIMBEERSORBET, NATUR

50 g Zucker
300 g tiefgekühlte Himbeeren
1 sehr frisches Eiklar
einige Blättchen Pfefferminze oder Zitronenmelisse

Gib den Zucker in den Mixbehälter und pulverisiere ihn 30 Sek. auf höchster Stufe, gib die Himbeeren bei und püriere sie auf etwas langsamerer Stufe 30 Sek., misch mit einem Spachtel durch und heb das steif geschlagene Eiklar unter.
Das fertige Sorbet mit den Minzeblättchen anrichten.

Zitronenmelisse

Melissa officinalis

„Gentle balm" – „Zarter Balsam" – heißt die Zitronenmelisse im Englischen. Ihre Heilkraft und Wirkung verdankt sie genau diesem zarten, balsamischen Wesen, sie duftet zart nach Zitrusfrüchten, wirkt dabei aber warm und vertraut, weich im Charakter, nicht kühlend wie die Zitrusfrucht selbst. Bereits in der Antike wurde die im Mittelmeerraum heimische Zitronenmelisse, die im Altgriechischen „Melissa-Phyllon", also „Bienenblatt", genannt wird, in ihrer Heilkraft verehrt, ein Küchenkraut ist sie erst seit ein, zwei Jahrhunderten: vor allem für süße Gerichte und Desserts, Digestifs und überall dort, wo sanftes Zitronenaroma gewünscht wird. Am aromatischsten ist sie frisch aus dem Garten.

In der Volksmedizin wird ihre positive Wirkung bei nervös bedingten Herzstörungen und Erschöpfungszuständen als „Herzkraut" eingesetzt. Sie eignet sich zum **Krampflösen**, wirkt **antibakteriell** und **antiviral**, stärkt die Nerven und die Immunabwehr bei Infektionen.

• TIPP von der *Kräuterfee* •

SÜSSES MELISSENPESTO

Das süße Melissenpesto passt gut zu Eis, Sorbets, Fruchtsalaten und Fruchttorten, aber auch zu Pannacotta, Waffeln und Cremetorten.

3 Handvoll Zitronenmelissenblättchen
125 g geröstete Mandeln
je 1 EL Zitronen- und Orangensaft
2 EL Honig
einige Spritzer Bio-Sonnenblumenöl

Verarbeite alle Zutaten im Mörser gut miteinander, sodass eine sämige Paste entsteht.

Erdbeere

Fragaria vesca und sp.

Erdbeeren sind wahrlich himmlische Früchte, leicht vergänglich, mühsam zu ernten und verlockend in Aroma und Duft. Die rote Köstlichkeit lacht

• TIPP von der *Kräuterfee* •

LIEBESELIXIER AUS ERDBEEREN UND PASSIONSFRUCHT

1 Handvoll Eiswürfel
10 Erdbeeren oder 2 Handvoll Walderdbeeren
5 Orangen
1 Stamperl Limettensaft (20 ml)
200 ml Maracujasaft
je 1 Msp. Zimt, Galgant, Chili, Nelke
Walderdbeeren und Zitronenmelisse zum Dekorieren

Püriere Eiswürfel, Erdbeeren und Orangen mit den Säften und den Gewürzen im Smoothiemixer, füll das Liebeselixier in Gläser, dekoriere mit Walderdbeeren und Zitronenmelisse und genieße dieses spürbar wärmende Getränk zu zweit!

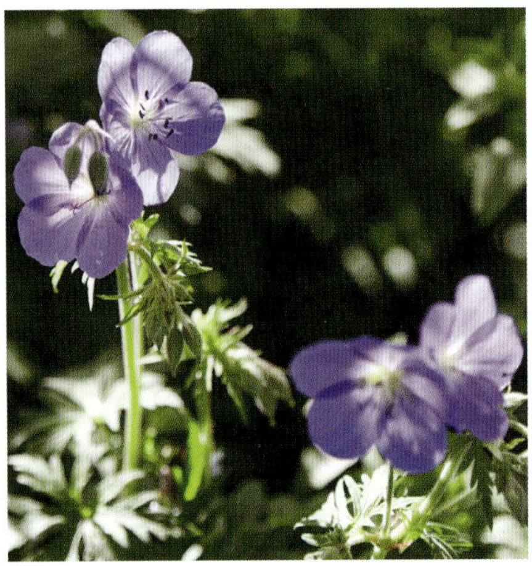

Geranie (© Heidi Fröhlich)

zur Erdbeerzeit von Marktständen und Plantagen und **bietet einen der gesündesten Genüsse des Sommers**. Erdbeeren enthalten mehr abwehrstärkendes Vitamin C als Orangen. Heilkundige setzen sie wegen ihres hohen Gehalts an Folsäure und Eisen von alters her gegen Blutarmut ein. Der hohe Kalziumgehalt schützt die Knochen vor Osteoporose, Kalium und Magnesium unterstützen das Herz. Zudem enthalten Erdbeeren Salicylsäure, die Beschwerden von Gicht und Rheuma lindert, und jede Menge sekundäre Pflanzenstoffe, Anthocyane und Vitalstoffe.

Mädesüß

Filipendula ulmaria

Ähnlich duftig-cremeweiß wie die Blüten des Holunders muten Mädesüßblüten an, und oft wachsen sie in der freien Natur nebeneinander. Auch ihr Geruch ist sehr charakteristisch, einzigartig, nach Kaugummi, Desinfektionsmittel, manche sagen nach Zahnarzt … Interessanterweise sind Mädesüßblüten wie auch die optisch ähnlichen Holunderblüten salicylsäurehältig, ein Tee daraus kann wie Aspirin eingesetzt werden und darüber hinaus zu all jenen Einsatzmöglichkeiten kommen, wie beim Holunder beschrieben (S. 64/65). Auch ist das Mädesüß, vielerorts Wiesenkönigin genannt, eine traditionelle **Räucherpflanze** im Alpenraum.

Mädesüß wird traditionell **zum Färben von Wolle** verwendet und ergibt

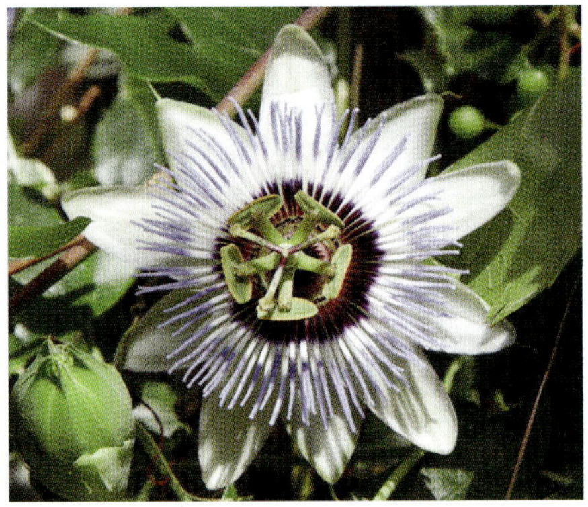

Passionsblume (© Heidi Fröhlich)

ein sattes grünliches Gelb. Die Blüte ist ein Labsal für Insekten und die Imker machen sich das manches Mal zunutze, um Wildbienen anzulocken, indem sie die Bienenkästen mit dem Kraut auslegen.

• TIPP von der *Kräuterfee* •

GEWITTER-RÄUCHERMISCHUNG

je 1 Handvoll Mädesüßsamen und -blätter, Königskerze und Eisenkraut
je 3 Handvoll Beifußkraut und Rainfarn

Vermisch die trockenen, abgerebelten Kräuter gut miteinander und verräuchere sie bei aufziehendem Gewitter am besten im Freien, mit guten Wünschen und der Bitte, dass das Gewitter dort hinziehen soll, wo es keinen Schaden anrichtet.

Lavendel

Lavandula angustifolia und sp.

Die Heimat des Lavendels sind ursprünglich die Küstenregionen des Mittelmeerraums. Die Provence ist seit der frühen Antike für ihre hügeligen, sonnenverwöhnten Lavendelfelder bekannt. Im Mittelalter wurde Lavendel in den Klostergärten und in wärmeren Regionen Mitteleuropas auf Feldern kultiviert und u. a. von Hildegard von Bingen in seinen Vorzügen und seiner Heilkraft beschrieben. Aber schon lange davor spielte er eine wichtige Rolle in der Parfümwelt der Duftwässer und Schönheitsmittel. Beispielweise liebten die antiken Römer den Lavendel als Badezusatz, was ihm seinen Namen bescherte (*lavare* – waschen).

Ab dem 18. und 19. Jhdt. erwuchs in der Provence zunächst sehr langsam die Lavendelindustrie und die ersten Parfumfabriken wurden in der Stadt Grasse, dem heutigen Zentrum der **Parfumindustrie**, gebaut. Ganze Bauernfamilien beschäftigten sich mit der Zucht und der mühsamen Ernte des Lavendels. Der Bedarf an Lavendelölen nahm zu Beginn des 20. Jhdt.s aufgrund einer weltweit gestiegenen Nachfrage stetig zu und konnte nicht mehr durch das Angebot der in den Bergen geernteten anspruchsvollen Wildpflanzen (sie benötigen kalkhaltigen Boden, eine bestimmte Meereshöhe und wechselhaftes Klima) gedeckt werden. Abhilfe brachte der um das Jahr 1930 entdeckte Lavandin (Provence-Lavendel oder *Lavandula* x *intermedia*), eine natürliche Kreuzung zwischen Echtem Lavendel (*Lavandula angustifolia*) und Speiklavendel (*L. latifolia*). Die Ausbeute an ätherischen Ölen beim Lavandin ist dreimal höher als beim Echten Lavendel. Der entscheidende Nachteil dieses Hybriden ist aber, dass die Qualität des ätherischen Öls aus heilkundlicher Sicht bei weitem schlechter ist als die der Wildarten *L. angustifolia*, *L. stoechas* und *L. latifolia*. **Lavendelöl** wird aus den Blütenständen samt Stängeln durch Schleppdestillation oder Wasserdampfdestillation hergestellt oder indem die Blüten in Olivenöl angesetzt werden. Aus *Lavandula angustifolia* werden „Lavendel fein" und „Lavendel extra" gewonnen. Als Destillationsgrundlage für „Lavendel extra" dient wilder Berglavendel, „Lavadin" wird aus dem Lavadinlavendel hergestellt.

Lavendelblüten haben leicht **beruhigende**, **blähungswidrige** und **gallentreibende Eigenschaften**. Man nutzt dies zur Milderung von innerer Unruhe, nervöser Erschöpfung, Einschlafstörungen, Migräne, bei nervösen Magen-Darm- und Gallenbeschwerden sowie bei Angstattacken.

> **• TIPP von der *Kräuterfee* •**
>
> **VERWENDUNG**
>
> Übrigens sollten gekaufte Lavendelpflanzen, wenn sie nicht aus Bio-Anbau stammen, mindestens ein Jahr im Garten verweilen, bevor sie zum Kochen oder zu Heilzwecken verwendet werden.

Einreibungen mit Lavendelöl wirken vorwiegend hautreizend und dienen deshalb zur Bekämpfung rheumatischer Beschwerden. Als Badezusatz und für Einreibungen wird es bei Kreislaufstörungen und wegen seiner antibakteriellen Eigenschaften verwendet.

Es waren auch die Provenzalen, die den **Lavendel als Küchengewürz** entdeckten und sowohl für deftige Fleischspeisen, Fisch, Käse und Salziges als auch zum Würzen von Süßspeisen und Früchten einsetzten, heute ist er neben Salbei, Thymian, Rosmarin und Oregano fester Bestandteil der „Herbes de Provence". Wie bei einem guten Parfum gilt auch für den Lavendel in der Küche: Weniger ist mehr!

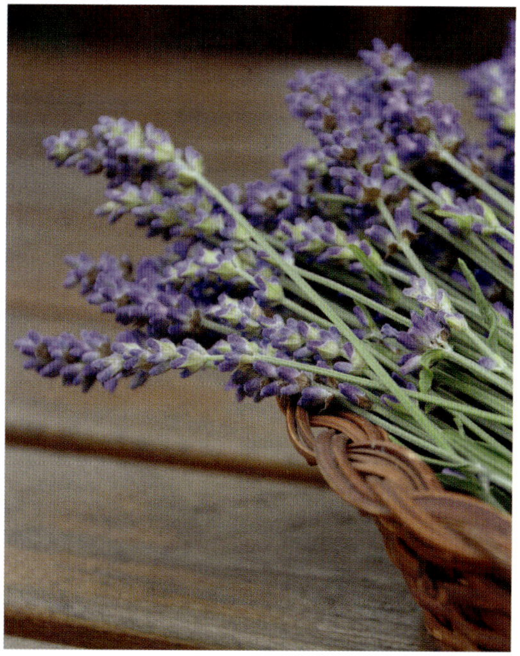

(© Renate Fuchs-Haberl)

Thymian

Thymus vulgaris und sp.

Thymian ist eine allgegenwärtige Heil- und Gewürzpflanze, doch wen wundert's, ist dieses eher unscheinbare Pflänzchen schon von den alten Griechen, Römern und Ägyptern verwendet worden und im Mittelmeerraum mit der größten Artenvielfalt verbreitet. Im Alpenraum heimisch ist der Steinquendel, auch Sandthymian (*Thymus serphyllum*), S. 168. Die verschiedenen Arten wurden gezüchtet und gekreuzt, sodass heute mehr als 100 Gärtnersorten existieren, von orangen- und schokoladenduftenden bis zu silbrig-blättrigen Sorten. Anders als Melisse, Schnittlauch und Co. ist Thymian eines der wenigen Kräuter, deren Würzkraft sich durch sachgemäßes Trocknen verstärkt. Thymian ist ein **hervorragendes und noch dazu heilendes Gewürz**, mit dem fast alle Gerichte optimiert und zu „Heilnahrung" werden können. Frischer Gartenthymian duftet warm, honigsüß und ein wenig wie würziger Waldboden mit Moos und Tannennadeln.

Als **Heilpflanze** ist der Thymian der reinste Tausendsassa. Seine größte Stärke liegt in seiner heilsamen Wirkung auf die **Atmungsorgane**. Seine Inhaltsstoffe, vor allem Thymol und Cineol im ätherischen Öl, wirken antibakteriell, antiviral, antimykotisch und entgiftend. Thymian gilt als hochwirksam gegen Erkältungen

• TIPP von der *Kräuterfee* •

TEEMISCHUNGEN MIT LAVENDEL

Klassischer Lavendeltee

1 TL Lavendelblüten
250 ml Wasser

Bring das Wasser zum Kochen und gieß es über die Lavendelblüten. Lass es auf Trinktemperatur abkühlen. Anschließend absieben und langsam und schluckweise trinken.

Tee bei allgemeiner Erschöpfung

je 20 g Zitronenmelisse und Brombeerblätter
15 g Lavendelblüten

Vermisch die Blätter und Blüten, übergieße 1 TL der Kräutermischung mit 1 Tasse heißem Wasser, lass sie 10 Min. zugedeckt stehen, danach absieben. Dreimal täglich eine Tasse trinken, gerne mit Honig gesüßt.

Nervenberuhigungstee

Lavendelblüten, Rosenblüten und Brennnesselblatt zu gleichen Teilen

Gib auf 1 EL der Mischung eine große Tasse heißes Wasser und lass dies für ca. 5 Min. abgedeckt ziehen. Trink davon jeden Abend eine bis zwei Tassen, das beruhigt für die Nacht, sodass man gut in den Schlaf findet.

• TIPP von der *Kräuterfee* •

THYMIANHUSTENSAFT

In ein sauberes, trockenes Glasgefäß den klein geschnittenen, frischen Thymian aufschichten, 2–4 cm pro Schicht. Auf jede Schicht trägst du großzügig Honig auf. Alles gut feststampfen und 14 Tage an einem dunklen Ort stehen lassen. Die gebildete Flüssigkeit nun abgießen und filtern – dabei die Pflanzenteile gut auspressen – und in ein gut verschließbares Gefäß füllen. Den Sirup kühl und an einem dunklen Ort aufbewahren.
Den Hustensaft nimmst du zur Schleimlösung und bei trockenem Husten ein; 3 TL täglich. In der Volksmedizin kann dieser Hustensaft auch gegen Blähungen oder Erkrankungen des Verdauungstraktes verwendet werden.

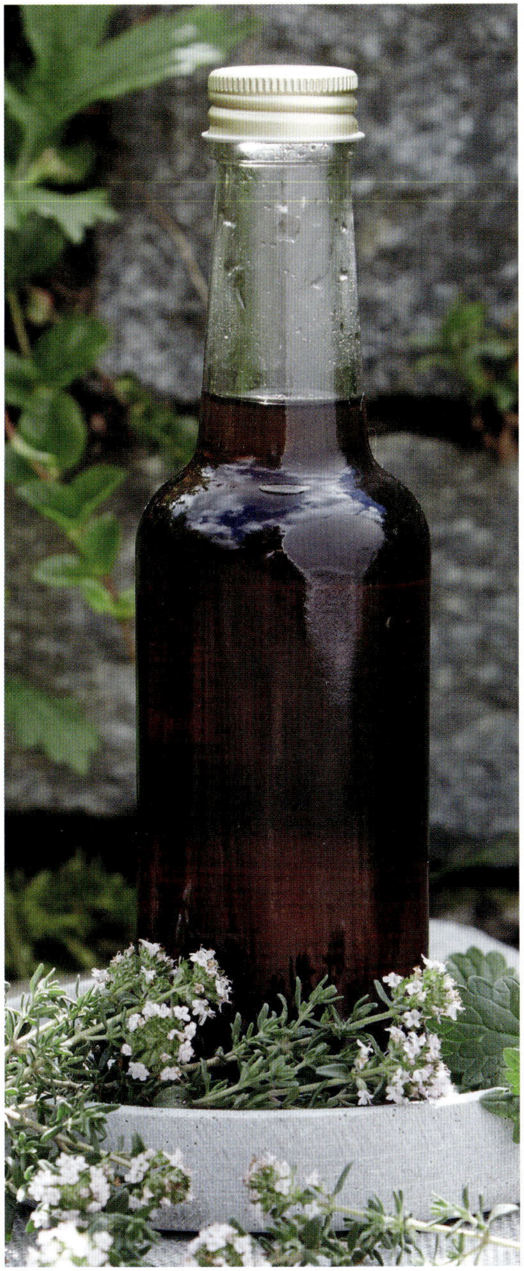

Hustensaft aus Thymian *(© Heidi Fröhlich)*

und Bronchialleiden, er stärkt das Immunsystem und unterstützt die Heilung von Hals, Nase und Bronchien. Er wirkt schleimlösend und durchblutungsfördernd. Hilfreich ist hierfür eine Gurgellösung (Tee oder verdünnte Tinktur). Durch die Flüchtigkeit der ätherischen Öle erreicht die Wirkung in kürzester Zeit den gesamten Mundraum. Daher lässt sich Thymian hervorragend bei Mandel-, Zahnfleisch- und Mundschleimhautentzündung einsetzen.

Thymian ist krampflösend. In dieser Funktion findet er gute Verwendung bei **Menstruationsbeschwerden**. Zyklusbedingte Menstruationsbeschwerden sprechen gut auf entzündungshemmende Schmerzmittel wie Ibuprofen an. Erste Studien zeigen deutlich, dass Thymian ein guter Ersatz sein kann. Auf jeden Fall ist der Thymian eine schöne, schonende Alternative an Tagen, an denen der Körper keine Mehrbelastung durch zusätzliche Medikamenteneinnahme erfahren sollte. Bei Menstruationsbeschwerden empfehlen sich insbesondere Thymiantropfen. Man nimmt, sobald die Beschwerden einsetzen, bis zu sechsmal am Tag 25 Tropfen.

Eine alte Volksweisheit besagt, dass Thymian nur mit großer Andacht geerntet werden darf, damit seine Heilkraft erhalten bleibt, und dass er niemals mit den Wurzeln ausgerissen werden darf, weil das Unglück bringt.
Im antiken Griechenland diente Thymian auch als Zusatz zu Räuchermitteln, mit denen man eine Anregung von Geist und Gemüt erzielte. Sein altgriechischer Name „Thymos" bedeutet „Rauch" und deutet auf die Anwendung des Thymians als Rauchopfer hin.

Wiesen- und Bergflockenblume

Centaurea jacea und *C. montana*

Die **Bergflockenblume** sieht der Kornblume sehr ähnlich, doch ist die Blüte größer und die Farben sind kräftiger, sie ist in vielen Gegenden geschützt und darf nicht gepflückt werden, doch kann diese schöne und lang blühende Blume problemlos als Gartenblume kultiviert werden. In der europäischen Volksheilkunde ist sie ein beliebtes Heilkraut, in der modernen Pflanzenheilkunde spielt sie jedoch keine Rolle als Heilpflanze. Sie fördert den Appetit, stärkt Verdauung, Galle und Leber. Getrunken wird eine Tasse vor den Mahlzeiten. Bergflockenblumenblüten werden auch anderen Teemischungen (z. B. Hustentees) beigegeben. Im Mittelalter wurden mit ihr Salben zur Wundheilung hergestellt.

Die **Wiesenflockenblume** ist ebenfalls mit der Kornblume (*Centaurea cyanus*) verwandt. Ihre auffälligen Blüten dienen vielen Insekten als Nahrungsquelle. Die Pflanze enthält Gerbstoffe, es findet sich jedoch kaum etwas über die Heilwirkung der Wiesenflockenblume in Kräuterbüchern oder auf Internetseiten. Zum Glück ging das Wissen um eine besondere Eigenschaft dieser

Pflanze nicht ganz verloren: Flockenblumentee wird auch heute noch bei Durchfall eingesetzt – und das äußerst wirkungsvoll.

Doch nur dann, wenn auch der beschützende Gedanke der Achtsamkeit vor der Pflanze vorhanden ist und das Verstehen, dass die Ressourcen der Natur unendlich wertvoll sind, ist die Wirkung der beiden Flockenblumenblüten gegeben.

• TIPP von der Kräuterfee •

BERGFLOCKENBLUME FÜRS WOHLERGEHEN

Bergflockenblumentee

1 Esslöffel Blüten mit 250 ml heißem Wasser übergießen, 10 Min. ziehen lassen und abseihen.

Energetisches Ritual mit der Bergflockenblume (von Rosa-Mara Rührnössl)

3 Blüten der Bergflockenblume in ein helles Glas geben und mit 40%igem Schnaps aufgießen, das Glas verschließen und 3 Wochen in die Sonne stellen. Danach noch 1 Woche im Raum aufbewahren. Jeden dritten Tag 3 Tropfen von diesem Ansatz in Wasser verdünnt einnehmen und mit dem Laut „Om" in den universalen Klang einschwingen. Durch dieses Ritual beseelt sich alles wieder neu durch die Liebe und die Achtung vor der Schöpferkraft.

• TIPP von der Kräuterfee •

WIESENFLOCKENBLUME FÜRS WOHLERGEHEN

Wiesenflockenblumentee

3 ganze Blütenköpfe in eine Tasse geben, mit heißem Wasser aufgießen und 10 Min. ziehen lassen. Man sollte nicht mehr als 1 Tasse auf einmal trinken.

Wiesenflockenblumen-Hormonstabilisator

Die Wiesenflockenblume vermag die Hormonproduktion im Körper von Mann und Frau so zu stabilisieren, dass ein kraftvolles Leben bis ins hohe Alter möglich ist. Dazu jeden Monat einmal die Randblüten von 3 Blüten auszupfen und essen. Um dieses Ritual auch in den Wintermonaten fortsetzen zu können, eine Tinktur herstellen.
Dazu 3 Blüten in ein helles Glas geben und mit 40%igem Schnaps aufgießen, das Glas verschließen und 3 Wochen in die Sonne stellen. Danach noch 1 Woche im Raum aufbewahren. Von den Tropfen jeden Monat 5 in Wasser einnehmen.

Sanikel

Sanicula europaea

Über das Sanikel (auch: der/die) weiß jedes traditionelle Kräuterbuch Wundersames zu berichten, die hohe Wertschätzung dieser Heilpflanze ist bereits aus ihrem lateinischen Namen sichtbar, „sanare" = heilen steckt im Namen Sanicula, und diese Heilkraft des Sanikels wurde bei vielen Erkrankungen im Volk genützt. Bemerkenswert finde ich auch, dass im Lateinischen die Sanicula weiblich ist.

Sie ist eine ganz bezaubernde Pflanze und offenbart sich nicht leicht im Grün eines Waldbodens, doch wer sie einmal entdeckt hat, ist von ihr berührt. Kräuterkundige Menschen raten davon ab, sie zu sammeln und zu verwenden, da sie sehr selten geworden ist, es reicht aus, sich am Fundort in Liebe und Achtsamkeit mit ihrer Pflanzenkraft zu verbinden. Manche sagen, man müsse nur einmal im Leben einen Tee oder ein Blütenwasser aus dem Pflänzchen getrunken haben, um sich mit seiner Heilkraft zu versehen. Ich persönlich praktiziere Ersteres. Die kleine weißlich-rosa Wolke von Blüte im dichten Waldesgrün am Mattseeufer entdecken zu dürfen, erfüllte mich mit so einer Freude, dass ich mir gut vorstellen kann, dass dies auch mit Heilkraft zu tun hatte. Das Sanikel hat für das Tierreich eine Art

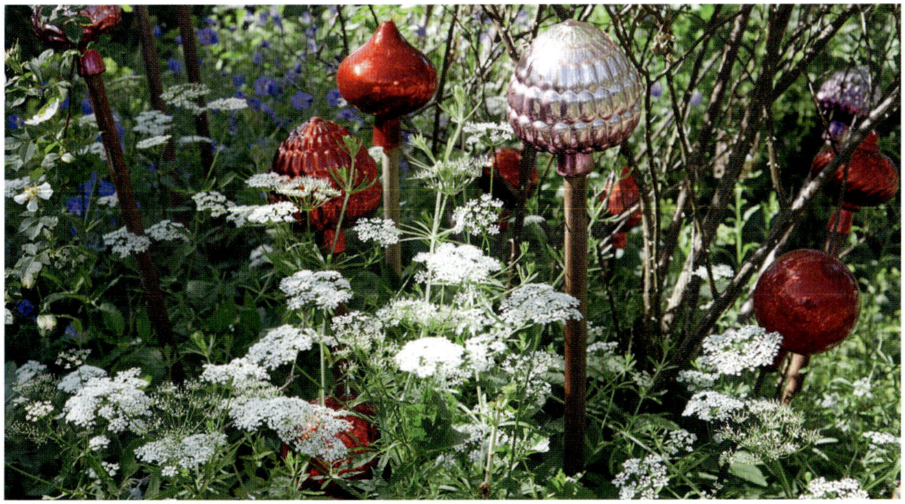

(© Heidi Fröhlich)

Nachrichtenvermittlerfunktion, seine Schwingung können z. B. Ameisen, die darauf herumklettern, mit Nachrichten versorgen.

Das Sanikel wurde früher fast als **„Allheilmittel"** angesehen. Die Volksmedizin schätzte es zur Wundbehandlung, bei Blutungen im Magen- und Darmbereich, bei Entzündungen im Rachen und bei Quetschungen oder Zerrungen. Die Blätter wurden zerstoßen und aufgelegt. Auch Hildegard von Bingen lobt die Pflanze: „Die Sanikelpflanze ist warm und es ist mehr Reinheit in ihr und ihr Saft ist angenehm und heilsam …" Die Pflanze ist stärkend für kranke Mägen, indem sie Verschleimungen beseitigt. Sie heilt kranke Eingeweide. Dem Saft werden krampflösende und wundheilungsfördernde Eigenschaften zugeschrieben.

Ist es nicht interessant, mit der Wirkung einer so starken Heilpflanze zu experimentieren, indem man sich lediglich ihr Bild vor Augen holt, ohne sie abzureißen?

Gänsefingerkraut

Potentilla anserina oder *Argentina anserina*

Wo das Gänsefingerkraut wächst, wuchert es meistens über eine recht große Fläche, weil es sich mit seinen Ausläufern sehr gut verbreiten kann, lustig, dass dies in meinem Garten genau auf der Gänseweide geschehen ist! Hier bedeckt es mit seinen wunderbar silbrig glänzenden Fiederblättchen einige Quadratmeter und die Gänse scheinen es zu lieben, auf diesem weichen Teppich zu flanieren.

Es gehört zur Familie der Rosengewächse, was auffällt, wenn man seine fünfzähligen Blüten, die erdbeerblütenähnlich sind, betrachtet. Wenn es regnet, zieht die Pflanze ihre Blätter über die Blüten, um sie zu schützen. Das „Kraut, das bei den Gänsen wächst" war schon im Mittelalter bekannt. Man hielt es für so stark, dass man ihm den Namen „Potentilla" gab – das bedeutet „mächtig". In den Kräuterschriften der Antike ist es nicht zu finden. Das liegt wohl daran, dass es keine typische Mittelmeerpflanze ist, sondern seine Heimat in Mittel- und Nordeuropa hat. In der germanischen Heilkunde wird das Gänsefingerkraut wahrscheinlich schon sehr lange verwendet, worauf die Anwendung in Milch hindeutet, die bei den Germanen sehr beliebt war. Gänsefingerkraut **hilft** dem Körper, **Vitamine und Mineralien besser aufzunehmen**. Besonders gilt das für Kalzium.

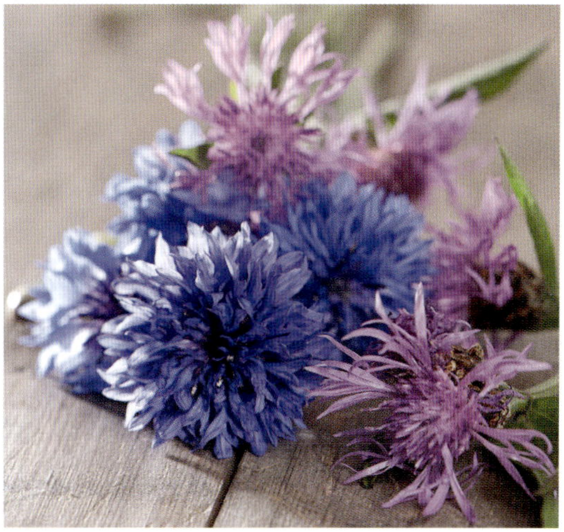

Wiesenflockenblume (© Mona Lorenz)

Auch Pfarrer Kneipp schwor auf den Gänsefinger, aus dem er einen Milchauszug herstellte. Er war es überhaupt, der das Gänsefingerkraut wieder populär machte, er lobte es speziell wegen der krampflösenden Wirkung bei Kleinkindern und Babys, wenn diese unter Magen- oder Darmkrämpfen litten.

• TIPP von der *Kräuterfee* •

BABYS BAUCHWEHÖL

jeweils 1 TL Kümmel, Anis und Fenchelsamen
etwa 1 Handvoll leicht angetrocknetes, klein geschnittenes Gänsefingerkraut
200 ml süßes Mandelöl

Die Samen zerstoßen und in ein verschließbares Glasgefäß geben. Das Gänsefingerkraut dazugeben und mit Mandelöl aufgießen. Diese Mischung etwa 3 Wochen in der Sonne stehen lassen. Dann die Samen und Pflanzenteile herausfiltern, gut auspressen und das Öl in kleine dunkle Glasflaschen abfüllen. Bei Blähungen Babys Bauchwehöl leicht erwärmen und den Bauch des Babys damit massieren.

• TIPP von der *Kräuterfee* •

GÄNSEFINGERKRAUT BEI MENSTRUATIONSBESCHWERDEN

Tee gegen Menstruationskrämpfe

Zusammen mit Schafgarbenkraut ergibt das Gänsefingerkraut einen wirksamen Menstruationstee, der vor allem bei schmerzhaften Krämpfen hilft. Misch dazu 1 Handvoll Gänsefingerkraut mit 1 Handvoll Schafgarbe und gieß von der Mischung 2 EL voll mit 250 ml heißem Wasser auf.

Massageöl gegen Menstruationsbeschwerden

Zu gleichen Teilen Beifuß und Gänsefingerkraut in Öl einlegen und wenige Wochen an der Sonne stehen lassen. Dieses Öl hilft sehr gut, wenn du es dir bei Menstruationsbeschwerden in die Bauchdecke einmassierst.

Krampfkissen

Füll das getrocknete Gänsefingerkraut in ein Kissen, erwärm es bei schmerzhaften Bauchkrämpfen trocken (im Backrohr) und leg es auf den Bauch. Du kannst es auch als Dampfkompresse im Dampfkochtopf erhitzen und so auflegen (dann kann das Kissen dreimal verwendet und dazwischen immer wieder getrocknet werden).

Gänsefingerkraut ist hilfreich bei Durchfall, Blutungen und Entzündungen der Mundschleimhaut und des Zahnfleisches. Die Volksmedizin setzt das **Krampfkraut** bei krampfartigen Beschwerden ein, aber auch bei unspezifischen Erkrankungen mit Durchfall und Krämpfen, Bauch- und Unterleibsschmerzen mit Krämpfen und gegen schmerzhafte Monatsblutungen. Gesammelt und für Heilzwecke getrocknet werden die Blätter während der Blütezeit von Mai bis August. Für einen **krampflösenden Tee** übergießt man 2 TL getrocknetes Kraut mit 250 ml kochendem Wasser oder eben mit Milch und lässt den Aufguss 10–15 Min. ziehen. Die Volksmedizin kennt auch das Kauen der Wurzel, z. B. bei Zahnfleischentzündung. Außerdem kann man die Blätter und Wurzeln des Gänsefingerkrautes als Wildgemüse kochen.

Auf den Blättern des Gänsefingerkrautes sollen sich übrigens die Elfen und allerlei kleines Volk gerne zu einem Pläuschchen und zum Feiern treffen.

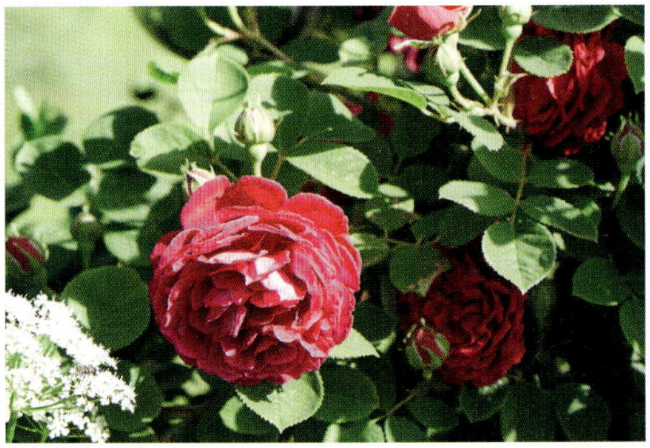

(© Heidi Fröhlich)

SOMMERLICHE REZEPTE

mit Speisen, Getränken, Kräuterkosmetik und Hausmitteln besonders aus der Frauenheilkunde

Rosenblütenwasser

Stell doch einmal aus 1 Handvoll Rosenblüten und 1 Krug Wasser, in den du die Rosenblüten über Nacht legst, ein Rosenblütenwasser her. Du kannst es trinken, zum Gesichtwaschen oder Haarespülen verwenden oder ein Bad daraus bereiten. Es ist für mich jedes Mal wieder bezaubernd, wie wohltuend und duftend so eine einfache Zubereitung ist!

Walderdbeer-Sekt-Sorbet

ergibt 4–6 Portionen

180 ml Wasser, Früchtetee mit Erdbeergeschmack oder Erdbeersirup
90 g Zucker
500 g Walderdbeeren
1 TL Zitronensaft
120 ml Sekt

Wasser mit Zucker aufkochen und so lange köcheln lassen, bis sich der Zucker gelöst hat, anschließend abkühlen lassen.

In der Zwischenzeit pürierst du die Erdbeeren mit dem Stabmixer fein und streichst sie durch ein feines Haarsieb. Das Erdbeerpüree mit Zitronensaft, Sekt und dem gut ausgekühlten Zuckersirup gut vermischen und in eine flache Form gießen.

Stell die Form für 3 Std. in den Tiefkühler – dabei alle 15–20 Min. von der Ecke zur Mitte umrühren.

Erdbeer-Rosen-Törtchen

für 8 Stück

5 Eier • 100 g brauner Zucker
3 EL zerlassene Butter
380 g Dinkelvollkornmehl, gerne frisch gemahlen
400 ml Milch
1 Prise Salz
2 Handvoll Rosenblütenblätter
100 g frische Erdbeeren
Rosenblüten und Erdbeeren zum Dekorieren • Backpapier

Schneide das Backpapier in 8 Streifen von etwa 20 x 35 cm und drehe deren Enden wie Bonbonpapier zusammen. Die Mitte etwas auseinanderziehen, um den Teig einzufüllen.

Rühre die Eier und den Zucker (davon 2 EL zurückbehalten) schaumig, füge die Butter bei, dann Mehl, Milch und Salz. Einen schön glatten Teig rühren.

Füll die Backpapierförmchen zur Hälfte mit der Hälfte des Teiges und back sie bei 200 °C Heißluft für 10 Min. Die Rosenblüten mit den 2 EL Zucker und den geviertelten Erdbeeren in den verbliebenen Teig rühren, diesen in die Förmchen füllen und die Törtchen weitere 12–15 Min. fertig backen.

Serviere diese köstlichen Gebäckstücke auf einer mit Rosenblüten und Erdbeeren dekorierten Platte, sie schmecken warm und kalt!

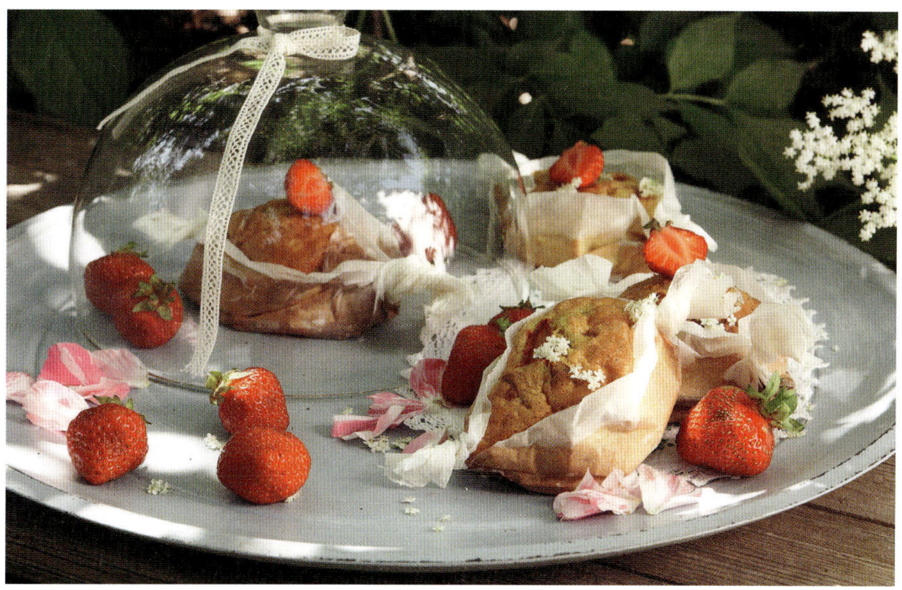

Erdbeer-Rosen-Törtchen (© Heidi Fröhlich)

Sommertraum mit Himbeeren

ergibt 4–6 Portionen

… da strahlt meine kleine Tochter immer!

für den Teig

300 g Mehl
100 g gemahlene Mandeln
120 g Zucker
1 Prise Salz
abgeriebene Schale von 1 Zitrone
1 Ei
250 g Butter
Mehl für die Arbeitsfläche
etwas Butter für die Form
getrocknete Hülsenfrüchte zum Blindbacken

für den Belag

300 g frischer Topfen
200 g frischer Sauerrahm
2 Eier
2 EL Vanillezucker
1 EL Speisestärke
150 g brauner Zucker
500 g Waldhimbeeren
100 ml Orangensaft
400 g Heidelbeeren

Für den Teig mischst und häufelst du Mehl, Mandeln, Zucker, Salz und Zitronenabrieb auf der Arbeitsfläche. Drück in die Mitte eine Mulde, schlag das Ei hinein und verteile die Butterstückchen darüber. Nun alles miteinander verreiben und zu einem glatten Teig verkneten, daraus eine Kugel formen, in Folie wickeln und 30 Min. kühl stellen.

Heiz das Backrohr auf 180 °C vor, roll den Teig aus und kleide damit eine Tarteform aus, forme einen Rand. Stich den Boden mit einer Gabel mehrmals ein, belege ihn mit den Hülsenfrüchten und backe ihn 15 Min.

In der Zwischenzeit rührst du für den Belag Topfen, Sauerrahm, Eier, Vanillezucker, Speisestärke und etwa ⅔ des Zuckers glatt. Nimm den Teig aus dem Ofen, entferne die Hülsenfrüchte und lass den Teig leicht abkühlen. Verteile die Creme darauf, stell die Form zurück in den Ofen und backe die Tarte weitere 15–20 Min.

In der Zwischenzeit verkochst du etwa 100 g der Himbeeren mit dem Orangensaft und dem restlichen Zucker und pürierst die Sauce mit dem Stabmixer. Die fertig gebackene Tarte leicht abkühlen lassen, die Beeren darauf verteilen und alles mit der Beerensauce beträufeln.

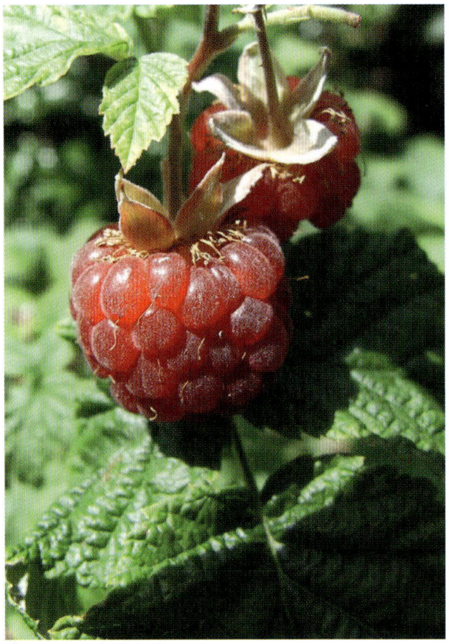

(© Renate Fuchs-Haberl)

Feiner Haustee

je 3 Teile Fichtenwipfel, Rossminze und Gundelrebe • 1 Teil Thymian
2 Scheiben von 1 Bio-Zitrone

Verwende die Pflanzen frisch und gieß mit handwarmem Wasser auf, lass den Ansatz gut 30 Min. ziehen oder die Pflanzen überhaupt in der Kanne. Ich liebe diese leicht säuerliche Teemischung, die sehr erfrischend und bekömmlich mit ihren vielfältigen Aromen ist.

Würziger Haustee

Dieser Tee ist so belebend und wohltuend wie eine heiße Suppe!

je 2 Teile Gierschblätter und Brennnesselblätter
1 Teil Tannenwipfel
etwas Ingwerwurzel in Scheiben

Die Zutaten mit warmem Wasser aufgießen und 30 Min. ziehen lassen.

Erquickungstee

je 3 Teile Walderdbeerblätter, Minz- und Himbeerblätter
je 2 Teile Rosenblüten, Frauenmantel und Ysop

Gut getrocknet und vermischt ergeben sie einen stimulierenden Tee, der die Lebensgeister weckt.

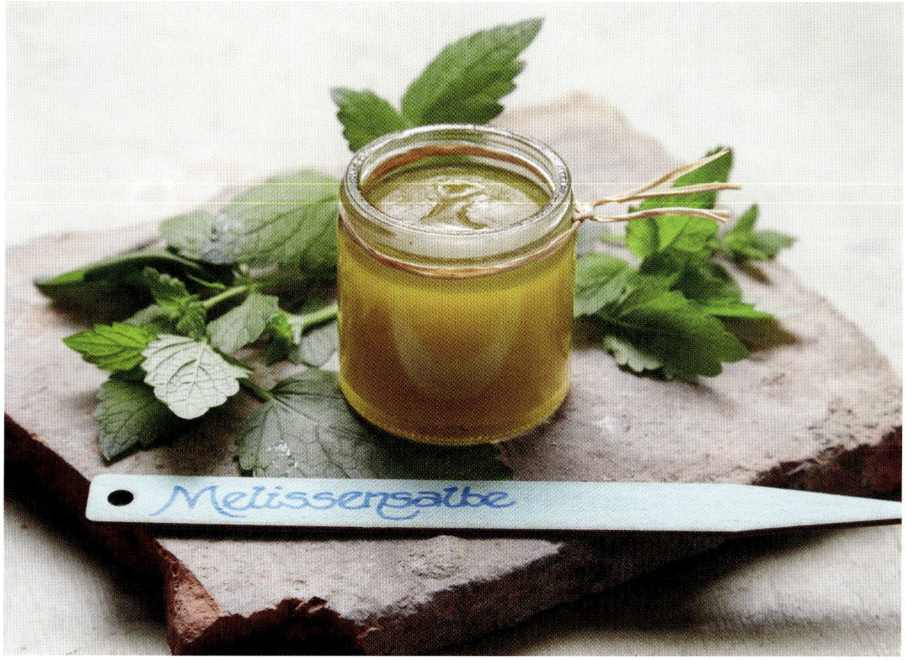

(© Heidi Fröhlich)

Melissensalbe bei schmerzhafter Periode

100 ml Melissenmazerat
4 g Bienenwachs
12 g Lanolin
3 Tropfen ätherisches Melissenöl

Erwärme das Mazerat in einem Emailtöpfchen und gib die Fette bei, damit sie schmelzen, dann lässt du die Mischung abkühlen und rührst unmittelbar vor dem Abfüllen in Cremetiegel die ätherischen Öle ein.

Verwendungstipp der Kräuterfee

Bei Periodenschmerzen massierst du mehrmals täglich etwas Creme in den Bauch ein. Die Creme hilft auch bei Rücken- und Nackenverspannungen. Sie ist etwa 12 Monate haltbar.

Melissenmazerat

1 Büschel Zitronenmelisse
Sonnenblumenöl, kaltgepresst (Noch entkrampfender wirkt Hanföl.)

Schneide die Blätter mit einem Keramikmesser fein und füll sie in eine Flasche mit weiter Öffnung. Übergieß die Blätter mit dem Öl so, dass sie mindestens 2 cm hoch überdeckt sind. Stell das Glas zum Ziehen an ein Ostfenster und lass die Mischung 3 Wochen stehen, aber schüttle die Flasche täglich, damit das Mazerat nicht schimmelt. Seihe die Flüssigkeit durch ein Tuch ab und bewahre sie kühl und dunkel auf.

Die Haltbarkeit richtet sich nach der Haltbarkeit des Öls.

Pannacotta mit Melissen-Marillen-Sauce

1 l Obers
1 Vanilleschote
120 g Zucker
6 Blatt Gelatine

für die Sauce
500 g vollreife Marillen
Melissentee
100 g brauner Zucker
1 Bund frische Zitronenmelisse

Gib Obers, das Mark der Vanilleschote und den weißen Zucker in einen Topf und lass die Zutaten auf etwa 800 ml Gesamtmenge einkochen. In der Zwischenzeit weichst du die Gelatine ein, drückst sie gut aus und gibst sie zum Auflösen in die heiße, aber nicht mehr kochende Obersmischung. Streich die Masse durch ein Sieb, füll sie in 4 Förmchen und stell sie etwa 8 Std. kalt.

Für die Sauce schneidest du die Marillen in Achtel und lässt sie etwa 10 Min. mit etwas Melissentee und braunem Zucker verkochen, anschließend die fein gehackte Zitronenmelisse beigeben und kühl stellen.

Die Panacotta auf Tellerchen stürzen und mit der Marillensauce anrichten!

Rezepttipp der Kräuterfee

Dieses herrlich fruchtige Dessert kann sehr gut am Vortag vorbereitet werden.

Likör von dreierlei Sommerblüten

1 kg Zucker
1 l Wasser
je 2 Handvoll Mädesüßblüten, Rosenblüten und Lindenblüten
700 ml Bauernschnaps

Verkoch Zucker und Wasser zu einem Zuckersirup, leg in den noch heißen Sirup die Blüten ein, deck den Topf zu und lass die Blüten über Nacht ziehen. Füge den Schnaps bei und lass den Ansatz noch etwa 1 Woche in der Sonne stehen, danach kannst du den Likör filtern und in Flaschen abfüllen.

Kopfwehsirup

6 Mädesüßblüten
1 Sträußchen Waldmeister
3 Bio-Zitronen
1,6 kg Zucker
1 l Wasser

Gib die Blüten und den Waldmeister in ein Gefäß mit Schraubverschluss (Essiggurkenglas) und füll mit den in Scheiben geschnittenen Zitronen, Zucker und Wasser auf. Lass den Ansatz 1 Tag in der Sonne ziehen und rühre dabei immer wieder um, dann die Pflanzenteile abfiltern und auspressen, den Sirup erhitzen und in saubere Flaschen füllen.

Verwendungstipp der *Kräuterfee*

Trinke bei Kopfweh einen warmen Tee mit dem Sirup oder ein Glas kaltes Wasser mit Sirup anstatt der gewohnten Kopfwehtabletten.

Lavendelkekse

200 g Dinkelmehl
1 TL Backpulver
75 g Butter
75 g Zucker
1 EL getrocknete Lavendelblüten oder 2 EL frische Blüten
1 Ei

Misch das Mehl mit Backpulver und siebe es in eine Schüssel, gib die Butterflocken, den Zucker, den Lavendel und das Ei dazu und verknete die Zutaten händisch zu einem Mürbteig. Ist der Teig zu bröselig, 1 EL kaltes Wasser dazugeben. 30 Min. mit Folie zugedeckt in den Kühlschrank stellen, währenddessen den Backofen auf etwa 200 °C vorheizen.

Anschließend rollst du den Teig 5 mm dick aus und stichst ihn nach Wunsch mit Keksausstechern aus. Verteile die Kekse auf dem Backblech und backe sie etwa 8–12 Min. goldgelb. Für einen Lavendelzuckerguss vermischst du 125 g Staubzucker mit 1 EL getrockneten Lavendelblüten und entsprechend Wasser sowie 1 Spritzer Zitronensaft zu einer sämigen Paste, die du mit einem Pinsel auf die Kekse streichst und trocknen lässt.

Lavendel-Rosenblüten-Badesalz

Wenn du diese Salzmischung in kleine Weckgläschen füllst, sind das sehr hübsche Geschenke!

getrocknete oder frische Lavendelblüten
feines und grobes Meersalz
frische Rosenblüten

Reble den Lavendel von den Stängeln ab und schneide ihn mit der Schere sehr klein. Verarbeite das feine Salz mit den frischen Rosenblüten im Mörser und fülle es abwechselnd mit dem groben Salz und den Lavendelblüten in etwa 1 cm dicken Schichten in ein großes Glas. Es entstehen so

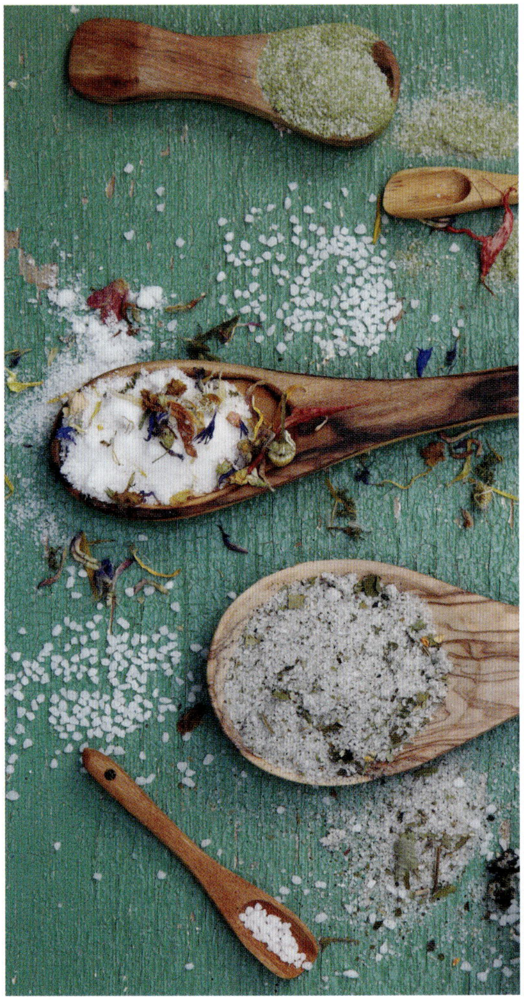

(© Heidi Fröhlich)

drei Schichten, eine aus Rosenblütensalz, eine aus Lavendelblüten und eine aus reinem groben Salz, was sehr hübsch aussieht. Verschließe das Glas und lass die Mischung sechs 6 Wochen ruhen.

Verwendungstipp der *Kräuterfee*

1 knappe oder ganze Handvoll Rosenblüten-Badesalz in das 36–38 °C warme Badewasser streuen und gut in der Wanne verteilen.

Melanzani-Thymian-Aufstrich

ergibt 500 ml

4 große Melanzani
Saft von 2 Zitronen
200 ml Olivenöl
4 Frühlingszwiebeln
4 Knoblauchzehen
1 Handstrauß Thymian
Salz und Pfeffer
je 6 EL gehacktes, frisches Basilikum und Oregano

Heiz das Backrohr auf 160 °C vor und back die Melanzani unter dreimaligem Wenden darin 35–40 Min.. Nimm sie aus dem Rohr und lass sie abkühlen, dann längs halbieren und mit einem Löffel ausschaben. Püriere das Fruchtfleisch mit Zitronensaft und der Hälfte des Olivenöls.

Die Jungzwiebeln und den Knoblauch hackst du sehr fein und die Mischung dünstest du im restlichen Olivenöl etwa 10 Min. Rühr das Melanzanipüree in die Zwiebelmischung ein und würze es kräftig. Füll die Mischung in Gläser mit Schraubverschluss und sterilisiere sie im Wasserbad 20 Min.

Ofenkartoffeln mit Thymian

500 g Kartoffeln
etwas Olivenöl
2 EL Honig
je 1 EL Zitronensaft, Thymian und Rosmarin
1 Prise Salz

Schäle die Kartoffeln und schneide sie in Stücke, vermisch alle Zutaten miteinander und leg sie in eine Auflaufform. Heiz den Backofen auf 200 °C vor und back die Kartoffeln 25–30 Min. goldgelb.

Mediterranes Thymianbrot

350 g glattes Weizenmehl
1 Pkg. Trockengerm
150 ml lauwarmes Wasser
je 1 Prise Zucker und Salz
je 3 EL Olivenöl und Sauerrahm
2 EL Pinienkerne oder Walnüsse
1 Bund Thymian
Butter oder Öl für die Form

Für das Thymianbrot vermengst du in einer kleinen Schüssel 100 g Mehl, Trockengerm, Wasser und Zucker miteinander und lässt das Ganze 10 Min. gehen. Dann diesen Vorteig mit Salz, dem restlichen Mehl, Olivenöl und Sauerrahm in der Küchenmaschine oder mit dem Knethaken so lange schlagen, bis der Teig Blasen wirft. Nun bestreust du den Teig mit etwas Mehl und lässt ihn zugedeckt an einem warmen Ort nochmals gehen, bis sich sein Volumen verdoppelt hat.

In der Zwischenzeit heizt du das Backrohr auf 200 °C auf, dann die Nüsse grob hacken, den Thymian abzupfen und ebenfalls klein hacken. Schlag den Teig wieder zusammen, arbeite Thymian und Pinienkerne ein und knete ihn nochmals kräftig durch.

Streiche eine passende Backform mit Butter oder Öl aus, gib den Teig hinein und back ihn im vorgeheizten Backrohr bei 180 °C 30–40 Min. goldgelb.

Verwendungstipp der *Kräuterfee*

Dank dem zarten Aroma harmoniert das Thymianbrot mit nahezu fast allen mediterranen Gerichten, am besten schmeckt es, wenn es frisch aus dem Ofen kommt und noch warm ist. Das Brot lässt sich auch noch durch zusätzlich in den Teig eingearbeitete entkernte und halbierte schwarze Oliven verfeinern, wodurch es mit Suppe zur Hauptspeise wird.

Erfrischendes Duschsalzpeeling mit Minze

1 Sträußchen frische Minze
feines Meersalz
gutes Olivenöl in entsprechender Menge

Die Minze samt den Stängeln ganz fein schneiden und mit etwas Salz im Mörser unter Zugabe des Olivenöls zu einer dicken Paste verarbeiten. Nun kannst du es in etwa 1 cm dicken Schichten abwechselnd mit reinem Salz und dünneren Minzeschichten in ein großes Glas füllen. Wenn es randvoll ist, verschließt du es und lässt die Mischung etwa 2 Wochen ruhen lassen.

Anwendungsstipp der Kräuterfee

1 gute Handvoll Duschsalzpeeling nach dem Duschen sanft von den Füßen aufwärts mit kreisenden Bewegungen in die Haut einmassieren und anschließend mit lauwarmem Wasser abwaschen, der Ölfilm verbleibt auf der Haut.

Nährende Mandelölhandcreme mit Rosen- und Holunderblüten

Aus den frischen Rosen- und Holunderblüten lässt sich auch eine sehr hautpflegende Creme zubereiten.

je 2 Handvoll Rosen- und Holunderblüten
50 ml süßes Mandelöl
5 g Bienenwachs
20 g Lanolin anhydrid
40 g Rosenwasser
½ TL Bienenhonig
1 Tropfen ätherisches Rosenöl

Leg je 2 Handvoll Blüten in 50 ml süßes Mandelöl, erwärm die Mischung, bis sie heiß ist, aber nicht kocht und lass die Blüten etwa 1 Std. ziehen. Dann die Platte abschalten, das Öl abkühlen lassen und die Mischung etwa 8 Std. (am besten über Nacht) ziehen lassen, im Anschluss den Ölansatz abseihen, die Blüten gut auspressen und das Öl mit 5 g Bienenwachs und mit 20 g Lanolin anhydrid verschmelzen. Erwärme in einem anderen Porzellan- oder Emailtöpfchen 40 g Rosenwasser und löse darin den Bienenhonig auf.

Verrühre die beiden Flüssigkeiten, indem du die Ölmischung mit dem Mixer schlägst und das Rosenwasser langsam einträufelst, rühre so lange, bis die Mischung handwarm ist, füge noch 1 Tropfen ätherisches Rosenöl bei und misch einmal gut durch, dann füll die Creme in kleine Töpfchen ab.

Verwendungstipp der Kräuterfee

Diese Blütencreme eignet sich sowohl als Tages- als auch als Nachtcreme und pflegt ungemein gut.

Gänsefingerkrauttinktur

Ein alkoholischer Auszug aus Gänsefingerkraut hilft sehr gut bei Menstruationsbeschwerden und anderen krampfartigen Schmerzen. Dazu ein Gläschen mit dem Kraut füllen und mit Bauernschnaps begießen, den Ansatz einige Wochen in der Sonne stehen lassen und die Mischung dann in dunkle Fläschchen mit Tropfer füllen. Einige Tropfen in einem Glas Wasser mehrmals über den Tag verteilt trinken!

Wiesenkräuterlimonade

2 Bio-Zitronen
2 l Mineralwasser, Eiswürfel
3 Kräuterzweiglein nach Wahl

für den Kräuteransatz
3 Handvoll Wiesenkräuter, wie Mädesüß, Spitzwegerich, Minze, Oregano, Thymian, Zitronenmelisse
500 g Zucker
500 ml Wasser
1 TL Zitronensäure

Für den Kräuteransatz die Wiesenkräuter in den heißen, aus Zucker, Wasser und Zitronensäure gekochten Sirup einlegen und 1–2 Tage ziehen lassen. Danach die Kräuter abseihen, den Sirup mit den Zitronenscheiben, Mineralwasser, Eiswürfeln und den Kräuterzweiglein in eine passende Schüssel füllen und kalt genießen.

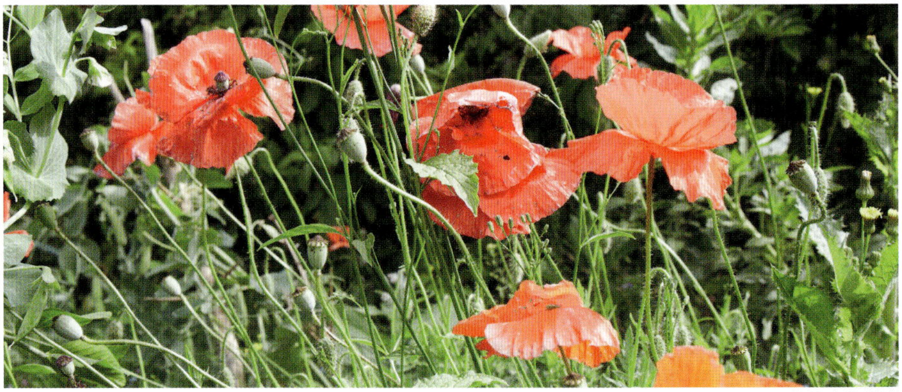

(© Heidi Fröhlich)

DAS BRAUCHTUM DIESER ZEIT UND DIE URSPRÜNGLICHE BEDEUTUNG DAHINTER

Mit der Sommersonnenwende bringen wir die Sonnwendfeuer in Verbindung, die in dieser Nacht allerorts bis heute entzündet werden. Ganze Bergtäler erleuchten im Schein der mächtigen Feuer auf den umliegenden Bergen. Diese Feuer sind Sinnbild der Feuerkraft der Sonne, die ihren Zenit erreicht hat. Liebespaare springen Hand in Hand übers Feuer, um ihre Verbindung mit Liebe und Fruchtbarkeit zu segnen. Auch auf das Wachstum des Getreides soll der Sprung übers Feuer Einfluss haben: Je höher der Sprung, desto höher werden in diesem Jahr die Ähren wachsen.

Im Brauchtum finden sich Reste der Verehrung des roten Schoßes von Mutter Erde. In meiner Kindheit in den 1970er Jahren trugen am sogenannten „Kranzltag“, dem kirchlichen Fronleichnam, wir jungen Mädchen weiße Kranzerl aus Gänseblümchen oder Margeriten auf unserem Kopf. In meiner Nachbargemeinde Oberndorf fährt zu Fronleichnam die Schiffergarde mit ihrer Zille auf der Salzach. Darin stehen die vier „Himmibrotschutz-Buam“ und halten ein Tuch in den Händen, auf dem ein Kranz aus roten Pfingstrosen und eine Hostie liegen. Bei der Durchfahrt unter der Länderbrücke zwischen dem Salzburger Oberndorf und dem bayerischen Laufen werfen die Buben den Kranz und die Hostie in die Salzach. Oben auf der Brücke erteilt der Pfarrer seinen Segen für dieses vorchristliche Ritual, mit welchem der lebensschenkende, fruchtbare Wasserschoß von Mutter Erde geehrt wird, der sich in der mächtigen Salzachschleife bis heute eindrucksvoll den Menschen präsentiert.

Wenn zwei Flüsse zusammenfließen, bilden sie ein Dreieck, ebenso zeigt sich ein solches in einer Flussschleife. Im Dreieck symbolisiert sich der alles Leben schenkende und wieder aufnehmende Schoß der Göttin. Auch der Kranz als Symbol für den Schoß der Göttin begleitet uns durch das ganze Brauchtumsjahr. Von den Kranzerln der jungen Mädchen über den Brautkranz und den Kranz um die Haustüre der Braut hin zum Kranz auf den Gräbern, durch welchen Leib und Seele der Menschen in die Anderswelt geboren werden.

Auch die rote Göttin in ihrer vollen Pracht und Würde begegnet uns zu Fronleichnam bis in die heutige Zeit. Über die Felder und durch die Dörfer getragen von den jungen Frauen des Ortes, erscheint uns Maria in St. Martin bei Lofer und in Berchtesgaden als rote Liebesgöttin im samtig roten Kleid. Im Symbol des Herzens auf ihrer Brust drückt sich wiederum der lebensschenkende, fruchtbare Schoß der Erde und der Frauen aus.

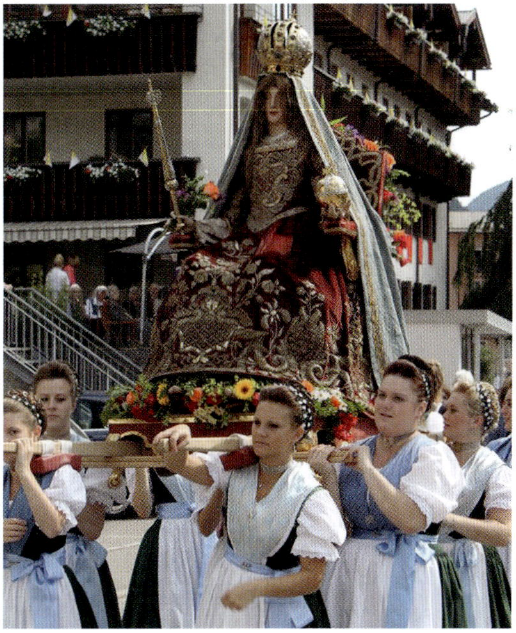

Fronleichnam in Berchtesgaden
(© Doris Loitzenbauer)

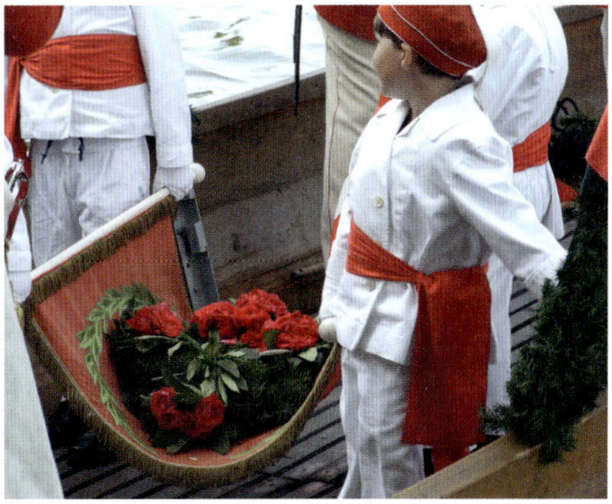

Fronleichnam in Oberndorf *(© Otto Kriegenhofer)*

DIE KRAFT DER ELEMENTE

Element Feuer (siehe S. 76).

SONNWENDRITUAL: „ENTZÜNDE DEIN FEUER"

Begib dich auf deinen ganz persönlichen Gang durch die üppige Natur zur Sommersonnwendzeit. Spüre und erlebe, wie sich der Sommer durch die Kraft der Sonne entfaltet, wie Mutter Erde mit ihrer Kraft voll und ganz im Außen sichtbar und präsent ist. Gehe auch du mit deiner Kraft bewusst nach außen, entfalte dich so, wie du es dir vielleicht schon lange erträumt und gewünscht hast. Dafür braucht es einen festen Willen und das Feuer der Leidenschaft, um all deine Pläne und Ideen in die Tat umsetzen zu können.

Sammle auf deinem Weg durch die Natur Holz von neunerlei Hölzern und Sträuchern. Verwende dafür kein frisches Holz, sondern sammle das Totholz vom Boden auf. Du kannst an den Bäumen und Sträuchern als Dank ein rotes Band anbinden oder Rosenblätter streuen. Bündle dein Holz mit einem roten Band und such dir eine Stelle, an der du dein ganz persönliches „Lebensfeuer" entfachen kannst und willst. Vielleicht findest du eine Schotterbank an einem Fluss dafür, vielleicht ruft dich die Feuerschale in deinem Garten.

Während dein Feuer brennt, sprich laut aus, was du in deinem Leben neu entfachen willst und wirst. Erzähle den Feuergeistern davon und bitte sie darum, dass sie alles verbrennen mögen, was dir dabei im Wege steht an alten Mustern, behindernden Glaubenssätzen, Ängsten und Bedenken. Lass dich von der Feuerkraft durchströmen, erfüllen, schau im Schein des Feuers all das, wofür du wirklich brennen willst.

… lebe das Feuer der Liebe!

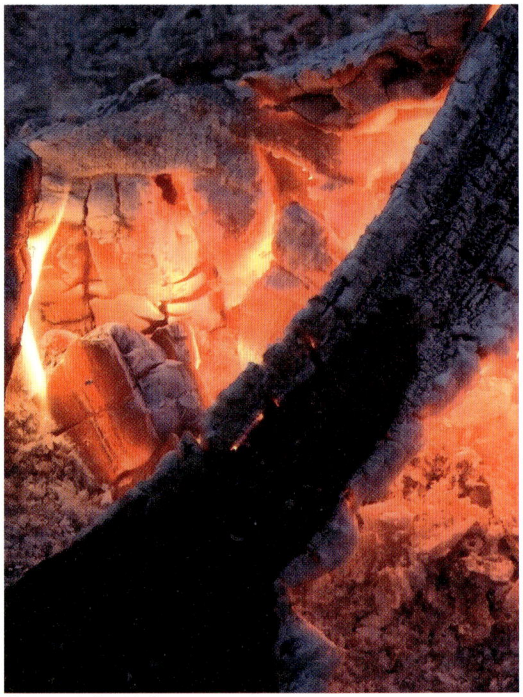
(© Renate Fuchs-Haberl)

FESTMENÜ ZUR SOMMERSONNENWENDE

Erdbeer-Rosenblüten-Bowle

250 g Erdbeeren
6 Limetten
6 EL brauner Zucker
500 ml Rosenblütensirup
5 schöne Rosenblüten
1 Flasche Ginger Ale, gekühlt
1 Flasche Mineralwasser mit Kohlensäure, gekühlt
(Blüten-)Eiswürfel
essbare Sommerblüten als Deko

Wasch, putz und viertle die Erdbeeren und stell sie beiseite. Wasch und achtle die Limetten und gib sie mit dem braunen Zucker in ein Bowlegefäß, zerstoß die Limetten mit einem Stößel, gieß den Rosenblütensirup dazu, füge die Erdbeeren und Rosenblüten bei und lass alles zugedeckt für mindestens 5 Std. oder über Nacht ziehen.

Schließlich mit dem Ginger Ale und dem kalten Mineralwasser aufgießen, noch Eiswürfel und Sommerblüten nach Geschmack dazugeben und servieren.

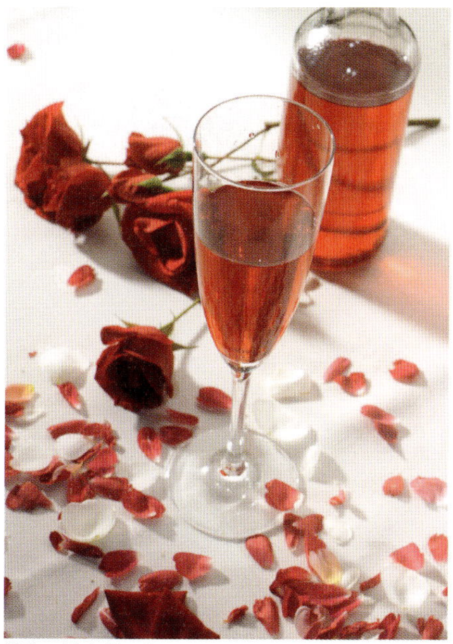

(© Rosa-Maria Mayer)

Minestrone mit Pilzen

ergibt 4–6 Portionen

3 Karotten
1 Stange Lauch
⅛ Sellerie
1/16 Chinakohl
2 EL Olivenöl
3 Tomaten
1 Knoblauchzehe
1 l Wasser
Oregano, Thymian
2 Handvoll Mairitterlinge oder Shiitakepilze
Salz und Pfeffer
2 Handvoll Fadennudeln
1 Handvoll frische Erbsen
Parmesan, frisch gerieben

Wasch Karotten, Lauch, Sellerie und Chinakohl, schäle das Gemüse bei Bedarf und schneide es kleinwürfelig. Erhitz das Öl und gib das Gemüse dazu, lösche mit den Tomatenwürfeln, dem gehackten Knoblauch und etwas Wasser ab. Dann die Gewürze beifügen, die in mundgerechte Stücke geschnittenen Pilze dazugeben, mit dem restlichen Wasser aufgießen und alles bissfest kochen.

Schmeck die Suppe mit Salz und Pfeffer ab, koch die Nudeln und Erbsen in die Suppe ein, lass alles noch einmal aufkochen. Die fertige Suppe in Tellern anrichten und den frisch geriebenen Parmesan darüberstreuen.

Waldpilzteigtaschen nach chinesischer Art mit mariniertem Sommerkürbis

für den Teig
400 g Mehl
200 ml Wasser, lauwarm
1 TL Salz

für die Füllung
½ Stangensellerie
1 große Karotte
je 5 g Steinpilze und Shiitakepilze, getrocknet
½ Stück Tofu, frisch
2 Eier
½ Paket Glasnudeln
Salz, Pfeffer aus der Mühle, weiß
2 EL Sojasauce
1 EL Sesamöl
2 TL Zucker
Mehl zum Arbeiten
Austernsauce

für den marinierten Sommerkürbis
500 g Sommerkürbis
1 Schalotte
Essig und Öl
Kräutersalz
1 Büschel Sommerkräuter, wie Thymian, Schnittlauch, Petersilie und Oregano

Knete aus dem Mehl, Wasser und Salz einen geschmeidigen Teig, er sollte nicht zu feucht sein. Diesen dann in ein Tuch einwickeln und beiseitelegen.

Wasch das Gemüse, trockne es und hacke es ganz ganz klein. Die Pilze einweichen und wenn sie aufgegangen sind, ebenfalls ganz fein schneiden. Du kannst das Gemüse auch in einer Küchenmaschine zerkleinern. Den Tofu sehr fein schneiden.

Verquirle ein Ei und brate es wie ein Spiegelei, zerschneide es ebenfalls klein. Die Glasnudeln kochst du nach Packungsanweisung und schneidest sie ganz klein. Alles miteinander mischen und mit den Gewürzen kräftig abschmecken, das zweite Ei darunterrühren, um eine Bindung der Masse zu erhalten.

Teile nun den Teig, verarbeite ihn zu daumendicken Rollen und schneide ca. walnussgroße Stücke ab. Diese in der Handfläche platt drücken. Roll sie dann mit einem Nudelholz von innen nach außen dünn auf ca. 5 cm Durchmesser aus, dabei sollte die Mitte ein wenig verstärkt sein, und leg sie auf einer bemehlten Fläche ab. Auf jeden Teigkreis ½ TL der Füllung legen und wie ein Ravioli schließen, dabei die Ränder gut zusammendrücken und so hochziehen, dass dabei die Form eines Mundes entsteht. Die Teigtaschen können nun in Salzwasser gekocht werden. Sie sind gar, wenn sie oben schwimmen.

Als Dip passt eine Austernsauce, eine süß-saure Sauce oder natürlich Sojasauce dazu. (Du kannst die Teigtaschen auch in einer Gemüsesuppe servieren.)

Für den marinierten Kürbis den Kürbis schälen und in mundgerechte Würfel schneiden, diese bissfest dünsten und mit der fein gehackten Schalotte, Essig, Öl, Kräutersalz und den sehr fein gehackten Kräutern über Nacht marinieren.

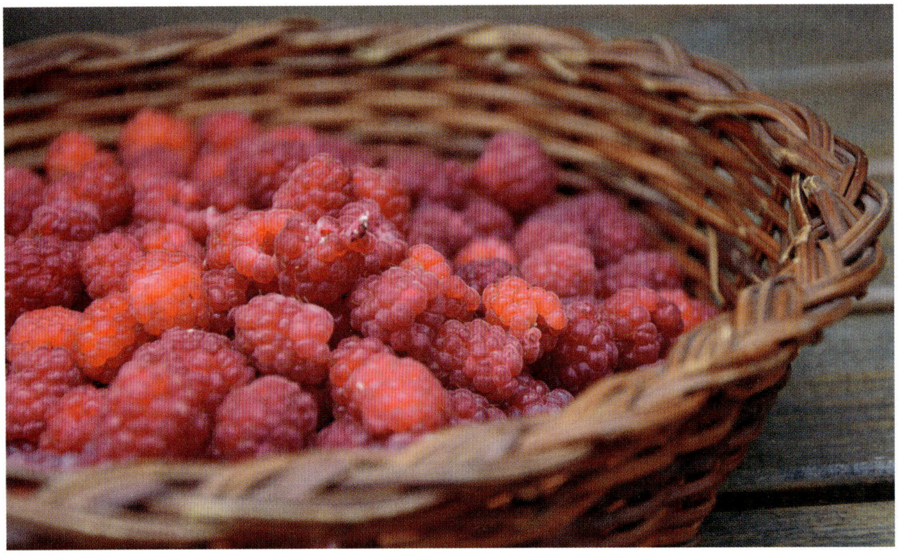

(© Renate Fuchs-Haberl)

Sorbet vom Mädesüß mit frischen Früchten

ergibt 6 Portionen

für das Sorbet
2 Handvoll Mädesüßblüten an der Rispe
150 ml Holunderblütensirup
100 ml kalter Pfefferminztee
2 EL Zitronensaft
1 sehr frisches Eiklar

für den Fruchtsalat
250 g gemischte Beeren
2 Marillen
1 fruchtiger Apfel
½ Zuckermelone
etwas Zitronensaft
3 EL Holunderblütensirup

Leg die Mädesüßblüten über Nacht in den Holunderblütensirup zum Ziehen ein, seihe danach die Sirupmischung ab.

Für das Sorbet mischst du den Sirup mit dem Tee und dem Zitronensaft. Füll die Masse in eine Metallschüssel und stell sie 30 Min. in den Tiefkühler, dann das Eiklar gründlich unterschlagen und 3 Std. tiefkühlen, dabei alle 20 Min. mit einer Gabel kräftig durchrühren.

Für den Fruchtsalat schneidest du das Obst nach Belieben klein und schmeckst mit Zitronensaft und Holunderblütensirup ab. Das fertige Sorbet auf Tellern anrichten und mit dem Fruchtsalat garniert servieren.

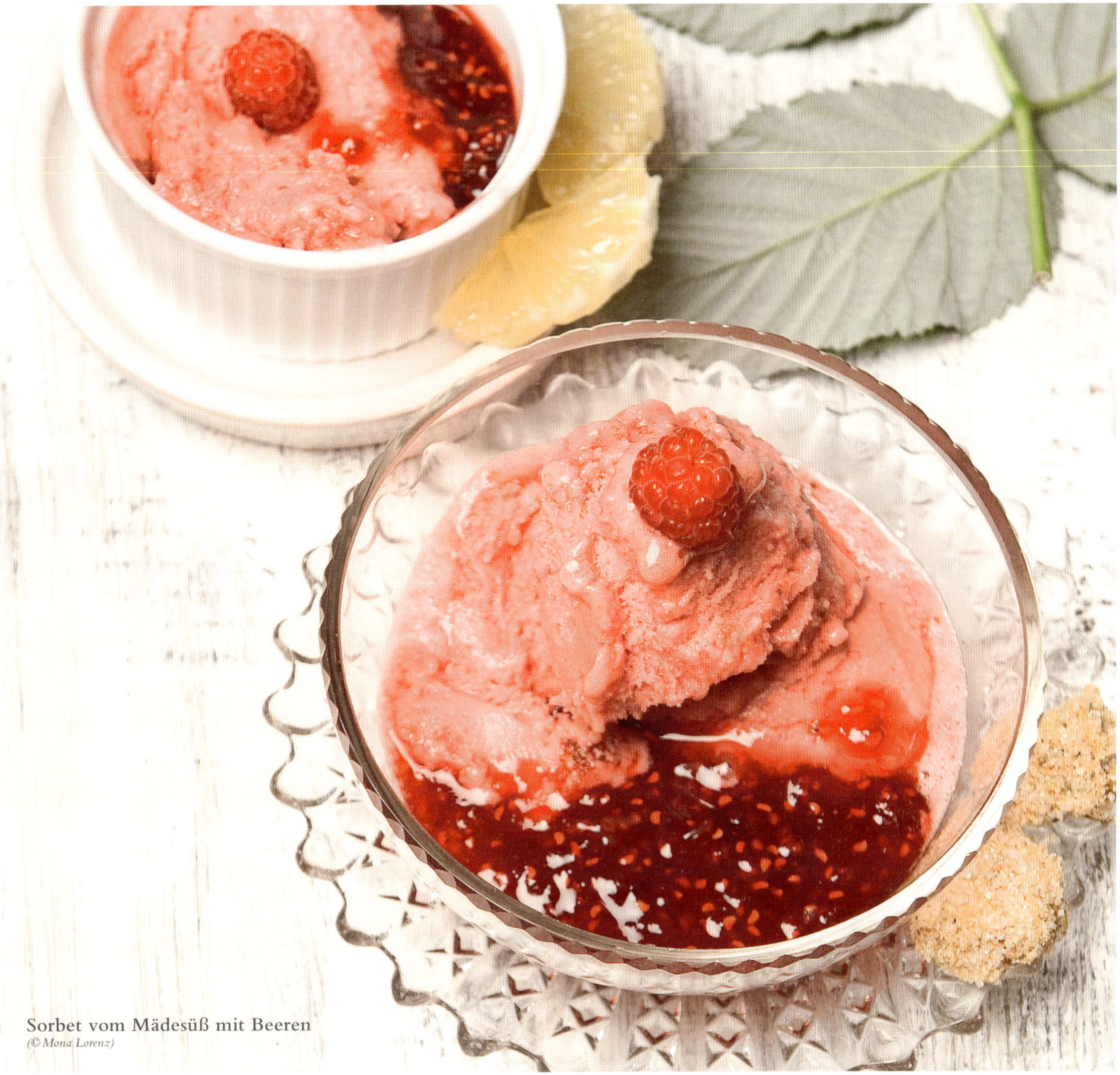

Sorbet vom Mädesüß mit Beeren
(© Mona Lorenz)

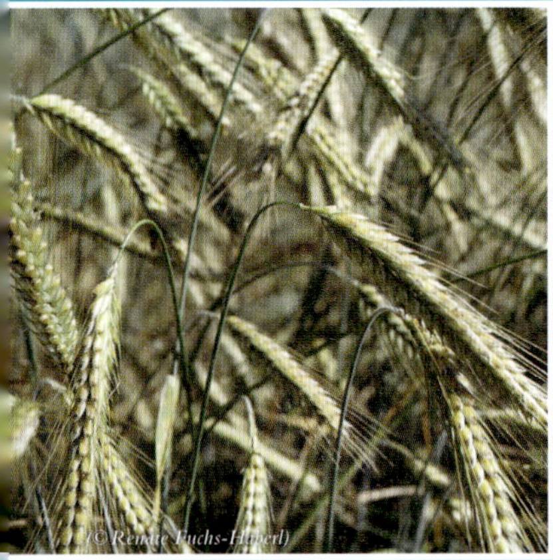
(© Renate Fuchs-Haberl)

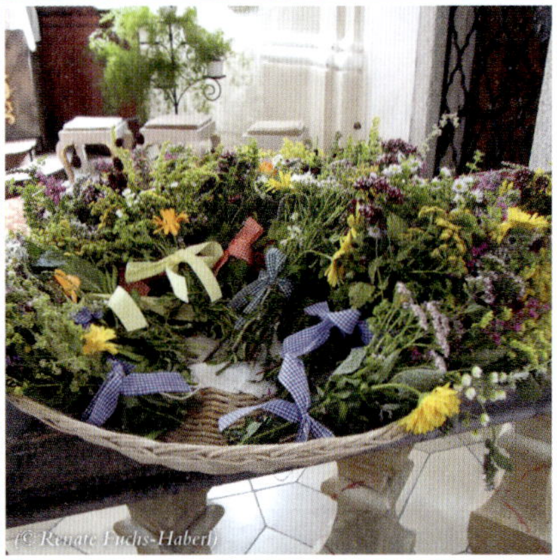
(© Renate Fuchs-Haberl)

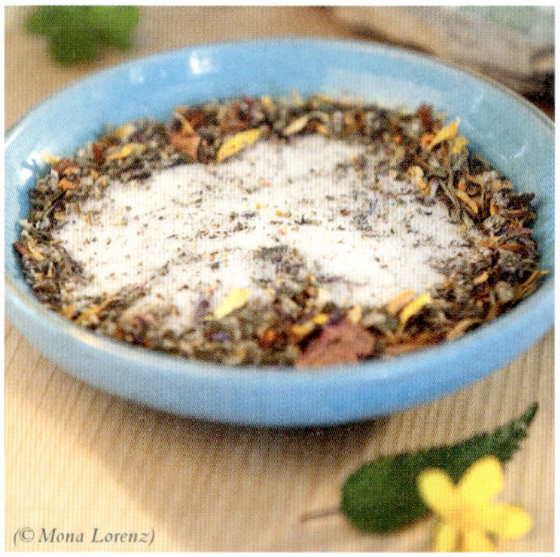
(© Mona Lorenz)

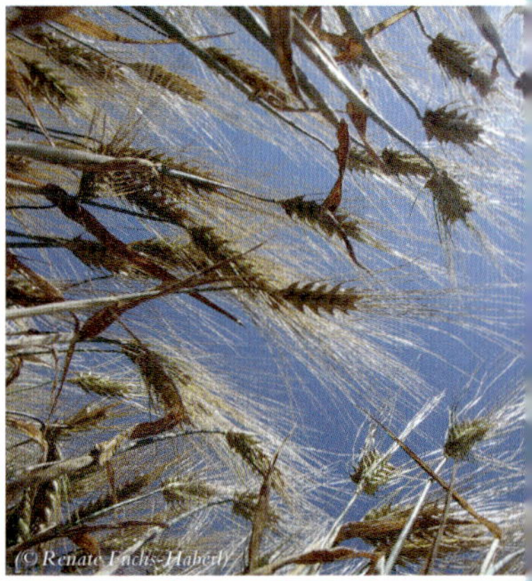
(© Renate Fuchs-Haberl)

Schnitterin

2. August

ERSCHEINUNG, QUALITÄT UND CHARAKTER DER ZEIT

DIE ERSCHEINUNG DER ERDE

Türkisblau schimmert das Wasser der Seen und Flüsse im August und verleiht der Erde ein in verschiedenen Türkisblautönen leuchtendes Erscheinungsbild. Je nach Farbe des Himmels und Lage des Gewässers verändert sich die Farbe des Wassers. Türkis ist die kühlste der Farben und hilft uns dabei, die rote, alles mit seiner Hitze durchdringende Kraft, mehr und mehr wieder einzudämmen.

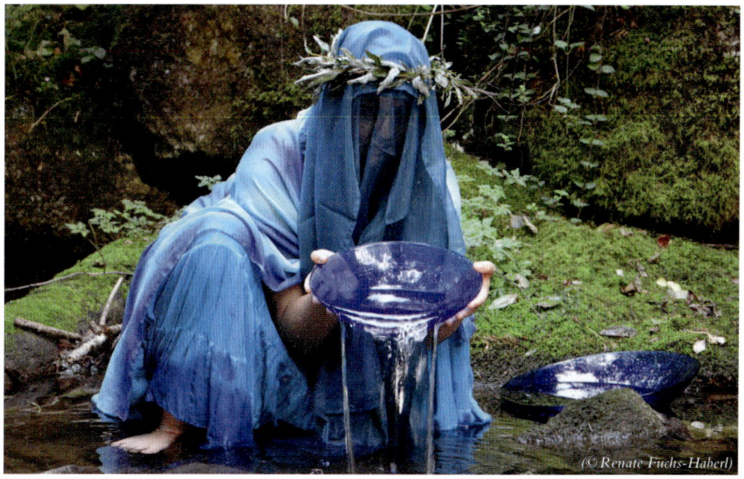
(© Renate Fuchs-Haberl)

Anfang August ist Hochsommer, alle zieht es an die Seen und in die Bäder, um sich abzukühlen, und doch ist spürbar, dass die paradiesisch-üppige Zeit des Sonnenhöchststandes vorbei ist. Die sommerliche Hitze sorgt dafür, dass das Getreide reif wird. Goldgelbe Getreidefelder glänzen in der Sonne und wiegen sich im Wind. Bevor es die Sonnenkraft ganz verdorrt, kommen die Schnitterinnen mit ihren Sicheln und beginnen mit der Ernte des Getreides. Heutzutage haben diese magische Aufgabe der Ernte mächtige Mähdrescher übernommen, der Profit steht im Vordergrund und nicht mehr die Verbindung zu Mutter Erde als Kornmutter, welche für volle Kornspeicher sorgte.

Auch die Kraft der Sonne wird im August immer mehr beschnitten, der Sonnenbogen wird bereits fühlbar kürzer, die Nächte gestalten sich wieder kühler und hier und da kann es bereits ein wenig nach Herbst riechen. Die sommerliche Ferienzeit geht Hand in Hand mit der Zeit der Erntearbeit auf den Feldern, denn nur so ist (war) sichergestellt, dass die Menschen über den Winter Getreide und Mehl für ihr Überleben haben werden. Tau empfängt uns am Morgen auf den Wiesen und Feldern, die Schatten werden länger, überall dort bleibt der Tau liegen und kühlt gemeinsam mit den zunehmenden Regenschauern die Erde weiter ab.

Die Feuerkraft der Sonne steigt hinunter auf die Erde, hinein in die Früchte und Kräuter, welche rund um den sogenannten Frauendreißiger eine besondere Heilkraft entwickeln. Kräuterbüschel werden gebunden, sie dienen den Menschen als Hausapotheke über den Winter. Äpfel, die bisher gewachsen sind, reifen nun. Auch die anderen Früchte und Samen reifen. Manche Blätter beginnen sich bereits zu verfärben. Die Energie wendet sich wieder nach innen, diesen Schnitt spüren wir. Vielleicht löst er Vorfreude aus auf die bunte Herbstzeit, vielleicht aber auch melancholische Gefühle des Abschiednehmen-Müssens vom Sommer, auch wenn nochmals die Rosen erblühen.

Göttinnen dieser Zeit

Die **Schnitterin** bringt mit ihrer Sichel den Getreidekindern den Tod. Mitten im heißen Sommer zieht damit die **schwarze Göttin der Transformation und des Todes** ins Land, die rote Kraft wandelt sich in die schwarze. Das nun geerntete Getreide wird zu Mehl vermahlen, daraus backen die Frauen über den Winter Brote. Diese Verwandlung des Getreides in Brot ist die Magie der schwarzen Göttin, denn nur durch das Sterben des Getreides und dessen Transformation kann das Neue, das Brot, entstehen, das den Menschen ein gutes, genährtes Leben schenkt.

In der Sichel der Schnitteringöttin zeigt sich die abnehmende Mondsichel der schwarzen Göttin. Die Zeit der Mondgöttin ist am Wachsen, denn die Nächte sind bereits deutlich länger. Darum hängt Notburga, die alte Schnitteringöttin im Kleid der katholischen Heiligen ihre Sichel an den Sonnenstrahlen auf. Laut christlicher Legende soll sie damit die Dienstmägde vor zu langen Arbeitszeiten beschützt haben. Doch beim näheren Hinschauen zeigt sich in ihrer Gestalt die Schnitterin und Tödin mit ihrer lebenserhaltenden Kraft der Transformation, sie verkörpert Tod und Leben zugleich.

Mutter Erde wird zur Kornmutter. In der griechischen Getreidegöttin Demeter ist dieser Aspekt der nährenden Muttergöttin deutlich ersichtlich. Als Mädchengöttin ist sie Kore, das junge, grüne Getreide, um sich im Herbst als Persephone in die Anderswelt zurückzuziehen. Bei den Römern wurde sie als Ceres verehrt. Als Brotmutter war sie für die Fruchtbarkeit des Landes und für die Reifung der Getreidekörner zuständig. In der schwangeren Ährenkleidmadonna leben Demeter und Ceres im christlichen Kleid weiter.

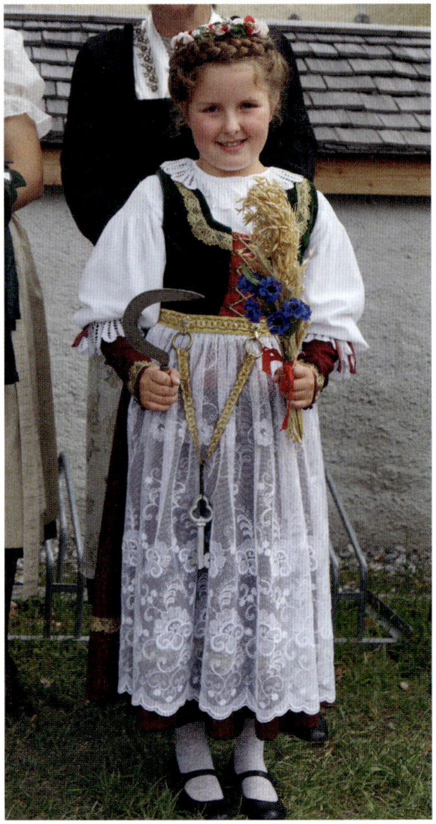

Notburga in Eben am Achensee
(© Renate Fuchs-Haberl)

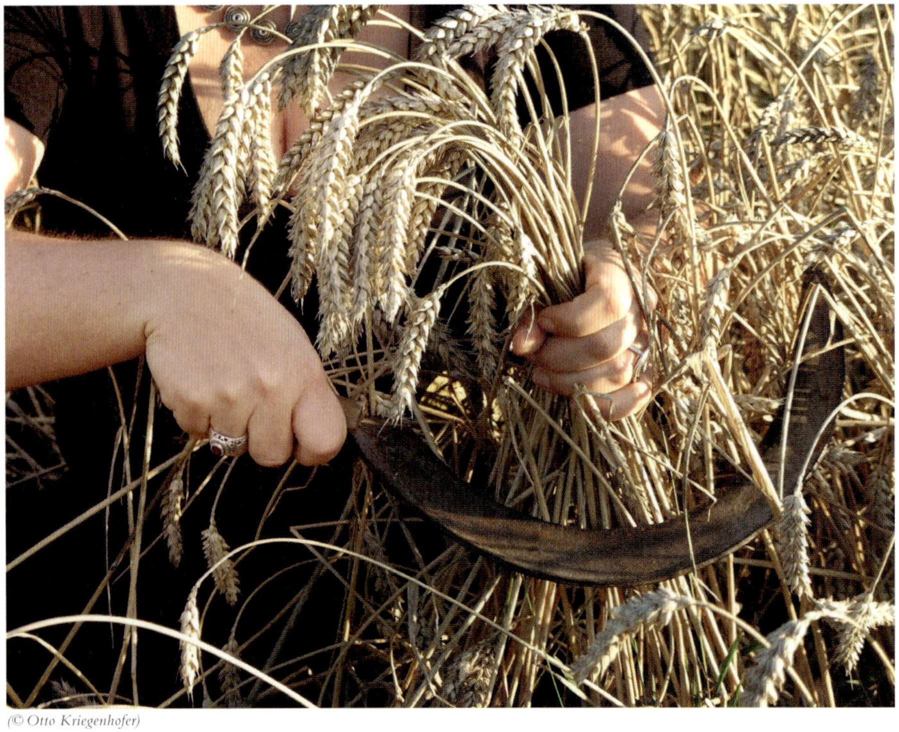

(© Otto Kriegenhofer)

PFLANZEN DER ZEIT – IHRE BEDEUTUNG UND VERWENDBARKEIT

Weicher Frauenmantel
Alchemilla mollis

„Wunderbare Kränze aus meinem silbriggrünen Kraut schmückten die Frauen zum Schnitterin-Ritual und halfen Ihnen, das loszulassen was sie schmerzte." Schon in der antiken Medizin war er zu diesem Zweck in Gebrauch. Er galt sogar als heilige Pflanze, die den Frauen die Jungfräulichkeit zurückgeben und durch Stillen und Altern erschlaffte Brüste festigen sollte.

Das gefaltete Alchemilla-Blatt erinnert an einen Mantel oder Umhang, weshalb die Pflanze bei den Germanen „Freyamantel" hieß. Sie stand bei den Germanen wegen ihrer Heilkraft und Mystik in hohem Ansehen und war, wie der Name sagt, der Liebesgöttin Freya gewidmet. Nach der Christianisierung wurde sie zum „Frauenmantel" im Sinne eines Marienkrautes umbenannt. Im Alpenraum wird die stark behaarte, in den Alpen wachsende Alchemilla auch „Silbermantel" genannt.

Alchemilla besitzt die interessante Eigenschaft, Wasser über Spaltöffnungen am Rand des Blattes auszuscheiden, sodass Morgen für Morgen im Blatt Wassertropfen, die wie Tautropfen aussehen, liegen. Die Alchemisten des Mittelalters haben den „Tau" aufgefangen und damit ihr „Universalheilmittel" hergestellt, sie versuchten Gold zu zaubern. Auch wird gesagt, dass dieses Wasser äußere und innere Schönheit bringen soll, wenn es über 6 Wochen Morgen für Morgen aufgetragen wird.

In der Antike war der Frauenmantel nicht bekannt, was vermutlich daran liegt, dass er in den Mittelmeerländern nicht natürlich verbreitet ist. Erst ab dem Mittelalter taucht er in Kräuterbüchern auf und auch Hildegard von Bingen empfahl ihn. Traditionell ist der Haupteinsatzbereich des Frauenmantels die **Frauenheilkunde**, das liegt wohl u. a. an seinen Pflanzenhormonen, die dem weiblichen Progesteron ähneln. Als Tee getrunken kann Frauenmantel Mangelzustände ausgleichen und nahezu alle Arten von Frauenbeschwerden lindern. Auch während und nach der Geburt kann er hilfreich sein. Danach fördert Frauenmanteltee ebenso wie Brennnesseltee die Milchbildung. Eine Teekur bringt starke und unregelmäßige Regelblutungen, besonders im Klimakterium, wieder ins Gleichgewicht – und lindert auch die oft damit verbundenen Menstruationsschmerzen.

Die zur Blütezeit gesammelten und getrockneten Blüten und Blättchen enthalten bis zu 18 % Gerbstoffe, darunter Ellagitannine und Flavonoide. Ähnlich wie andere gerbstoffhaltige Pflanzen hat Frauenmantel bei leichtem Durchfall und anderen Magen-Darm-Beschwerden eine **adstringierende Wirkung**. Damit ist die Fähigkeit gemeint, eine Art Schutzfilm über entzündete Darmschleimhäute auszubilden und zusammenziehend auf das Gewebe zu wirken. Bei Durchfall schützt diese Schicht in beide Richtungen: Infektiöse Keime und giftige Substanzen können nicht über die Darmwand in die Blutgefäße des Körpers eindringen und gleichzeitig können Wasser und Salze aus dem Körper nicht weiter im Übermaß in

• TIPP von der *Kräuterfee* •

FRAUENTEE

Dieser Tee lindert Menstruationsbeschwerden, das prämenstruelle Syndrom und manche Probleme der beginnenden Wechseljahre.

Misch zu gleichen Teilen Frauenmantel, Schafgarbe, Zitronenmelisse, Ehrenpreis, weiße Taubnesselblüten, Brennnesselsamen und Angelikawurzel.

Von dieser Mischung je 1 EL pro Tasse mit heißem Wasser übergießen, 10–15 Min. ziehen lassen und anschließend abfiltern. Wer möchte, kann den Tee mit Honig süßen. 3–5 Tassen pro Tag trinken, bis die Beschwerden gelindert sind, eine Teekur sollte 6 Wochen nicht überschreiten. Nach einer Pause von 6 Wochen kannst du die Kur wiederholen.

das Darminnere abgegeben werden. Hilfreich bei Magen-Darm-Beschwerden und Durchfall kann die Kombination aus Frauenmantel und Gänsefingerkraut sein.

• TIPP von der *Kräuterfee* •

FRAUENMANTELBAD

Du kannst in Frauenmantel baden! Das tut gereizter, ekzematöser Haut gut. Gib dafür 5 l Absud (20 EL getrockneten Frauenmantel auf 5 l Wasser, über Nacht stehen lassen und am Morgen kurz aufkochen) auf eine Badewannenfüllung.

Nachtkerzenblüten

Oenothera biennis

An steinigen Stellen, Wegrändern, auf unwirtlichen Bahndämmen und im Ödland wächst die Gemeine Nachtkerze, dort wo man kaum das Wachsen einer so schönen Pflanze erwarten würde. Sie wurde ähnlich wie andere Nachtkerzenarten im 17. Jhdt. als Zierpflanze von Nordamerika nach Europa gebracht (eingebürgerter Neophyt). Aufgrund ihrer Verbreitung entlang von Eisenbahnlinien wird sie gelegentlich als „Eisenbahnpflanze“ bezeichnet. Die Gemeine Nachtkerze ist eine zweijährige krautige Pflanze, die bei idealem Standort bis zu 2 m hoch wird. Sie bildet im ersten Jahr eine auf dem Boden aufliegende Blattrosette mit fleischiger Pfahlwurzel. Im zweiten Jahr erhebt sich daraus ein grüner oder im unteren Bereich rötlich überlaufener Blütenstängel.

Im Gegensatz zu anderen Pflanzen blüht die Nachtkerze auch in der Dunkelheit. Das Öffnen der Blüten erfolgt innerhalb weniger Minuten in einer fließenden Bewegung. Die Plötzlichkeit und Schnelligkeit des Aufblühens ist bei keiner anderen in Mitteleuropa vorkommenden Pflanze zu beobachten. Eine sich öffnende Blüte ist in der Regel noch geruchlos. Erst nach vollständiger Öffnung verbreitet sie einen unglaublich intensiven, süßlichen Duft und wird damit ihrem Zweitnamen „Nachtschönheit“ gerecht. Die einzelnen Blüten sind

• TIPP von der *Kräuterfee* •

BLÜTE ALS DEKO

In meiner Kräuterfeenblütenküche verwende ich die ganzen Blüten gerne und oft als essbare Dekoration. Ich denke, dass gerade der optische Impuls dieser wunderschönen Blüte sehr heilkräftig sein kann, soll doch die Wurzel, als Gemüse gegessen, besondere Stärke verleihen und Kranke schnell genesen lassen. Wie kräftig wird dann wohl diese wunderschöne, vom Zauber der Mondfee berührte, nur einen Tag überdauernde Blüte unser Wohlbefinden steigern?

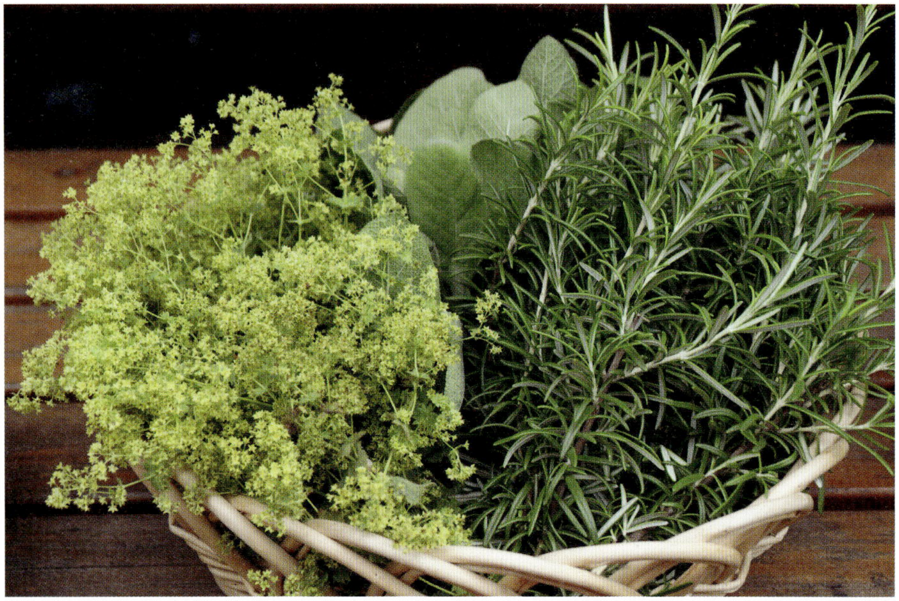

Frauenmantelblüten (links), Salbei (Mitte) und Rosmarin (rechts) (© Renate Fuchs-Haberl)

sehr kurzlebig, sie öffnen sich in der Abenddämmerung und sind meistens bis zum nächsten Mittag verblüht. Die Bestäubung erfolgt etwa 30 Min. nach dem Öffnen der Blüten überwiegend durch Nachtfalter, die man an lauen Sommerabenden dabei beobachten kann, wie sie im Schwirrflug vor einer der Blüten stehen. Die Blütezeit beginnt Anfang Juni und kann bei guten Standort- und Wetterbedingungen bis Ende September anhalten.

Die Nachtkerze zählt zu den typischen **Pflanzenarten des Bauerngartens**, auch wenn sie heute meist nur als Zierpflanze angebaut wird. Neben den rübenförmigen Pfahlwurzeln wären auch die Blätter, Blüten und Samen essbar.

Holunderblätter

Sambucus nigra

Holunder – voll Wunder. Mehr müsste an dieser Stelle nicht gesagt werden, denn das, was sich hinter diesen Worten verbirgt, ist so vielschichtig, tiefgründig und wahr wie der Holunder, der im Garten steht. Wer sich mit ihm zu unterhalten weiß, dem ist bekannt, wie freigebig der Holler mit seinen Kräften ist und welche Geheimnisse er einem aus alten Zeiten zuraunen kann.

Um diese Jahreszeit haben die Holunderblätter einen charakteristischen, für manche unangenehmen Geschmack entwickelt, den angeblich das Kleine Volk (Elfen und Zwerge) gerne mag, und sie enthalten **Giftstoffe**, die Brechreiz und Durchfall auslösen können, daher werden sie nicht innerlich angewandt. Das Laub des Schwarzen Holunders ist prall gefüllt mit wertvollen ätherischen Ölen, Vitaminen und Mineralstoffen. Diese Inhaltsstoffe wirken – **äußerlich angewandt** – u. a. immunisierend, blutstillend und entzündungshemmend. Bereits Hippokrates erkannte im Altertum die gesundheitlichen Vorteile von Holunderblättern und empfahl sie für die unterschiedlichsten Anwendungen. Beispiele aus der Volksmedizin: frische Holunderblätter in Schweinefett tränken und auf Prellungen, Verbrennungen, Frostbeulen oder Ekzeme legen, einige Blätter zerstoßen und auf schmerzende Brüste auflegen, auch bei Zysten, mit den getrockneten Blättern Kopfkissen füllen, wirkt gegen Parasiten wie Läuse, die gequetschten Blätter lindern Sonnenbrand, leichte Verbrennungen und Insektenstiche.

Aus den Blättern des Holunders lässt sich ein durchaus effektives Mittel zur

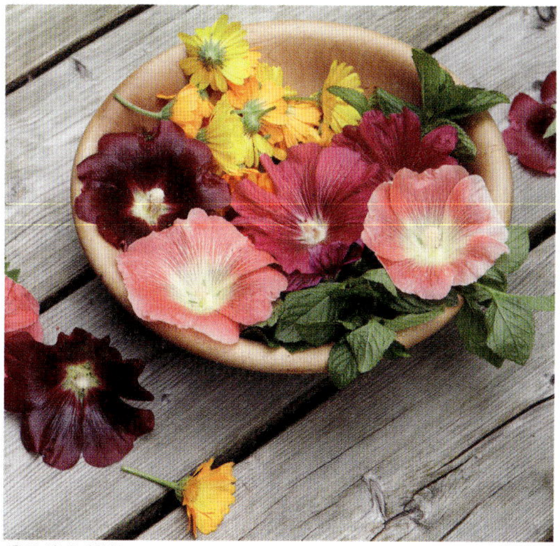

(© Heidi Fröhlich)

Vergrämung von Maulwürfen und Wühlmäusen fabrizieren. Insbesondere die unter Naturschutz stehenden Maulwürfe nehmen Reißaus vor dem intensiven Gestank von Holunderjauche. Hierzu 1 kg Holunderblätter in 10 l Wasser für 14 Tage an einem sonnigen Platz gären lassen. Anschließend die Jauche in die Gänge laufen lassen.

• TIPP von der *Kräuterfee* •

GRÜNES HOLUNDERÖL

Grünes Holunderöl wird seit dem Spätmittelalter verwendet. In der Volksmedizin wird es bei äußerlichen Hautentzündungen aufgetragen. Bei Insektenstichen leistet es gute Dienste, weil das Leinöl Insekten jeglicher Art fernhält. Ein kleines Gefäß mit Schraubverschluss mit frischen, klein geschnittenen Holunderblättern füllen, mit Leinöl bedecken und 2–3 Wochen an einem warmen, aber nicht sonnigen Ort ziehen lassen. Täglich schütteln und auf Schimmelbildung kontrollieren. Danach abfiltern und in dunkle Fläschchen füllen. Unbedingt in kleinen Portionen zubereiten, weil Leinöl schnell ranzig wird.

• TIPP von der *Kräuterfee* •

HOLUNDERSCHOSSENTEE

Holunderschossen werden die jungen Frühlingstriebe des Holunders mitsamt den Blättern genannt. Maria Treben empfiehlt Holunderschossen zusammen mit Schlüsselblumen, Löwenzahnwurzeln und Brennnesselblättern für einen blutreinigenden Frühlingstee. Holunderschossen haben eine leicht schweißtreibende, entgiftende und harntreibende Wirkung und beeinflussen den Zuckerhaushalt positiv. Deshalb rät Maria Treben bei Zuckerkrankheit zum regelmäßigen Genuss von Holunderschossentee.

Waldengelwurz und Arzneiengelwurz (Erzengelwurz)

Angelica sylvestris und *A. archangelica*

Die Engelwurz ist eine der Pflanzen, der ich mit völliger Demut ob ihrer wunderbaren Heilkraft entgegentrete, ein kraftvolles Lichtfeld voller Energie und Tatendrang umgibt sie. Angelica ist ein sehr altes, wirksames Hausmittel der nordischen Länder bis in unsere Breiten, wobei die im Mittelalter in Klostergärten extra angebaute Arzneiengelwurz (*Angelica archangelica*) angewandt wurde und weniger die wild verbreitete Waldengelwurz (*Angelica sylvestris*), die jedoch fast gleich intensiv wirkt. Die Arzneiengelwurz blüht schon viel früher als die Waldengelwurz, und zwar im Juli/August, und ihre Blütendolde ist eher hellgrün, nicht so weiß wie die der Waldengelwurz. Der Schirm der echten Angelica ist runder als der der Waldengelwurz.

• WICHTIGES von der *Kräuterfee* •

VERWECHSLUNGSGEFAHR

Sie gehören beide zur Familie der Doldenblütler und mit einer stattlichen Höhe von bis zu 2 m zu den großen Vertretern. Trotz der Größe besteht Verwechslungsgefahr mit dem tödlich giftigen Wasserschierling. Man sollte die Pflanze also sehr gut kennen, bevor man sie sammelt. Mit ihrem glatten Stängel unterscheidet sich Angelica von ihren Artgenossen, die mit kantigem und rauem Stängel (Wiesenbärenklau) oder mit weißlichen Linien (Wiesenkerbel) bzw. rot geflecktem Stängel (Wasserschierling) ihre Signatur prägen.

Angelica hat einen angenehmen aromatischen Geruch und einen süßen Geschmack. Ihre Heilkräfte werden vor allem in **Klosterlikören und Magenbittern** eingesetzt. Hauptsächlich wurden die Wurzelstöcke verwendet, jedoch können auch Blätter und Samen zur Anwendung kommen. In den Samen ist noch einmal mehr ihre Kraft gespeichert, die wir genau JETZT sammeln sollen, um sie

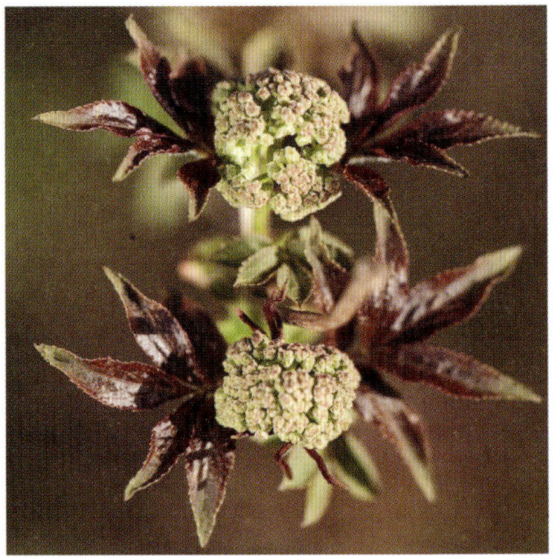

Holunderblütentrieb (© Mona Lorenz)

einerseits als Schutz bei uns zu tragen und auch ihre **wertvollen ätherischen Öle, die für Widerstandskraft, Ausdauer, Willensstärke stehen**, in uns aufnehmen zu können. Hast du schon einmal die Samen der Angelica gekaut? Die Inhaltsstoffe entfalten schon im Mund ihre Wirkung, es beginnt Speichel zu fließen, im Magen werden Verdauungssäfte freigesetzt und die Gallenblase gibt ihre Gallenflüssigkeit frei. Auf dem Weg durch die Verdauungsorgane wirken die verschiedenen Wirkstoffe direkt am Ort der Probleme. Man merkt richtig ihre Kraft, die zuerst den Mundraum und anschließend den ganzen Körper in ein wohlig warmes Gefühl taucht.

Ich liebe den Duft der Engelwurz und den aus ihr gekochten **Balsam**, der sehr heilend auf schmerzende Lymphknoten wirkt, bei uns ein Hausmittel als **Halseinreibung**. Auch bei Gicht,

Rheuma und Nervenschmerzen kann man ihn zum Einreiben verwenden, danach werden die betroffenen Stellen in ein wärmendes Tuch gewickelt. Ihr Duft wärmt wirklich Herz und Seele und hilft so von innen! Du kannst mit der Salbe auch Solarplexus und Brust einreiben.

• TIPP von der *Kräuterfee* •

ENGELWURZBALSAM

Engelwurzwurzel
30 ml Bio-Olivenöl
4 g Bienenwachs
8 g Lanolin anhydrid

Erhitze die sauber geschabten, klein geschnittenen oder geraspelten Wurzelstücke für mindestens 30 Min. im Öl, das keinesfalls kochen, sondern nur ein paar Bläschen werfen darf. Genieße dabei den Duft, der entsteht, und stimme dich in Dankbarkeit auf die wohltuende Wirkung der Salbe ein. Dann den Ansatz zum Abkühlen beiseitestellen. Meist erst am nächsten Tag gieße ich das Öl durch ein Sieb, drücke die Wurzelteile gut aus und erhitze das Öl nochmals vorsichtig, um Bienenwachs und Lanolin darin zu schmelzen. Nach einer Festigkeitsprobe fülle ich den Balsam in kleine Cremetiegel ab. Diese wohltuende Salbe ist wirklich ein Geschenk der heilenden Erdenkräfte!

Bekannt geworden ist die Engelwurz eigentlich als Mittel gegen die Pest, so wurden aus ihr Amulette angefertigt, die rohen Stängel zur Immunstärkung gekaut und Essig angesetzt, der zum Trinken und für Einreibungen verwendet wurde (Essig der vier Räuber, S. 125).

• TIPP von der *Kräuterfee* •

ENGELWURZ BEI „BURN-OUT-SYNDROM“

Außer vielen direkten Heilwirkungen ist Angelica ein ideales Regenerationsmittel, das nicht nur jung und vital hält, sondern das Erschöpften, Ausgebrannten und Rekonvaleszenten wieder auf die Beine hilft. Also ein klassisches Mittel bei Burn-out. Um verlorene Energie zurückzugewinnen, wird gerne ein Engelwurzwein angesetzt, hergestellt aus den Samen, die eine starke Heilkraft haben.

Darüber hinaus heilt und wirkt Engelwurz noch bei folgenden Gesundheitsproblemen: Die Anwendungsbereiche für den **Tee** und die **Tinktur** sind Verdauung, Frauenleiden, Atmungsorgane und Immunstärkung. Er wirkt sich positiv im Magen- und Darmbereich und auf den Cholesterinspiegel aus, fördert die Bildung von Verdauungssäften und wirkt krampflösend. Engelwurz ist ein Stimmungsverbesserer, einige Tage lang täglich 2 Tassen Engelwurztee mindern Ängste und stärken das Selbstvertrauen. Das ätherische **Engelwurzöl** in einer Duftlampe angewandt beruhigt die Nerven. Angelica enthält sehr viele wertvolle Bitterstoffe, ätherische Öle (Furokumarine und Angelicin) sowie wichtige Pflanzenfarbstoffe.

Meisterwurz

Peucedanum ostruthium

In der Antike war die Meisterwurz offenbar unbekannt. Im späten Mittelalter galt sie als Allheilmittel, wie

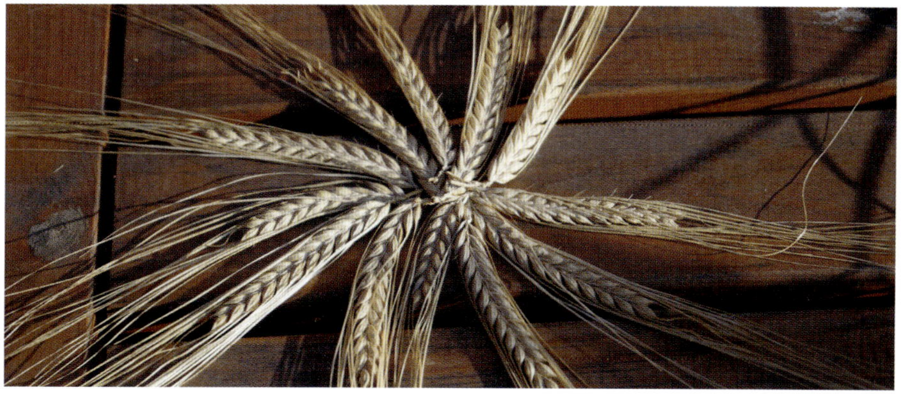

(© Lisa Fuchs)

man unschwer am Namen erkennen kann. Der Schweizer Gelehrte Conrad Gesner empfiehlt 1560 den Anbau der Meisterwurz. Sie war hochverehrt und wurde nicht nur für medizinische Zwecke, sondern auch als Zauberwurzel eingesetzt. Später geriet sie in Vergessenheit, möglicherweise, weil man sie leicht mit anderen Doldenblütlern verwechseln kann. Erst als Hildegard von Bingen wiederentdeckt wurde, stieg das Interesse an der Pflanze wieder. So schreibt Hildegard über die Meisterwurz: „Die Meisterwurz ist warm und taugt gegen Fieber. Denn wer Fieber hat, welcher Art es auch sei, der nehme Meisterwurz und zerstoße sie mäßig und gieße einen halben Becher Wein bis über die obersten Stücke über diese Meisterwurz und so lasse er das mit diesem Wein über Nacht stehen, und am Morgen gieße er wiederum Wein dazu und so trinke er nüchtern, und das während drei Tagen oder während fünf Tagen, und er wird geheilt werden.“ In der Hildegard-Medizin ist diese kraftvolle Pflanze ein wichtiges **Heilmittel bei Fieber und entzündlichen Erkrankungen**, aber auch bei Allergien und bei Akne.

Meisterwurz ist eine ausdauernde, krautige Pflanze, die Wuchshöhen von 30–100 cm erreicht. Sie wächst vor allem in den Alpen, gerne über 1.000 m, bevorzugt steinige und kalkige Böden und liebt „einen feuchten Fuß“. Man findet sie also auch an Bachufern oder in feuchten Gebüschzonen. Die Blätter sind dreifingrig gereiht und an den Rändern gefiedert. Der dicke, spindelförmige, braune, würzig nach Möhren und Sellerie duftende „Wurzelstock“ enthält ätherische Öle, der größte Teil davon ist Sabinen. Aus den Wurzeln wurden Pillen, Pulver, Dekokte, Aufgüsse oder Salben gefertigt, die als Universalmittel bei Bronchialkatarrh, Asthma, Delirium tremens, ansteckenden Krankheiten, Epilepsie, zur Wundbehandlung, bei Magenbeschwerden, als Gegengift, bei Wassersucht oder Zahnschmerz verwendet wurden.

Auch im **Orvietan** war sie enthalten, einem aus 54 verschiedenen Kräutern zusammengesetzten Allheilmittel. Dieses Gemisch aus zum Teil giftigen Kräutern mit in Wein aufgelöstem Honig galt als Gegenmittel gegen alle Arten von Vergiftungen (z. B. nach kriminellen Taten, Pilzvergiftungen, Schlangen- oder Skorpionbissen etc., aber auch bei Pest, wo man von Giftbildung im Körper ausging), und war ein weithin angepriesenes Heilmittel. Es wurde, im Gegensatz zu Mithridat und Theriak, die ihre Ursprünge in der klassischen Antike hatten, erst ab dem Ende des 16. Jhdt.s hergestellt und verwendet und kam im 19. Jhdt. aus der Mode.

Meisterwurz kann man ähnlich einsetzen wie Engelwurz. Dank den ätherischen Ölen wirkt sie schleimlösend und erleichtert die Atmung. Die **antibakterielle Wirkung** hilft bei Bronchitis, bakteriellen Infektionen, schlecht heilenden Wunden oder Entzündungen. Du kannst einen Tee kochen oder sie als Tinktur verwenden. Wie bei allen stark wirksamen Heilkräutern sollte man nach sechs Wochen Daueranwendung eine Pause einlegen und einen anderen Tee mit ähnlicher Wirkung trinken. Durch die Pause werden eventuelle unerwünschte Langzeitwirkungen verhindert und die erwünschte Meisterwurzwirksamkeit bleibt erhalten. Auch Wein

• TIPP von der *Kräuterfee* •

MEISTERWURZTINKTUR

Fein geschnittene Meisterwurz in ein Glas mit Schraubdeckel geben, mit Doppelkorn oder Weingeist auffüllen und verschlossen 2–6 Wochen ziehen lassen. Dann abseihen und in eine dunkle Flasche abfüllen. Von dieser Tinktur nimmst du ein- bis dreimal täglich 10–50 Tropfen ein. Wenn einem die Tinktur zu konzentriert ist, kann man sie mit Wasser verdünnen.
Die Tinktur wird zur Stärkung der Verdauung verwendet und bei Erkältungskrankheiten. Wenn Beschwerden durch die Wechseljahre besonders frühzeitig einsetzen, kann Meisterwurztinktur sie lindern. Bei Zahnfleischbluten das Zahnfleisch mit der Tinktur abtupfen.

kann man mit Meisterwurz aufkochen und ihn gegen verdorbenen Magen einnehmen. Sie regt die Verdauung an und fördert die Gallensaftproduktion. Blähungen werden gelindert.

Die getrocknete Wurzel wird bei **Magenschmerzen**, **Verdauungsproblemen** und **Übelkeit** in kleinen Mengen gekaut. Dazu die Wurzeln mit einer Bürste waschen, in kleine Scheiben schneiden und an einem luftigen und schattigen Platz trocknen. Früher wurde eine getrocknete Wurzel als Anhänger getragen, um Krankheiten fernzuhalten und „um böse Geister zu vertreiben". In Tirol wurde zur Weihnachtszeit die Stube mit der „Wurzel" ausgeräuchert. Besonders in Gebirgsgegenden wird der „Ginseng der Alpen" auch zur Herstellung von Schnaps und Kräuterkäse verwendet.

Artischocke und Kohldistel

Cynara cardunculus und *Cirsium oleraceum*

Disteln sind nicht nur hervorragende Nektarpflanzen für Bienen, Hummeln und Schmetterlinge, sie sind auch vom Menschen wegen ihrer essbaren Pflanzenteile, wie Blätter, junge Stängel und Blüten, jahrhundertelang verwendet worden. Die bekannteste unter ihnen ist wohl die **Artischocke**, die schon im 15. Jhdt. als Essblume angebaut wurde. Sie gilt nicht zu Unrecht als Delikatesse.

Artischocken sind eine sehr vielseitige Heilpflanze. Schon die Ägypter priesen vor über 2.000 Jahren die heilende Wirkung bei Gallenblasenleiden und Verdauungsbeschwerden. Der in Artischocken enthaltene – inzwischen gut erforschte – Wirkstoff heißt **Cynarin**. Dieser Bitterstoff, der vorwiegend in ihren Blättern vorkommt, regt den Stoffwechsel von Leber und Galle an und wirkt somit appetitanregend. Artischocken sind reich an Kalium, Magnesium, Folsäure, Vitamin C und B_6, Eisen, Provitamin A und Vitamin B_1. Weiters enthalten sie wertvolle Flavonoide und Chinasäurederivate, welche die Gallentätigkeit anregen, den Cholesterinspiegel und die Blutfette senken. Das in Artischocken enthaltene Inulin wirkt günstig auf den Blutzuckerspiegel. Extrakte aus Artischocken lindern Verdauungsbeschwerden (z. B. bei Blähungen, Völlegefühl), regen den Gallenfluss an, verbessern die Fettverdauung, dienen dem Schutz und der Regeneration der Leber, fördern die Entgiftungsfunktion, schützen vor Arteriosklerose und helfen bei Übelkeit, Erbrechen und prämenstruellem Syndrom.

• WICHTIGES von der *Kräuterfee* •

GEGENANZEIGEN

Bei Gallensteinen, akutem Gallenverschluss oder einer Allergie gegen Korbblütler dürfen Artischocken weder gegessen noch als Tee zubereitet werden. Auch stillende Mütter sollten Artischocken meiden, da sie die Milchbildung hemmen.

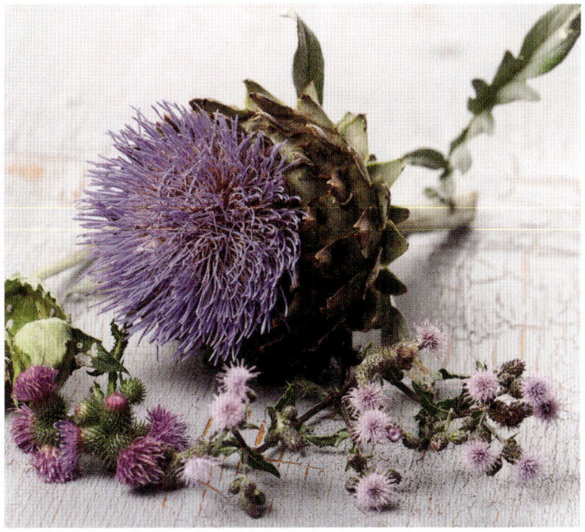

Artischockenblüte (© Mona Lorenz)

• TIPP von der *Kräuterfee* •

ARTISCHOCKENKOCHWASSER

Koch beim nächsten Mal den Artischockenstiel mit und trink das Kochwasser über den Tag verteilt (mit etwas Honig gesüßt). Das stärkt Leber, Galle und Nieren, weil sich die Bitter-, Schleim- und Gerbstoffe im Kochwasser lösen.

Aber auch **Kohldistel** (*Cirsium oleraceum*), **Gänsedistel** (*Sonchus asper*) sowie **Ackerkratzdistel** (*Cirsium arvense*) fanden und finden sowohl in der Heilkunde als auch in der Wildkräuterküche Verwendung. In slawischen Ländern, in Russland und Sibirien spielte die Kohldistel als Gemüsepflanze eine wichtige Rolle. In Japan wird sie als Kultur-

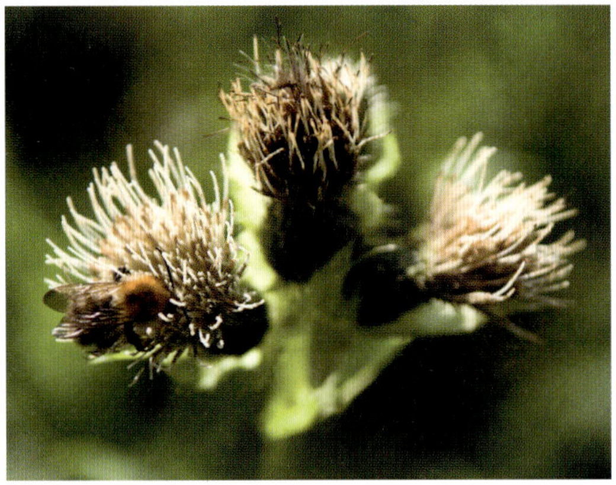

Kohldistelblüte (© Mona Lorenz)

gemüse angebaut. Sie ist ein Zeiger feuchter und gedüngter Standorte und wächst verbreitet in nassen Wiesen und an Bachrändern. Besonders eine Suppe aus Kohldistel fand im Alpenraum rege Verwendung zur Heuerntezeit, denn sie soll kurzfristig viel Energie verschaffen. Die Kohldistel ist die einzige Distel, die man als Laub essen kann, sie ist äußerst wohlschmeckend. Obwohl sie offiziell zu den Kratzdisteln gehört, sind ihre Blätter weich und mit zarten Stacheln versehen. Ihre großen Blätter wachsen aus einer bodenständigen Rosette. Sie sind charakteristisch gelappt, am Rand gesägt und ringsum nur ganz fein bestachelt. Die saftigen Böden der blassgelben Blüten erinnern auch im Geschmack ein wenig an Artischocken.

Sehr gut machen sich **Kohldistelblätter** in Kombination mit Melde oder Amarant als **Wildspinat** oder auch in klassischen Gemüseaufläufen. Ausgebacken in Bierteig sind Kohldistelblätter eine wahre Delikatesse.

Die **Blütenböden** können kurz vor der Blüte **wie Artischocken** zubereitet werden. Als Salatzutat schmeckt sie auch in rohem Zustand angenehm herb und vom Aroma her ein wenig nussig, fast walnussartig. In Italien wird die Kohldistel mit Tomaten als Minestrone zubereitet. Auch kann man aus der Kohldistel ein leckeres Soufflé bereiten. In der Volksmedizin wird die Pflanze innerlich bei Verdauungsschwäche, Kopfschmerzen, Gicht und Rheuma eingesetzt, auch soll sie eine beruhigende Wirkung bei Krämpfen der Muskulatur und bei Zahnschmerzen haben.

Gemeine Schafgarbe

Achillea millefolium

Wenn die Schafgarbe ihre rosaroten und weißen Scheindolden erblühen lässt, weiß ich, dass der Sommer da ist! Die Schafgarbe, auch „Heilalle-

• TIPP von der *Kräuterfee* •

SCHAFGARBE-ZINK-CREME BEI NEURODERMITIS UND SCHLECHT HEILENDEN WUNDEN

25 ml Schafgarbenölauszug
15 g Lanolin anhydrid
15 ml Wasser (oder Mineralwasser)
10 ml Schafgarbentinktur
10 Tropfen ätherisches Teebaumöl
5 g Zinkoxid-Pulver

Vermisch Öl (dazu Schafgarbenblüten mit gutem Öl übergießen – Verhältnis 1 bis 2 : 10, 3 Wochen stehen lassen und danach abseihen) und Lanolin in einem Glas zur Fettphase. Vermisch Wasser und die Schafgarbentinktur (dazu Blüten in ein dunkles Glas geben, mit medizinischem Alkohol übergießen – Verhältnis 2 : 10, 4 Wochen ziehen lassen und danach abseihen) in einem Glas zur Wasserphase.

Stell beide Gläser in ein heißes Wasserbad, bis die festen Bestandteile der Fettphase geschmolzen sind. Gieß die Wasserphase nach und nach unter ständigem Rühren in die Fettphase und rühre, bis dir fast der Arm abfällt! So lange, bis die Creme auf Handwärme abgekühlt ist. Ausnahmsweise ist diese Creme dann noch recht flüssig, aber das ändert sich noch.

Tropf das Teebaumöl unter ständigem Rühren in die Creme und rühre das Zinkpulver nach und nach unter. Füll die Creme in Salbentiegel, nach ein paar Stunden wird die Creme fest. Verschließ nun erst die Salbentiegel und beschrifte sie mit Inhalt und Datum.

welt", ist eines unserer wertvollsten Wiesenheilkräuter, das vor allem für die **Verdauungsorgane** und für **Frauenleiden** eingesetzt wird. Sie wurde der Legende nach schon im antiken Griechenland von Achilles zum Blutstillen eingesetzt, um sich und seine Soldaten vor den Trojanern zu schützen. Die Wirkung der Schafgarbe gilt gemeinhin als **beruhigend**, als Frischpflanzenauflage **blutstillend**, **entkrampfend** und **wundheilend**. Schafgarbenkraut soll zudem den Gallenfluss fördern, Fieber senken und als Diuretikum dienen.

Sehr häufig wird die Schafgarbe als Tee verabreicht, um ihre positive Wirkung optimal nutzen zu können. Beliebt neben klassischem Schafgarbentee ist **Schafgarben-Frauenmantel-Tee**. Diese Kombination kann eine noch positivere Wirkung auf negative Schwangerschaftserscheinungen und Menstruationsstörungen haben. Eine besonders wohltuende Wirkung bei Menstruationsstörungen haben Schafgarbenumschläge, die ebenso wie Kompressen in heißem Tee getränkt werden. Wohltuend ist auch ein Sitzbad mit Schafgarbe, insbesondere bei Darmerkrankungen, aber auch bei Krämpfen aller Art. Ebenso besteht die Möglichkeit, die Pflanze roh zu essen, wobei der Geschmack als bitter gilt. Im Kräutersalz ist dies nicht auffällig.

Die Schafgarbe wird gerne als Creme oder Ölauszug zur Hautpflege angewandt, es ist problemlos möglich, Schafgarbencreme selbst herzustellen und so etwa im Rahmen einer Körpermassage die positive Wirkung der Pflanze zu spüren. Besonders hervorgetan hat sich in ihrer Heilkraft eine Kombination mit Schafgarbe und Zink.

STIMMIGE REZEPTE

mit Speisen, Getränken, Kräuterkosmetik und Hausmitteln besonders aus der Frauenheilkunde

Engelwurzwein

60 g frische Engelwurzsamen oder feingeschnittene Engelwurzwurzel
1 l trockener Weißwein
2 g Anissamen

Die Samen oder Wurzeln mit dem Wein ansetzen. Nach 2 Tagen die Anissamen hinzufügen und wieder 2 Tage stehen lassen. Dann abseihen. Jeden zweiten Tag 1 EL hilft gut gegen Verdauungsbeschwerden.

Engelwurzwein nach Kräuterfeenart

Ein verdauungsförderndes Tränklein ergibt sich, wenn du 1 Wurzel von Engelwurz und 3 von Nelkenwurz in 1 l erwärmtem Rotwein mit einigen Zimtnelken und etwas Honig 2 Wochen ziehen lässt. Ein kleines Gläschen davon wirkt wärmend und verdauungsstärkend.

Engelwurztee

1 TL zerkleinerte Engelwurzwurzel
1 Tasse Wasser

Gib die zerkleinerten Wurzeln in kaltes Wasser, lass sie kurz aufkochen und etwa 10 Min. ziehen. Lauwarm 30 Min. vor dem Essen trinken. Hilft bei Verdauungsbeschwerden, Blähungen und Appetitlosigkeit.

Engelwurz-Carminativum

Ein Carminativum ist eine Kräutertinktur, die aus blähungswidrigen Kräutern besteht und die Blähungen lindern kann.

10 g Fenchel
je 6 g Anis, Kümmel, Angelicawurzel und Liebstöckelwurzel
4 g Pfefferminzblätter
2 g Kamillenblüten
120 ml Alkohol (40 Vol.-%)

Die Kräuter, Samen und Wurzelstücke abwiegen und zerkleinern oder in einem Mörser zerstoßen, damit sie ihre Inhaltsstoffe abgeben, und so in ein Glas mit Schraubverschluss füllen, dass dieses halb voll ist, damit noch Platz für den Schnaps bleibt und die Kräuter quellen können.

Gieß den Alkohol über die Kräuter, verschließ das Glas und lass es an einem warmen Ort 2 bis 6 Wochen ziehen, dann die Tinktur abfiltern. Gieß dazu die Flüssigkeit durch ein Sieb und filtere sie anschließend durch einen Kaffeefilter. Danach in eine dunkle Flasche füllen und gut verschließen.

Gut anwendbar ist das Engelwurz-Carminativum, wenn es aus Tropferfläschchen mit 10–15 ml Fassungsvermögen herausgetropft wird.

Verwendungstipp der Kräuterfee

Man kann die Tinktur bei akuten Blähungen stündlich einnehmen oder auch vorbeugend vor schweren Mahlzeiten. Sie schmeckt würzig nach Anis und Fenchel und leicht süß. Pro Einnahme werden 15–30 Tropfen mit etwas Wasser gemischt.

Für Kinder ab dem Schulalter sollte man nur etwa 10 Tropfen verwenden und die Tinktur in einen Kräutertee, z. B. Fenchel- oder Minzetee, tropfen. Für kleinere Kinder ist die Tinktur aufgrund des Alkoholgehaltes nicht geeignet.

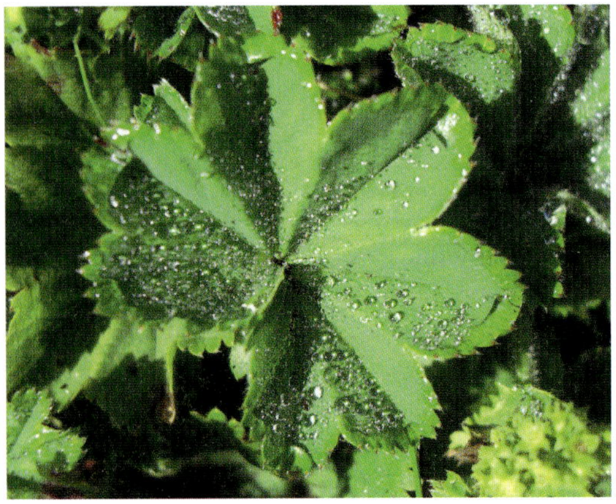

Frauenmantel *(© Renate Fuchs-Haberl)*

Frauenkraft-Blütencreme

Das Geheimnis dieser Creme liegt darin, dass die in ihr enthaltenen Blüten seit Urzeiten von Frauen genutzt wurden und so eine enge Verbindung zwischen uns und ihnen besteht. Du kannst die Creme als reine Pflegecreme für alle Hautstellen, auch für Brust und Schleimhäute, aber auch zur energetischen Stärkung verwenden, indem du sie auf Fußsohlen und Solarplexus aufträgst.

5 EL Engelwurzsamen
je 1 Handvoll Gundelrebe und Engelwurzblätter
2 Handvoll gemischte Blüten von Ringelblume, Nachtkerze und Schafgarbe
500 ml kaltgepresstes Olivenöl
1 EL Lanolin
etwas Bienenwachs zum Aushärten

Zerstoß die Engelwurzsamen, lass sie mit den anderen Pflanzen und Blüten in zimmerwarmem Öl 2 Wochen an einem warmen Platz ziehen, dabei immer gut schütteln. Dann das Öl abseihen und die Kräuter auspressen.

Erwärme das Öl, schmilz das Lanolin darin auf kleiner Flamme und härte mit Wachs nach gewünschter Festigkeit aus. Zum Schluss noch warm in saubere Cremetöpfchen abfüllen.

Verwendungstipp der Kräuterfee

Nach dem Waschen, Duschen oder vor dem Schlafengehen damit einreiben. Macht die Haut schön weich und geschmeidig, rissige Stellen werden geglättet.

Frauen-Sommertee

Misch Schafgarbenblüten und -blättchen, Frauenmantelblüten und -blätter, Rosenblüten, Himbeerblätter, Spitzwegerich und Gundelrebe zu gleichen Teilen und lass die Kräuter an einem schattigen Ort gut trocknen. Für eine Teezubereitung verwendest du 2 EL der Mischung auf 250 ml heißes – keinesfalls kochendes – Wasser, 15 Min. ziehen lassen und genießen!

Der Frauen-Sommertee kann natürlich auch im Winter genossen werden, er heißt so, weil er den Sommer mit seinen duftenden Pflanzen gut eingefangen hat …

Couscoussalat mit Nachtkerzenblüten

350 ml Gemüsebrühe
500 g Couscous
1 kleiner Zucchino
200 g Champignons
je 1 roter und gelber Paprika
2 Knoblauchzehen
etwa 8 EL gutes Olivenöl
Salz und Pfeffer
1 schöner Strauß Gartenkräuter aus Melisse, Schnittlauch, Petersilie, Bohnenkraut und Oregano
2 Handvoll Nachtkerzenblüten

Erhitze die Gemüsebrühe, rühre den Couscous ein und lass ihn 15 Min. quellen. Wasch das Gemüse, würfle es fein und brate es nacheinander im Olivenöl an, jeweils salzen. Den Couscous locker mit den Fingern durchmischen, sodass er wieder schön rieselt.

Meng das gebratene Gemüse unter den Couscous, gib 3 EL Olivenöl und die fein gehackten Kräuter darüber und schmeck den Salat ab. Ganz zum Schluss die frisch gepflückten Nachtkerzenblüten unter den Salat heben.

Meisterwurzwein

Dieser Wein ist ein Universalmittel bei Fieber und „fieberartigen Erkrankungen". Gib dazu 1 EL kleingeschnittene Meisterwurz in eine Tasse und gieß mit so viel Wein (ca. ½ Tasse) auf, bis die Wurzeln gut bedeckt sind und noch quellen können. Über Nacht stehen lassen. Am Morgen nochmals 5 EL Wein zugeben und den Ansatz abseihen.

Den Meisterwurzwein jeweils vor den Mahlzeiten einnehmen und wenn möglich aufbrauchen.

Rezepttipp der *Kräuterfee*

Dieser Fieberwein muss jeden Tag frisch zubereitet werden. Den Meisterwurzwein in leichten Fällen drei Tage, in schweren Fällen fünf Tage lang trinken.

Meisterwurzkur

Die Meisterwurzkur hat sich bei Nebenhöhlenentzündungen und hartnäckiger Bronchitis bewährt. Auch bei Akne und Allergien nimmt man das Mittel auf folgende Art ein:
5 Tage einnehmen, 5 Tage Pause,
3 Tage einnehmen, 3 Tage Pause,
1 Tag einnehmen, 1 Tag Pause, 3 Tage einnehmen, 3 Tage Pause und 5 Tage einnehmen.

In hartnäckigen Fällen dieses Auf und Ab von 5 – 3 – 1 wiederholen.

Schmerzcreme

Um eine **Salbe** zu kochen, brauchst du nichts weiter als ein paar Küchenzutaten:

gutes Pflanzenöl in Bioqualität, ich nehme gerne Olivenöl oder Mandelöl

Härter für die Creme, damit sie nicht flüssig bleibt, ich verwende Bienenwachs oder Kakaobutter

Pflanzen, die du verarbeiten möchtest, frisch, getrocknet oder als Tinktur angesetzt

In **Heilsalben** gebe ich noch etwas Lanolin, das auf der Haut einen Wärmefilm bildet, auch ätherische Öle können nach Wunsch und Wirkung beigefügt werden. Dabei ist zu beachten, dass die Crememischung mit ätherischen Ölen noch einige Wochen reifen muss, um ihren Duft und ihre Wirkung zu entfalten.

Für eine **kühlende Schmerzcreme** verwende ich Holunderblatt, Spitzwegerich, Brennnesselblätter und -samen, Olivenöl und Bienenwachs zum Aushärten. Im Notfall kann in die aus diesen Zutaten fertig gekochte Creme Beinwellwurzel frisch hineingerieben werden, um eine Akutbehandlung zu ermöglichen. Auf 500 ml Olivenöl kommen je 1 Handvoll kleingeschnittene Spitzwegerich-, Holunder- und Brennnesselblätter und 6 EL gemörserte Brennnesselsamen, die alle in das erwärmte Öl eingelegt werden. Diese Mischung zugedeckt 1 Tag stehen lassen, nochmals erwärmen, abfiltern und gut auspressen.

Den Ölauszug erwärmst du nochmals und versetzt ihn mit so viel Bienenwachs, dass es eine streichfähige, aber feste Creme ergibt. Füge 5 Tropfen Minzöl und 5 Tropfen Thymianöl bei, rühre gut um und füll die Mischung in Cremetöpfchen. Im akuten Verletzungsfall öffnest du so ein Töpfchen und mischst die Creme mit einer frisch ausgegrabenen, trocken gebürsteten und dann fein geriebenen Beinwellwurzel (wie Kren reiben), dann kannst du die so entstandene Mischung auf die verletzte Stelle auftragen und mit einem Verband einwickeln.

Sommerkissen mit Minze, Wiesenlabkraut und Mädesüß

Dieses Kissen ist eine Wohltat bei sommerlichen Temperaturen, weil es erfrischt, einen klaren Kopf macht und dabei doch bezaubert …

Sammle Minze, Wiesenlabkraut und Mädesüß samt Blüten und füll die gut getrockneten, von harten Stängeln und Pflanzenteilen befreiten Kräuter in einen Kissenbezug, wobei das Wiesenlabkraut den Hauptteil ausmachen und auch nicht zerteilt das Innenleben als Kern des Kissens bilden sollte.

Blütensirup gegen Husten

1 l Wasser
1 kg Zucker
je 1 große Handvoll Malvenblüten, Königskerzenblüten, Spitzwegerich, Salbei, Rosenblüten und Thymian
10 Bio-Zitronen

Koch das Wasser mit dem Zucker auf und leg die Kräuter und die in Scheiben geschnittenen Zitronen in den heißen Sirup ein, rühre kräftig durch, bedecke den Topf und lass die Mischung 2–3 Tage ziehen. Dann den Sirup durch ein Sieb schütten, die Kräuter gut auspressen, den Sirup nochmals aufkochen und heiß in saubere Flaschen füllen.

Verdünne den Heilkräutersirup mit warmem oder kaltem Wasser zu einem leicht süßen Getränk und trink in der kalten Jahreszeit immer wieder ein Glas davon.

Verwendungstipp der *Kräuterfee*

Der Blütensirup eignet sich gut zum Süßen von Tee, er kann aber auch löffelweise pur bei Erkältungskrankheiten verabreicht werden.

Kinderwunschtee

50 g Frauenmantel
50 g Johanniskraut
50 g Labkraut
50 g Schafgarbenkraut
10 g Weiße Taubnessel
50 g Storchenschnabelkraut
50 g Steinkleekraut

3 EL Teemischung mit 1 l heißem Wasser übergießen und 7–10 Min. zugedeckt ziehen lassen.

Am besten bereitest du ihn gleich morgens zu und trinkst ihn nach dem Abseihen über den Tag verteilt aus einer Thermoskanne.

Frauentee

Brennnesselblätter, Schafgarbenblüten und Ringelblumen zu gleichen Teilen mischen und trocknen. Vom Frauentee nimmst du 1 TL pro Tasse, mit heißem Wasser aufgießen und 15 Min. ziehen lassen.

Schlaf-Gut-Tee

je 1 Teil Hopfen, Baldrian, Lavendel und Melisse, gut gemischt

Gieß 1 TL mit 250 ml heißem Wasser auf und lass den Tee 10 Min. ziehen. Trink ihn gerne mit Honig gesüßt und entspann dich. So sorgt dieser Tee für eine geruhsame Nacht.

Artischockentorte mit Kohldistel und Distelblüten

Rezept von Jean-Marie Dumaine
ergibt 8 Portionen

Dieses unglaubliche Rezept kann ich dir einfach nicht vorenthalten!

4 Artischocken
Saft von ½ Zitrone

für die Kohldistelfüllung
200 g Kohldisteln
1 Msp. Natron
1 Lauchzwiebel, fein gehackt
je 1 EL Sojasauce, Weinessig, Honig
1 TL Sesam, geröstet
1 TL Distelöl

für die Artischockenmousse
2 Artischockenböden (200 g), püriert
je 2 EL Distelöl und Weinessig
1 TL Honig • 2 g Agar-Agar
100 ml Obers, steif geschlagen
Meersalz, Pfeffer aus der Mühle

für das Kohldistelgelee
200 ml Kohldistelbrühe (Blanchierwasser)
50 ml Weißwein
1 Schalotte, klein geschnitten
1 Knoblauchzehe, fein gehackt
2 g Agar-Agar
Meersalz
8 Scheiben Toastbrot
4 EL Distelöl
16 Distelblüten

Spüle die Artischocken sorgfältig mit kaltem Wasser. Brich die Stiele ab und entferne die Blätter eines nach dem anderen. Reiß die mittleren, kleinen Artischockenblätter heraus und kratz das Herz mit einem Löffel heraus. Misch Wasser und Zitronensaft in einer Schüssel und leg die Artischockenböden sofort hinein. Gare sie im Siebeinsatz über Dampf je nach Dicke 10–20 Min. und stell sie beiseite.

Für die Füllung blanchierst du die Kohldisteln kurz unter Zugabe von Natron, dann abtropfen lassen und hacken. Das Blanchierwasser beiseitestellen. Vermisch die Kohldisteln mit allen anderen Zutaten.

Für die Artischockenmousse vermischst du die pürierten Artischockenböden in einem Topf mit Distelöl, Essig, Honig und Agar-Agar und lässt sie 2 Min. kochen. Etwas abkühlen lassen, dann das steif geschlagene Obers unterheben. Mit Salz und Pfeffer abschmecken.

Für das Kohldistelgelee kochst du die beiseitegestellte Kohldistelbrühe mit Weißwein, Schalotte und Knoblauch kurz auf, gießt sie durch ein Sieb in einen Topf und lässt sie abkühlen. Das Agar-Agar und etwas Salz daruntermischen und nochmals 2 Min. kochen, dann abkühlen lassen. Die Toastbrotscheiben diagonal halbieren und an den äußeren Ecken so abrunden, dass sie genau in die Springform von 24 cm Durchmesser passen. Die Toastbrotscheiben im heißen Distelöl goldbraun braten.

Leg den Boden der Springform mit den Toastbrotscheiben aus, verteile die Kohldistelfüllung darauf und drück sie fest an. Verteile die Artischockenmousse auf der Füllung und lass sie fest werden. Schneide die zwei beiseitegestellten, gegarten Artischockenböden in Scheiben und belege die Mousseschicht damit. Das Kohldistelgelee darüber verteilen und mit den Distelblüten bestreuen. Die Torte über Nacht im Kühlschrank fest werden lassen.

Mit Hagebuttensauce oder Sauerrahmdip servieren. Ich persönlich dekoriere diese Torte sehr gerne mit Malvenblüten und Kerbel.

Lavendel-Dost-Blütentinktur

5 g Lavendelblüten und -blättchen
1 Handvoll Dostblüten
100 ml medizinischer Alkohol, 70 Vol.-%

Du kannst zur Herstellung der Lavendel-Dost-Tinktur die frischen Blättchen, Blüten oder beides nehmen.

Füll die – am besten blühenden – Kräuter in ein dunkles Glas mit breiter Öffnung und gieß den Alkohol darüber. Stell das Glas gut verschlossen

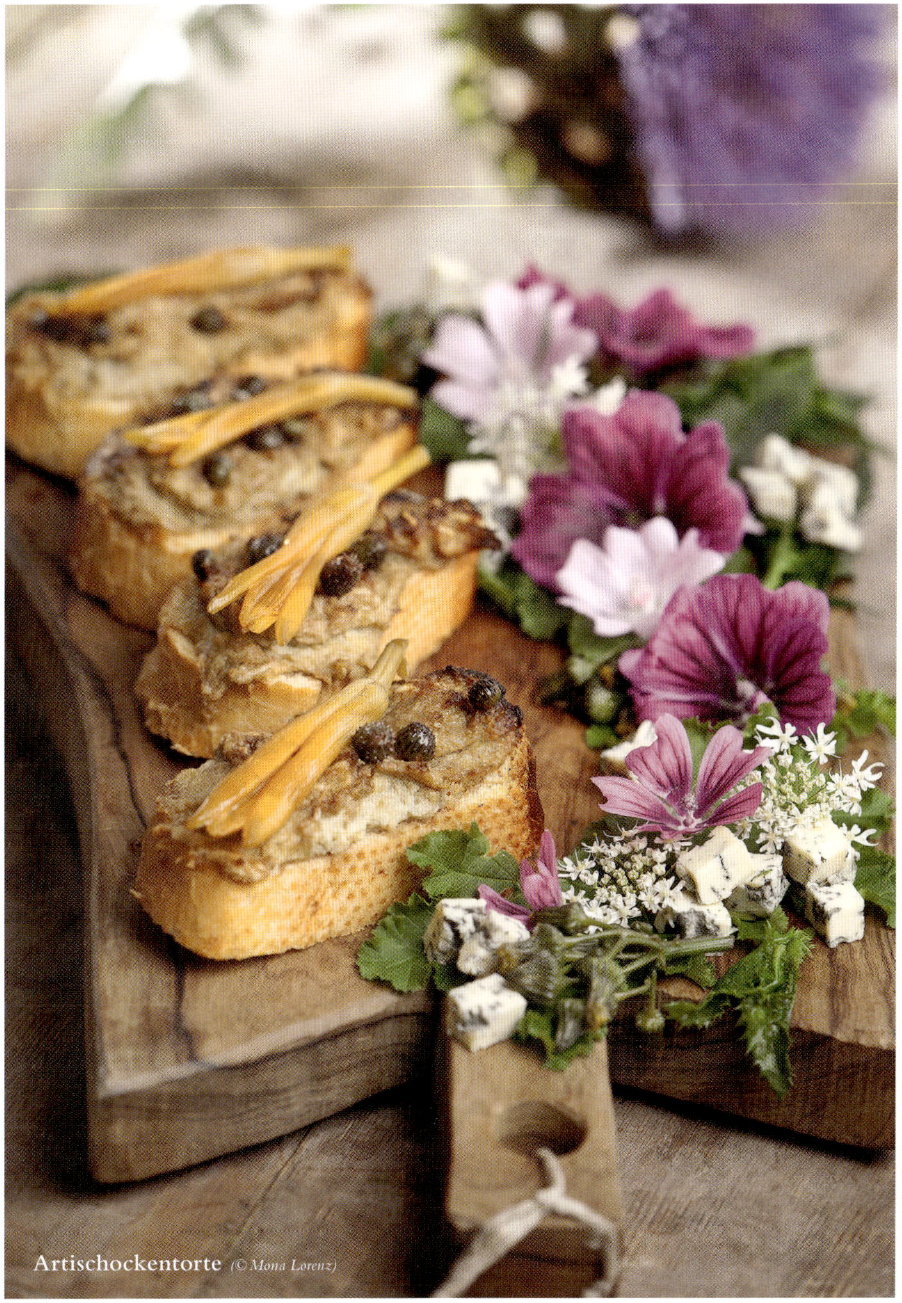

Artischockentorte *(© Mona Lorenz)*

an einen warmen Ort und lass den Ansatz 4 Wochen ziehen. Seih die fertige Tinktur ab und filtere sie durch ein sehr feines Sieb. In dunkle, kleine Fläschchen gefüllt lässt sie sich gut aufbewahren.

Verwendungstipp der *Kräuterfee*

Lavendel-Dost- Blütentinktur brauchst du als Zutat für den Winterbalsam (S. 177), sie erfüllt aber auch in der Hausapotheke ihren Zweck: als nervenstärkendes, beruhigendes Einreibungsmittel, gegen müde Füße und Beine, bei Zerrungen und Gliederschmerzen. Einige Tropfen in ein Fußbad gegeben, wirken sehr wohltuend bei Ruhelosigkeit und Schlafstörungen.

Sommerkräuter-Gesichtspeeling

Das Peeling regt die Mikrozirkulation der Haut an und macht sie zart und geschmeidig.

1 TL frische, fein gehackte Sommerkräuter wie Salbei, Rosmarin, Minze und Thymian
3 EL Weizenkleie
2 EL gemahlene Mandeln
1–2 EL Naturjoghurt

Verrühre alle Zutaten zu einer cremigen Paste. Trage diese auf das feuchte, gereinigte Gesicht auf und lass sie kurz antrocknen. Massiere sie mit kreisförmigen Bewegungen in die Haut ein und nimm sie später mit einem feuchten Tuch ab.

Schafgarbenbadesalz

getrocknete Lavendelblüten
getrocknete Schafgarbenblüten
feines und grobes Meersalz

Reble den Lavendel von den Stängeln ab und zerteile die Schafgarbe mit der Schere in Einzelblüten. Die Blüten abwechselnd mit feinem und grobem Salz in etwa 1 cm dicken Schichten in ein großes Glas füllen. Wenn es randvoll ist, sollte es zu ⅔ mit Salz und zu ⅓ mit Blüten gefüllt sein. Verschließen und 6 Wochen ruhen lassen.

Verwendungstipp der *Kräuterfee*

1 knappe oder ganze Handvoll Salz in das 36–38 °C warme Badewasser streuen und gut in der Wanne verteilen.

DAS BRAUCHTUM DIESER ZEIT UND DIE URSPRÜNGLICHE BEDEUTUNG DAHINTER

In eindrücklicher Art und Weise lebt die alte Schnitteringöttin in der heiligen Notburga fort. Am Hochaltar von Eben am Achensee in Tirol empfängt sie uns in ihrer Gestalt der Tödin als lebensgroße Ganzkörperreliquie, die Sichel in der Hand, eingehüllt in wertvolle Gewänder. Wie einst die germanische Göttin Nerthus zieht sie mit ihrem Kuh- oder Ochsenwagen durch den sich teilenden Inn, über den Kasbachgraben hinauf zum Achensee.

Ihre Attribute sind neben der Sichel die geraffte Schürze mit Ähren und Broten darin. Im Südtiroler Meransen im Pustertal trägt sie die Brote in einem Korb. Sowohl Schürze als auch Korb sind wiederum Symbole für den fruchtbaren, lebensschenkenden Schoß der Erde. So trägt Notburga den Tod und das Leben in ihren Händen, ähnlich wie Frau Percht mit ihrer Schere und der Kraxn.

Urmutter Anna feiert im Kirchenkalender am 26. Juli ihr heiliges Fest. Sie begegnet uns bis heute in den vielen Anna-Kirchen, die auf die Plätze der schwarzen Göttin gebaut wurden. Auch in der dreifachen Gestalt der

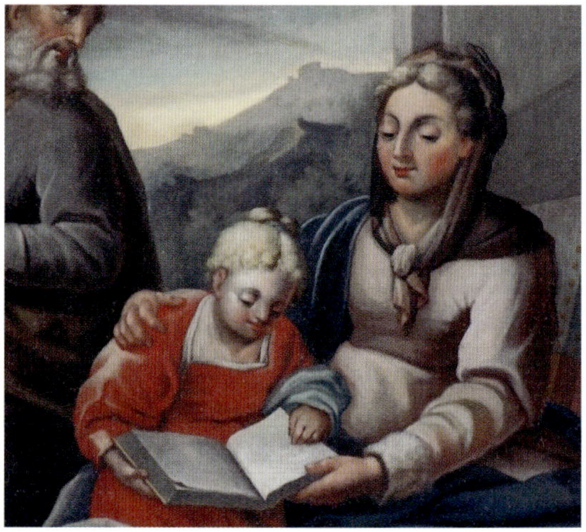

Anna lehrt Maria das Wissen.
(© Renate Fuchs-Haberl)

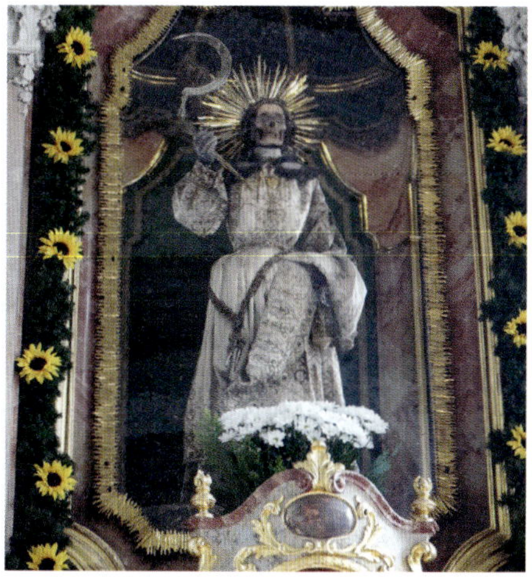

Notburga am Hochaltar von Eben
(© Renate Fuchs-Haberl)

Anna-Selbdritt verkörpert sie die Alte, die Weise. Sie lehrt ihre Tochter Maria das Lesen, gibt damit das alte Frauenwissen an die junge Frau weiter. Bis in die Neuzeit hinein war vielen Mädchen und Frauen der Zugang zu Bildung verwehrt gewesen. Das in Kirchen immer wieder anzutreffende Bild von Anna mit dem Buch und der kleinen Maria an ihrer Seite ist damit ein Zeugnis der weiblichen Kulturgeschichte. Darin spiegelt sich die Tatsache, dass es Frauen wie die Ursulinen waren, die das Recht auf Bildung für Mädchen erkämpft und praktisch umgesetzt haben.

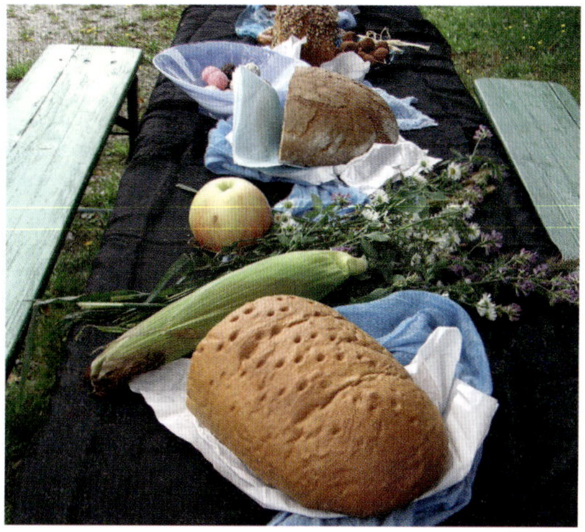

Tisch der Schnitterinnen *(© Renate Fuchs-Haberl)*

SCHNITTERINRITUAL: „EIN KLARER SCHNITT"

Manchmal kommt die Schnitterin mit ihrer Sichel unerwartet in dein Leben. Beim genaueren Hinschauen erkennst du vielleicht die Zeichen, mit welchen sie dir ihren Besuch angekündigt hatte. Überall dort, wo du zögerst, dir der Mut fehlt für einen klaren Schnitt, begleitet und unterstützt dich die Schnitterin mit ihrer Konsequenz und Klarheit beim bewussten Loslassen und Verabschieden.

Du kannst die Kraft der Schnitterin mit ihrer Energie gedanklich in dein Leben rufen. Weit mehr Wirkkraft entfaltet das Schnitterinritual allerdings, wenn du die Sichel tatsächlich in deine Hand nimmst, um damit das zu schneiden, was fällig, vielleicht überfällig ist. Trenne damit in deinem Leben die Spreu vom Weizen, setze dort Grenzen, wo sie für dich wichtig und nötig sind. Triff klare Entscheidungen und gewinn neue Erkenntnisse für dich und deinen weiteren Weg. Löse dich bewusst von jenen Strukturen, Vorgaben, Lebensbereichen und Menschen, die dir nicht guttun.

Rufe und fühle dabei die heilende Wasserkraft der Schnitterinzeit, welche den Schmerz und die Trauer ins Abfließen, ins Rausfließen, ins Wegfließen, ins Weiterfließen bringt. Dieses Ritual eignet sich auch für Lebensphasen, die noch nicht wirklich zu einem guten Ende gekommen sind. Unverarbeitete Trennungen und nicht wirklich vollzogene Abschiede binden deine Energie. Befreie diese durch den rituellen Schnitt und fließe damit weiter mit dem Strom deines Lebens.

… setze klare Schnitte!

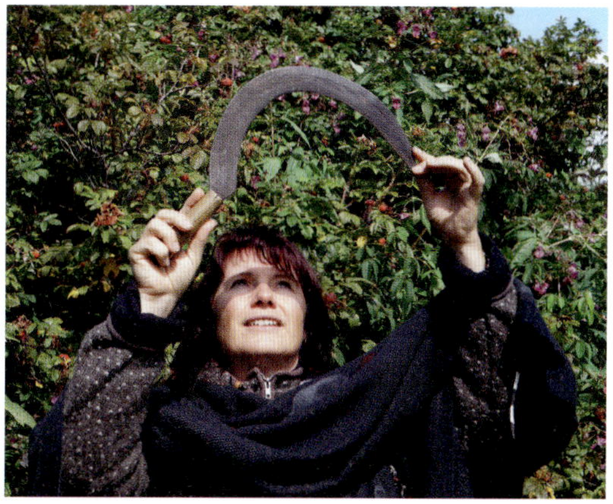

Schnitterinritual *(© Lisa Fuchs)*

DIE KRAFT DER ELEMENTE

Das Element Wasser begleitet uns durch die Zeit der Schnitterin und der Herbst-Tagundnachtgleiche. Im kühlen Nass finden wir Abkühlung in den heißen Augusttagen. Mit den spürbar kürzer werdenden Tagen beginnt die Zeit, wo uns morgens der Tau auf den Wiesen empfängt und die Nebel auf den Flüssen und in den Tälern immer länger brauchen, um sich zu erheben. Die Früchte der Erde reifen in diesem Wechselspiel von Sonne und Wasser. Wasser transformiert, weicht auf, bringt ins Fließen. Die Heilung wird der Wasserkraft zugeordnet, auch die Mondin steht für das Wasser des Herbstes.

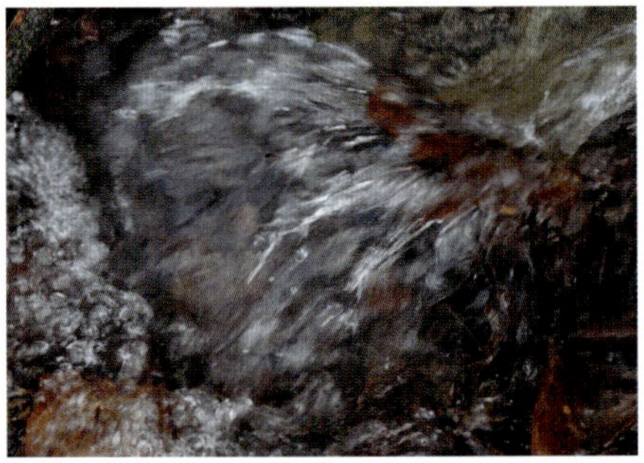

(© Renate Fuchs-Haberl)

SCHNITTERIN-FESTMENÜ

Butterbrot mit Heilkräutersalz und frischen Kräutern und Blüten

Bestreiche frisches Bauernbrot dick mit guter Butter oder Ghee, bestreue es mit Kräutersalz und frischen, fein geschnittenen Kräutern, obenauf kommen frische Blüten im Ganzen.

Sommerfrüchteaperitif

500 g Erdbeeren, süß, reif und frisch
je 250 g Pfirsiche und Schwarze Johannisbeeren
200 ml Wodka
2 Flaschen Sekt
1 Flasche lieblicher Weißwein
1 Sträußchen frische Minze
50 g Zucker
Eiswürfel
1 Handvoll bunte Malvenblüten

Wasch und putz die Erdbeeren gründlich und halbiere oder viertle sie. Gib sie in ein Bowlegefäß und zuckere sie großzügig. Gib die in Spalten geschnittenen Pfirsiche (samt Schale wegen des Aromas!) und die abgezupften Johannisbeeren hinzu. Nach ca. 15 Min. umrühren und danach Wodka und Wein dazugießen, sodass die Früchte davon bedeckt sind. Nach Belieben frische Minzeblätter dazugeben. Mindestens 5 Std. im Kühlschrank gut durchziehen lassen.

Wenn die Party startet, gießt du den gut gekühlten Sekt dazu, gibst die Eiswürfel hinzu und streust die frischen Malvenblüten darüber.

Blütensalat mit Schafkäse

ergibt 8 Portionen

1 Handstrauß roter Mangold, in 5 cm lange Stücke geteilt
1 Handvoll Champignons, halbiert
10 mittelgroße Feigen
etwas Öl
½ Eiskopfsalat
250 g Feta-Käse
3 EL fein gehackte Sommerkräuter (Basilikum, Schnittlauch, Petersilie)
je 1 Handvoll Blüten von Taglilie, Borretsch und Malve

für das Dressing
1 EL grober Senf
1 Prise Kräutersalz
1 EL Zitronensaft
5 EL Olivenöl
4 EL fein gehackte Sommerkräuter (Basilikum, Schnittlauch, Petersilie)
Pfeffer nach Geschmack

Röste die Mangoldstücke, Champignons und Feigen einige Minuten im heißen Öl bissfest, wasch den Salatkopf und teile ihn in mundgerechte Stücke und arrangiere alles schichtweise auf einem großen Servierteller. Schneide den Feta in Stückchen, aromatisiere ihn mit den Kräutern und verteile ihn auf dem Salat, zum Schluss die Blüten darüberstreuen und mit dem Salatdressing beträufeln. Dazu einfach alle o. g. Zutaten miteinander verquirlen.

Serviere den Salat umgehend, damit die Blüten schön frisch sind!

Pilze-Kräuter-Toast

ergibt 8 Portionen

3 Handvoll Schopftintlinge, Champignons oder Eierschwammerln
1 kleine Zwiebel
etwas Öl und Butter zum Braten
Salz
2 EL Kartoffelstärke
4 EL Crème fraîche
1 Bündchen Petersilie
6 EL fein geschnittene Kräuter: Estragon, Rosmarin und Dost
Butter, um die Toastbrote zu bestreichen
8 Toastbrote

Röste die geputzten, nudelig geschnittenen Pilze mit der fein gehackten Zwiebel im Öl-Butter-Gemisch goldbraun, salze und lass die Pilze zugedeckt 15 Min. garen. Den Deckel öffnen, damit die entstandene Kochflüssigkeit verdampft. Sobald sich die Kochflüssigkeit auf die Hälfte reduziert hat, das Kartoffelstärkepulver mit der Crème fraîche klümpchenfrei anrühren und in die Sauce einrühren. Mit der gehackten Petersilie verfeinern und warm stellen.

Stell aus den gehackten Kräutern, der Butter und etwas Salz eine Kräuterbutter her, bestreiche die Toastbrote auf beiden Seiten damit, leg sie auf ein Backblech und back sie im vorgeheizten Rohr bei 180 °C goldbraun.

Dann die Schwammerlsauce auf die Toasts geben, zum Nachziehen noch 5 Min. ins heiße Rohr stellen.

Brombeer-Grießflammeri mit Beerensorbet aus dem Smoothiemixer

für den Grießflammeri

400 ml Milch
40 g Staubzucker
60 g Grieß
3 Blätter Gelatine oder pflanzliches Geliermittel
150 g Obers

für den Brombeerspiegel

200 g Brombeeren
2 EL Zucker
1 EL Zitronensaft
Zitronenmelissenblätter

für das Beerensorbet

100 g Zucker
500 g Beerenmischung, tiefgefroren
100 ml Orangensaft

Koch Milch und Zucker auf, koch den Grieß ein, rühr die kalt eingeweichte Gelatine unter und lass die Mischung überkühlen, schließlich das geschlagene Obers unterheben.

Spüle Silikonförmchen mit Wasser aus und fülle sie mit der Grießmasse. Einige Stunden kalt stellen.

Für das Sorbet gibst du Zucker in den Mixtopf des Smoothiemixers und mahlst ihn 10 Sek. auf Stufe 10 zu Puderzucker, gib dann die Beerenmischung und den Orangensaft dazu und verarbeite die Masse 30 Sek. bei Stufe 9 unter Zuhilfenahme des Spatels zu einem Sorbet.

Püriere und zuckere die Brombeeren, schmecke mit Zitronensaft ab, verteile die Fruchtsauce auf Portionstellern, stürze jeweils einen Grieß-

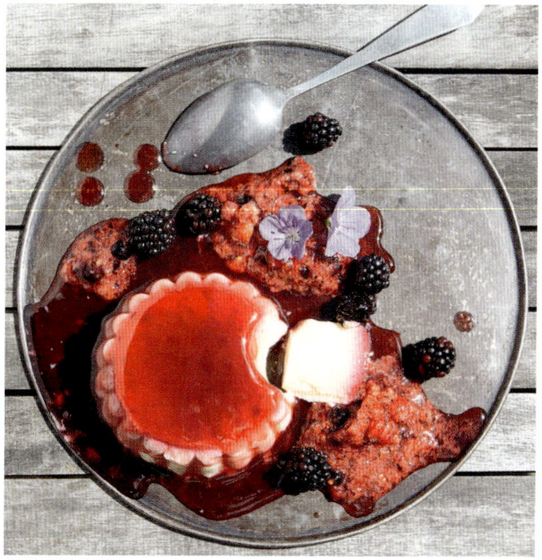

(© Heidi Fröhlich)

flammeri in den Fruchtspiegel und gib zwei Löffel Sorbet dazu. Garniere mit Zitronenmelissenblättern.

Sommerlicher Minze-Zitronenverbenen-Tee

je 1 Sträußchen Minze und Zitronenverbene
Honig
3 Bio-Limetten
2 Handvoll frische Rosenblüten

Gieß die Kräuter mit heißem Wasser auf und bereite einen intensiven Tee zu, der schön dunkelgrün gefärbt ist, süße mit Honig und gib die in Scheiben geschnittenen Limetten und die Rosenblüten dazu. Halte den Tee warm und serviere ihn zu später Stunde in hohen Teegläsern, in denen je 1 Zweiglein Minze steht.

(alle: © Renate Fuchs-Haberl)

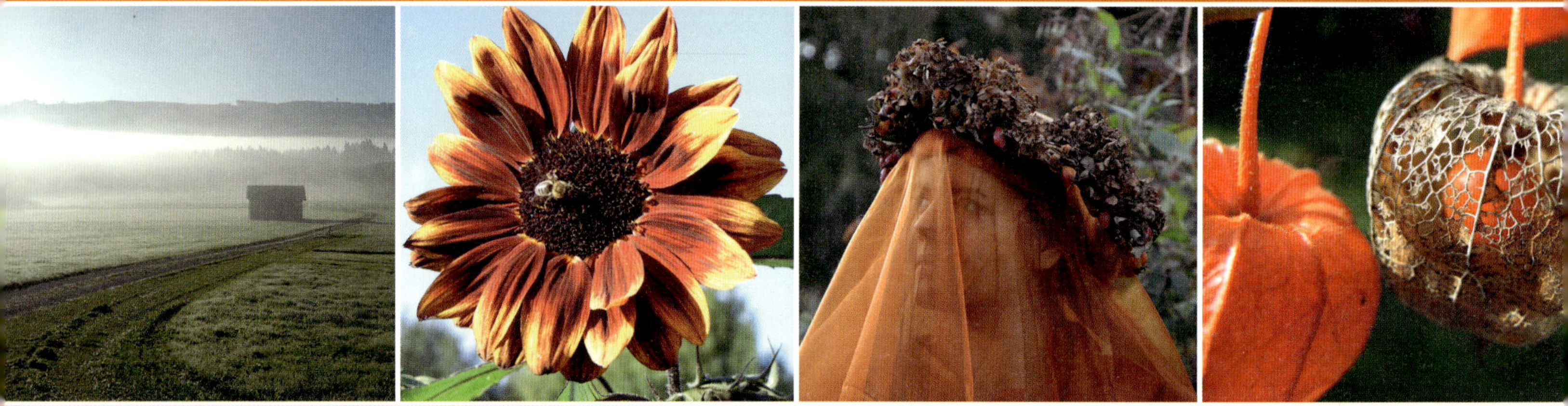

Herbst-Tagundnachtgleiche

22.–23. September

ERSCHEINUNG, QUALITÄT UND CHARAKTER DER ZEIT

DIE ERSCHEINUNG DER ERDE

Die Erde kleidet sich in dieser Zeit in Orange. Millionen Blätter wandeln sich in die verschiedensten Orangetöne, Wälder leuchten unter den Strahlen der Herbstsonne wie ein orangefarbenes Flammenmeer. Die Kürbisse auf den Feldern reifen heran und setzen orangefarbene Punkte in die Erde.

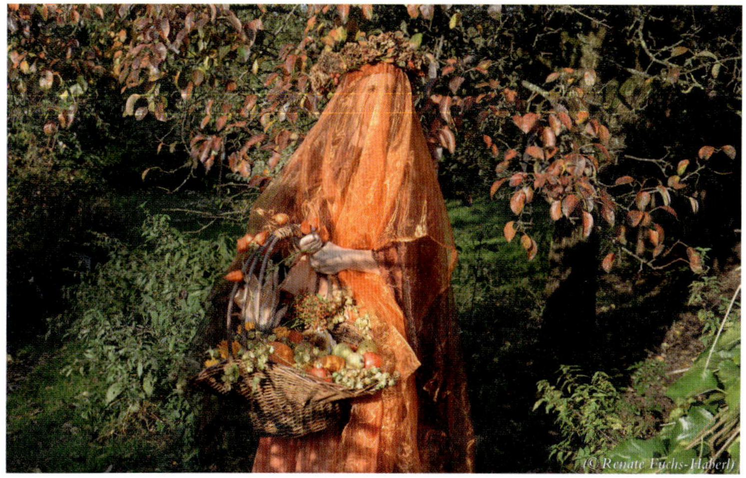

Mit der Herbst-Tagundnachtgleiche beginnt astronomisch der Herbst. Ab nun treten wir in die dunkle Hälfte des Jahres ein, die Nächte sind für ein halbes Jahr länger als die Tage. Die Getreidefelder stehen leer da, Äpfel, Birnen und Nüsse füllen die Vorratskeller. Zwetschken schenken uns ihre Süße, die Trauben beginnen ihren Wandel zu Wein. Nebelschwaden zeigen sich und wabern übers Land. In den Nächten sind die ersten Fröste zu erwarten, die Millionen von Insekten den Tod bringen werden. Mutter Erde verströmt den Geruch nach Herbst und beginnendem Vermodern.

Die Bäume ziehen ihr buntes Blätterkleid an, das herbstliche Leuchten der Wälder beginnt. Bevor sie ihrer Transformation entgegensinken, erscheinen die Blätter nochmals in den Farben des Lebens, in Rot und Orange, in Ocker und Gelb. Mitten im Sterben der Natur schenkt uns Mutter Erde mit diesem Bild die Gewissheit, dass der Tod kein Ende ist. Das Neue ist im Alten bereits enthalten, die Knospen sind schon angelegt, wenn die Blätter dieses Jahres fallen.

Die wachsende Dunkelheit und damit das Sterben der Natur im Außen werden immer deutlicher sicht- und spürbar, die Kräfte ziehen sich von Tag zu Tag mehr in den Bauch der Erde zurück. Doch dieses Sterben erscheint uns nur in unserer sichtbaren Welt als Tod, denn jeder Tod in unserer Welt ist eine Geburt in die Anderswelt. Die alten Bäume sterben, die jungen Bäume kommen im Frühling wieder.

Eingebettet in den Wiedergeburtsglauben des alten Volkes verliert sich die Angst und Panik vor dem Tod. Das Bild der Totenmutter, die uns in ihren Armen empfängt, trägt uns und macht uns Hoffnung.

Der September ist die Zeit des Erntedanks. Wir danken Mutter Erde für all das, was sie in diesem Jahr für uns hat wachsen lassen, womit sie uns beschenkt hat. Als Herbstkönigin geschmückt tragen wir ihr zu Ehren ihre Gaben durch die Dörfer und über die Felder.

Göttinnen dieser Zeit

Es ist die **Erntegöttin**, welche als Todesgöttin übers Land schreitet und alle Wesen in ihr Andersweltreich

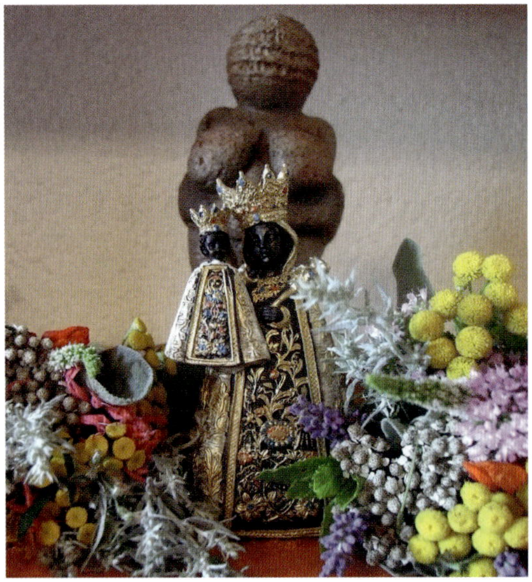

Schwarze Madonna (© Renate Fuchs-Haberl)

führt. Der Tod, den sie uns bringt, ist geheimnisvoll und voller Magie. Kein gewaltsames Ende voller Leid und Zerstörung, wie wir den Tod aus unserer patriarchalen Welt kennen, in welcher der Sensenmann wahllos alles niederzumähen scheint.

In einer Zeit, wo der Großteil der Menschen die Endlichkeit dieses Lebens zu verdrängen versucht, ist es umso bedeutsamer, die kleinen Tode bewusst zu durchleben, um damit den Weg für die große Wandlung vorzubereiten. Auf diesem Weg in die Tiefe ist uns die Todesgöttin eine mütterliche Begleiterin. Sie schenkt uns im Vertrauen auf ihre Weisheit und Macht das Vertrauen auf die Wiedergeburt, wenn unsere Seele die Zeit dafür gekommen fühlt. Die schwarze Göttin ist die Umwandlerin, die Gestaltwandlerin und damit ist sie beides, die Todesgöttin und die Wiedergeburtsgöttin.

Hel, der schwarze Aspekt der Holle, führt die Seelchen der Pflanzen, Tiere und Menschen heim in ihre Andersweltberge. Im Märchen von Frau Holle zeigt sie sich bis heute in ihrem sanften, gütigen Gesicht der Totenmutter, welche Marie nach dem Sprung in den Brunnen in ihrem Andersweltparadies empfängt. **Kali**, die große indische Göttin des Todes und des Lebens, wandelt dieses in ihrer Anderswelt. Die ägyptische **Nut** mit ihren Geierflügeln nimmt die Seelen darin auf und verwandelt sie in Sterne am Himmel, wo sie an ihrer Brust bis zur Wiedergeburt ruhen. **Freyja**, die große Göttin des Nordens, führt die Toten in ihre märchenhafte Halle in Folkwang, mit Liebe und Schönheit heilt sie die Seelen und Wesen. **Inanna** steigt durch die sieben Tore des Todes hinab in die Anderswelt zu **Ereschkigal**, ihrer mächtigen Schwester im schwarzen Aspekt. Von ihr wird Inanna neu, mit dem Wissen des Sterbens und Todes, geboren.

Mit der Natur geht auch der Heros im Herbst auf die Reise in die Anderswelt. So wie die Vegetation nur durch Mutter Erde wiedergeboren werden kann, braucht auch der Heros den weiblichen Schoß für seine Wiederkehr. In den Darstellungen und Abbildungen der mächtigen Gottesmutter Maria mit dem nackten, kleinen, männlichen Jesuskind auf ihrem Schoß drückt sich dieses Bild eindrücklich aus: Jedes Kind wird aus dem Schoß seiner Mutter geboren.

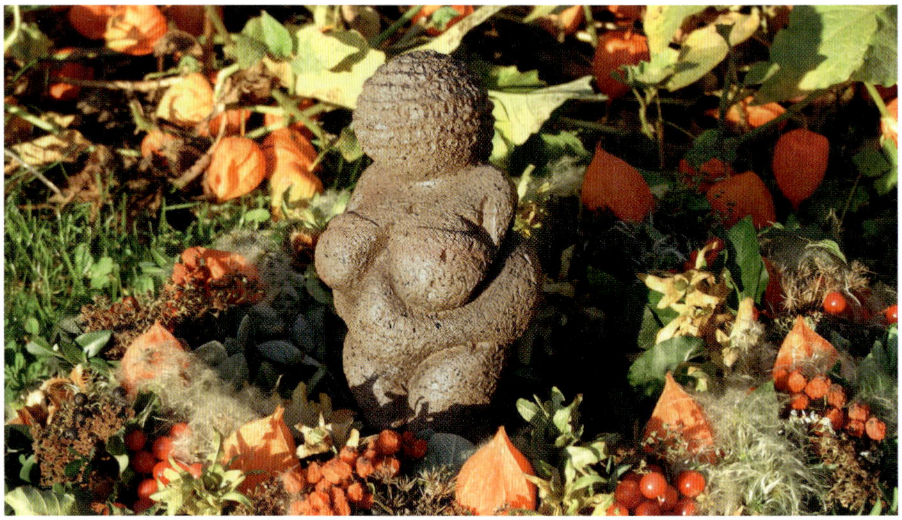

(© Renate Fuchs-Haberl)

PFLANZEN DER ZEIT – IHRE BEDEUTUNG UND VERWENDBARKEIT

Kapuzinerkresse

Tropaeolum majus

Wer gerne Fensterkistchen bepflanzt und selbst kocht, kann dies auch mit Küchen- und Heilkräutern sowie essbaren Blütenpflanzen machen, so schließen sich Nützlichkeit und Schönheit keinesfalls aus. Die Kapuzinerkresse ist ein überaus blühfreudiges Geschöpf mit heilenden und würzenden Eigenschaften, das sich gleichermaßen für Balkonkistchen und Gartenbeete eignet. Wie der Frauenmantel scheidet das hübsche, runde Blatt der Kapuzinerkresse, dessen Stängel kurioserweise in der Blattmitte ansetzt, glitzernde Wasserperlen aus, die Guttationstropfen. Und auch bei Regen und starker Tauentwicklung bilden sich auf der Blattoberfläche perfekte Wasserperlen, die eigenartig rein und klar erscheinen. Diese Tropfen können gesammelt und zu Heilzwecken eingesetzt werden.

Kapuzinerkresse galt schon früh als Skorbutmittel für Seefahrer, tatsächlich enthält sie genauso viel Vitamin C wie Sanddornfrüchte. Exotisch muten die knallig-bunten Blüten in Orange, Rot- und Gelbtönen an. Doch hat diese wundersame Pflanze aus Südamerika eine noch viel unmittelbarer wirkende Kraft gegen Krankheitserreger: Schwefelverbindungen, die desinfizieren und antiseptisch wirken und die teils über den Nierenweg, teils über die Atemwege ausgeschieden werden und somit der Kapuzinerkresse eine große Heilkapazität bei Atemwegserkrankungen und Harnwegsinfekten verleihen. Übrigens können sowohl Blatt als auch Blüten verwendet werden, wobei die dunkler gefärbten Blüten schärfer schmecken und vermutlich wirksamer sind. Kapuzinerkresse wird am besten frisch zu Heilzwecken angewandt, da die Schwefelverbindungen leicht flüchtig sind und schnell „verrauchen". Bei beginnendem Halskratzen hat es sich bewährt, gleich einige junge Blättchen zu kauen.

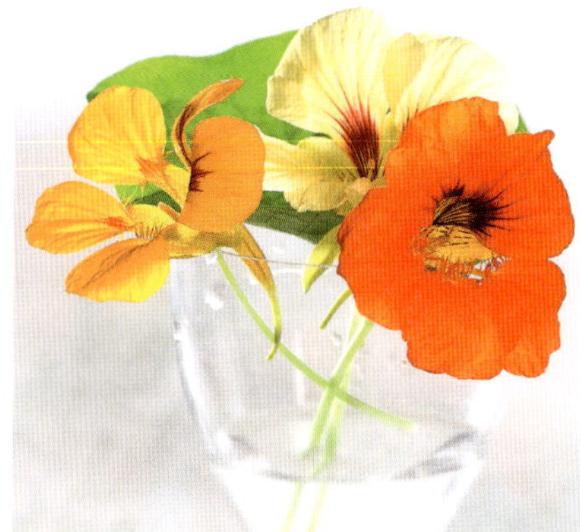

(© Mona Lorenz)

• TIPP von der *Kräuterfee* •

KRÄUTERESSIG FÜR EIN STARKES IMMUNSYSTEM

In diesem Rezept kombiniere ich schleimhautschützende Pflanzen mit stoffwechselaktivierenden Kräutern, die ich in gutem Apfelessig ansetze. Diese Art des Kräuterauszuges ist in verschiedensten Rezepturen überliefert, z. B. als „Essig der vier Räuber", der sogar vor der Pest schützen sollte, indem die Menschen ihn regelmäßig tranken oder für Mundspülungen nutzten. Meine Mischung stärkt die Schleimhautflora und das Immunsystem und damit die Infektabwehr.

je 10 Salbei- und Kapuzinerkresseblätter
je 3 Stängel Schafgarbe und Thymian
6 Scheiben Galgantwurzel oder 1 TL Galgantpulver
10 Wacholderbeeren
5 Scheiben Ingwerwurzel
1 l Apfelessig von guter Bio-Qualität

Füll alle Zutaten in eine große, bauchige Flasche, gieß sie mit dem Apfelessig auf und lass den Ansatz 4 Wochen an einem warmen Platz im Haus ziehen. Verwende den Essig regelmäßig zur Zubereitung von Salaten oder trink als sechswöchige Kur täglich auf nüchternen Magen folgende Mischung: 1 TL Kräuteressig und 1 TL Honig auf 1 Glas lauwarmes Wasser.

Kürbisse

Cucurbita peppo und sp.

Kürbisse bilden eine riesige Pflanzengattung, die aus Amerika stammt und von der ursprünglich ihre süßen, saftigen Samen genutzt wurden, denn das Fruchtfleisch war bitter und ungenießbar und wurde erst durch Zucht zu dem „Kürbis", wie wir ihn in vielen Sorten heute kennen.

Kürbisgerichte gelten wie Maronigerichte zu den wärmenden Herbstspeisen und auch der Anblick der orangeroten Speisen wärmt in der zunehmend grauen Jahreszeit. Hier lohnt es sich, einen Streifzug in die TCM zu machen, denn diese lobt den Kürbis in den höchsten Tönen: Das Fleisch ist sehr bekömmlich und hat aus Sicht der **Traditionellen Chinesischen Medizin** eine aufbauende, abwehrstärkende und entwässernde Wirkung, die bei Magen-Darm-Erkrankungen, Herz- und Nierenleiden therapeutisch eingesetzt wird. Weiters soll der Kürbis bei Blutzuckerschwankungen, Augenproblemen und Sodbrennen helfen. Seine thermische Wirkung ist leicht kühlend bis wärmend, je dunkler die Farbe, desto wärmender. Die orangegelbe Farbe gehört ebenso wie der süße Geschmack zum Erdelement, dies entspricht im Organbezug der Milz und dem Magen und wirkt in der Folge lungenstärkend. Kürbis baut außerdem das Blut auf und kann Feuchtigkeit ausleiten.

Durch seinen hohen Gehalt an Kalium wirkt der Kürbis **ausleitend** und **entwässernd**. Weitere wichtige Substanzen sind Vitamin A – gut für die Augen und den Stoffwechsel der Haut –, Vitamin C, Vitamin E, der Vitamin-B-Komplex, Kalzium, Magnesium und Folsäure. Kürbisfleisch hat einen hohen Gehalt an Antioxidantien und Carotinoiden, besonders in orangeroten Sorten, wie etwa Hokkaido, ist mehr Carotin als in Karotten enthalten.

• TIPP von der *Kräuterfee* •

HOKKAIDOKÜRBISEINTOPF MIT BOHNEN UND KAROTTEN

1 kleinen Hokkaidokürbis waschen und mit einem scharfen, großen Messer in Stücke schneiden, Kerne rausnehmen, 3 größere Karotten waschen und in größere Stücke schneiden, beides mit etwas Wasser in einem großen Topf aufkochen. Würzen mit gemahlenem Koriander, etwas Kreuzkümmel und getrockneten Kräutern nach Geschmack, bei geschlossenem Deckel weitere 10 Min. weich dünsten, Herdplatte ausschalten und ausreichend salzen, ½ Dose Kidneybohnen gut waschen und zum Gemüse geben, mit einem Pürierstab einige Gemüsestücke und Bohnen pürieren, damit die Sauce cremiger wird, dazu passt Basmatireis.

Die Kidneybohnen stärken das Nieren-Yin, helfen also bei innerer Unruhe und „dünnen" Nerven, Schlafproblemen und Haarausfall. Sie sorgen für gesunde Knochen und Zähne und helfen, pathogene Feuchtigkeit auszuleiten, z. B. bei Ödemen und erhöhtem Cholesterinwert. Kürbis und Karotten bauen Qi und Blut auf. Sie sind bekömmlich und stärken die Verdauungskraft (Milz-Qi und Magen-Qi). Die blutaufbauende Wirkung von Kürbis und Karotten kannst du bei trockenen Augen, Nachtblindheit, Anämie, zur Muttermilchbildung sowie bei brüchigen Nägeln nutzen. Koriander und Kreuzkümmel sind blähungswidrig und unterstützen die Verdauung. Ich verwende sie gerne, wenn ich würzig essen will, ohne zu scharf zu würzen. Basmatireis ist die Reissorte, die am stärksten Feuchtigkeit ausleitend wirkt. Außerdem hilft er bei Leber-Qi-Stagnation, das Qi in Bewegung zu bringen (z. B. bei Druck- und Spannungsgefühlen im Körper und bei depressiven Verstimmungen).
Die thermische Wirkung des Bohneneintopfs ist leicht wärmend. Wenn du dich stärker wärmen willst, kannst du schärfere Gewürze wie Ingwer verwenden. Die Zubereitung als Eintopf stärkt nach TCM speziell die guten Körpersäfte. Wenn du zu trockener Haut und trockenem Stuhl oder Magenproblemen neigst, sind Eintöpfe und Suppen besonders günstig für dich!
Kichererbsen stärken die Nieren, vor allem das Yin, und die Verdauung. Sie sind thermisch neutral und sehr empfehlenswert.

In Österreich geläufiger sind Kürbiskerne und Kernöl, die ja auch als typisch steirisches Produkt gelten. Kürbiskerne sind eine gesunde Knabberei und wegen der enthaltenen pflanzlichen Hormone (Phytosterine) besonders gut für Blase und Prostata. 2–3 EL täglich werden für eine vorbeugende Wirkung empfohlen. **Kürbiskernöl** ist zu Recht beliebt, denn es enthält etwa 80 % ungesättigte Fettsäuren, Vitamine, Mineralstoffe, jede Menge Chlorophyll und wertvolle ätherische Öle, diätologisch gesehen eignet es sich zur Vorbeugung von Herz-Kreislauf-Erkrankungen und beeinflusst den Cholesterinhaushalt positiv. Die enthaltene Linolsäure stimuliert die Immunreaktion und stärkt das Nervensystem.

Kürbis ist angesichts der mannigfaltigen Sorten ein regelrechter Verwandlungskünstler – ob als Vorspeise, Hauptspeise oder Beilage, ob als Brot oder Kuchen gebacken, als Salat, Cremesuppe oder Dessert: Kürbisgerichte sind ebenso vielseitig, wie es Sorten auf unserer Erde gibt. Der aus Japan stammende Hokkaidokürbis wird in der Küche sogar samt der dünnen Schale verarbeitet.

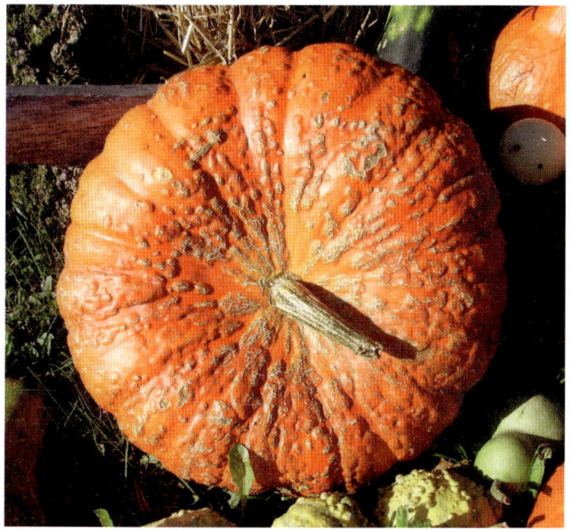

Ein Kürbis in strahlenden Herbstfarben
(© Renate Fuchs-Haberl)

Steinpilz
Boletus edulis

Steinpilze wachsen in allen Arten von Wäldern, je nach Unterart sind sie bei bestimmten Baumarten zu finden, mit denen sie in Symbiose leben. So kommt der Eichensteinpilz besonders bei Eichen, der Fichtensteinpilz hauptsächlich unter Fichten vor, Steinpilze sind aber auch an Waldrändern, im dichten Gras oder unter Farnen zu finden. Der Hut ist hell- bis dunkelbraun, zunächst halbkugelig-rund, dann ausgebreitet-gewölbt. Er wird bis zu 20 cm breit und die Huthaut ist im feuchten und nassen Zustand glitschig.

• TIPP von der *Erdenfrau* •

SAMMELN

Sammle nur junge, feste Exemplare und kontrolliere alle Pilze schon am Fundort auf Pilzmaden. Bei älteren Pilzen mit grüngelben Röhren ist es ratsam, diese gleich an der Fundstelle vom Hut zu trennen und im Wald zu lassen, da die Pilze so besser haltbar sind.

• TIPP von der *Kräuterfee* •

GEWÜRZÖL VON GETROCKNETEN STEINPILZEN

2 Handvoll getrocknete Steinpilze
1 Zweig Liebstöckel, getrocknet
500 ml Olivenöl, kaltgepresst

Füll die getrockneten Pilze und Kräuter in ein sauberes, dunkles Gefäß mit breitem Rand (Milchflasche), füll mit dem Öl bis zum Rand auf. Den Ansatz etwa 2 Monate zum Reifen an einen kühlen Ort stellen. Mit diesem Gewürzöl von kräftigem Steinpilzaroma lassen sich Suppen, Saucen und Strudel aromatisieren, indem die Zutaten im Gewürzöl angeröstet werden. Aber auch über Kartoffelsalat geträufelt, entfaltet es sein charakteristisches Aroma vortrefflich.

An der Hutunterseite stehen Röhren, die im jungen Zustand weiß, später gelb und dann olivgrün (niemals rosa!) sind. Druckstellen an den Röhren dunkeln etwas nach, verfärben sich jedoch nicht! Der bauchige, manchmal zylindrische Stiel wird bis 15 cm hoch und 5 cm dick, ist erst weiß, dann etwas bräunlich und hat ein helles (niemals rotes), zartes Netz „aufgezeichnet“. Das Fleisch des Steinpilzes ist immer weiß und schmeckt im rohen Zustand mild und nussartig.

Der Steinpilz ist neben dem Eierschwammerl wohl der bekannteste

Speisepilz aus Wildsammlung. Bei uns werden die ersten Exemplare der Saison paniert und gebacken und mit Sauce Tatar serviert. Dann folgen meist Schwammerlsaucen mit Knödeln oder Petersilkartoffeln. In der Zwischenzeit werden etliche als Pilzvorrat getrocknet und in Olivenöl eingelegt. Dann gibt's noch Steinpilzcarpaccio und Baguette mit Pilzkrüstchen überbacken.

Ringelblume

Calendula officinalis

Die Ringelblume habe ich, obwohl sie schon im Sommer wächst, bewusst im Herbst positioniert, weil mir scheint, dass gerade jetzt ihre Kräfte besonders gebraucht werden. Im Volksmund auch Totenblume genannt, kräftigt und **stärkt** sie **die Mitte**, wirkt zentrierend und mit ihrer leuchtend-orangen Farbe **immunaktivierend** und **stimmungsaufhellend**. Besonders aber

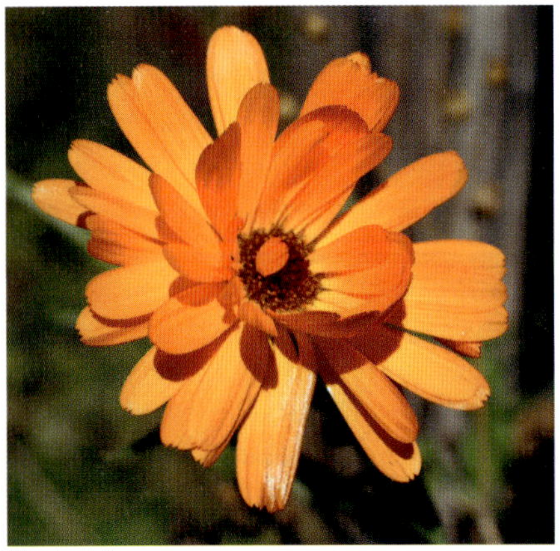

Ringelblumenblüte (© Cornelia Thalmayr)

ist sie als **entzündungshemmendes** und **wundheilendes Wundermittel** bekannt und wird als Umschlag, Spülung, Salbe und Tee eingesetzt.

Offene Wunden können gut mit Auflagen aus Calendula-Essenz (**Tinktur**) behandelt werden. Dazu werden Ringelblumen in physiologischer Kochsalzlösung angesetzt und aufgebracht. Im Mund- und Zahnbereich, bei Halsentzündungen kann **Ringelblumentee** als Spülung eingesetzt werden, die sanft im Mund bewegt wird. Als Urtinktur oder Essenz ist sie das wichtigste Wundpflegemittel jeder naturheilkundlichen Hausapotheke. Calendula nimmt Wunden das Brennen und den Juckreiz. Sie desinfiziert und fördert die Heilung. Das Wunderbare an der Calendula-Tinktur ist: Sie wirkt desinfizierend, abschwellend und fördert gleichzeitig die Heilung, außerdem schützt sie vor Infektionen und Vereiterung. Gemeinsam mit etwas klarem Wasser hat man so eines der wichtigsten Erstversorgungsmittel immer dabei. Wichtig: Die Urtinktur unbedingt mit Wasser verdünnen – die Tinktur brennt sonst wegen des Alkohols höllisch! Dafür wenige Tropfen in ein Glas geben und mit klarem, kalten Wasser auffüllen. Sauberes Taschentuch o. Ä. eintauchen und auf die betroffene Stelle tupfen. Eignet sich für Schürfwunden, Schnittwunden, Risswunden, ältere, entzündete, offene Wunden, beginnende Abszesse, Insektenstiche, Entzündungen im Mund- und Rachenbereich (als Mundspülung), aber auch bei Geschwüren, die nach dem Öffnen von Abszessen, durch Venenstau am Unterschenkel oder Strahlentherapie auftreten.

Auch bei Hautproblemen generell (Entzündungen, Akne …) ist sie hilfreich, zum Auswaschen bei entzündeten, verklebten Augen, zum Auswaschen von verschmutzten, offenen Verletzungen, zur Förderung der Heilung bei bereits verkrusteten Wunden, zur Förderung der Verdauung, Linderung von Magenschmerzen/Darmentzündungen (innerlich angewendet), bei **Periodenkrämpfen** und **Kopfschmerzen** – da hab ich aber noch keine Erfahrung dazu.

Quendel (Wilder Thymian)

Thymus serpyllum

Der echte Thymian ist eine der ältesten Heilpflanzen Europas und wurde mit seinen desinfizierenden und heilenden Kräften schon in der Antike geschätzt. Als Opfergabe für die Götter wurde Thymian auf den Altären

• TIPP von der *Kräuterfee* •

DIE SONNENKRÄUTER QUENDEL, SALBEI UND DOST

Quendel, Salbei und Dost nenne ich deshalb Sonnenkräuter, weil sie die Eigenschaft haben, die Wärme des Sommers in sich zu speichern und uns diese in der kalten Jahreszeit zu vermitteln.

der Antike verbrannt. Der bei uns heimische Thymian heißt Quendel und begeistert durch seinen herb-würzigen Duft und seine unverwundbar dichten Matten, die im Sommer mit winzigen rosa Blütchen übersät sind. Quendel ist **eines der wichtigsten Gewürze in der Hildegard-Medizin** und dient hier der inneren Reinigung. Hildegard empfahl Wilden Thymian jenen, „die ein schwaches, leeres Hirn haben", womit sie wohl Mutlosigkeit meinte, und zwar in Form von Quendelkeksen.

Heute wird Thymian – egal ob wild oder mediterran – noch immer genutzt, um **Verdauung und Stoffwechsel anzuregen** oder **Husten und Entzündungen zu behandeln**. Thymian ist als typische „Bronchialpflanze" Zutat zu Hustensaft und -tee. Verwendet wird das blühende Kraut, dessen Inhaltsstoffe vor allem antibakterielle ätherische Öle, besonders Thymol und Carvacrol, und antiviral wirkende Gerbstoffe wie Rosmarinsäure sowie Flavonoide und Saponine sind. Er soll auch pilzhemmend und bakterientötend wirken. Je länger der Tee zieht, umso mehr Gerbstoffe enthält er. Er ist berühmt für seine stärkenden, verdauungsfördernden, schleimlösenden und Nerven kräftigenden Eigenschaften und wird deshalb seit langer Zeit in Form von Likör, Wein, Tee, Tinktur oder Kräuterauszug eingesetzt. Zitronenthymian, bei dem der Thymiangeschmack mit Zitrusaroma vereint ist, gehört zu meinen Lieblingskräutern.

• TIPP von der *Kräuterfee* •

SONNENKRÄUTERSIRUP

1 l Wasser
1 kg Zucker
je 1 große Handvoll Thymian, Salbeiblätter und Dostblättchen
einige Scheibchen Ingwer
10 Bio-Mandarinen
5 Bio-Zitronen

Koch das Wasser mit dem Zucker auf und leg die Kräuter, die Ingwerscheibchen und die in Scheiben geschnittenen Südfrüchte in den heißen Sirup ein, rühre kräftig durch, bedeck den Topf und lass die Mischung 2–3 Tage ziehen. Dann den Sirup durch ein Sieb schütten, die Kräuter gut auspressen, den Sirup nochmals aufkochen und heiß in saubere Flaschen füllen.
Verdünne den Sonnenkräutersirup mit warmem oder kaltem Wasser zu einem leicht süßen Getränk und trinke in der kalten Jahreszeit immer wieder ein Glas davon, er erwärmt von innen und erfreut die Sinne.

Selbst hergestellte Liköre aus Kräutern schmecken nicht nur ausgezeichnet, sondern sie haben auch eine gesundheitsfördernde Wirkung auf unseren Körper. Bereits im Mittelalter wurden Kräuterliköre, -schnäpse und -elixiere nicht nur wegen ihres Aromas verwendet, sondern auch mit der Absicht, eine medizinische Wirkung zu erzielen, hergestellt und eingesetzt. Der Thymian ist hier eine beliebte, intensiv schmeckende Zutat, enthält große Mengen an ätherischen Ölen und somit viel Heilkraft.

Interessant ist, dass auch Ameisen die desinfizierenden und antiseptischen Eigenschaften des Quendels nutzen und die Samen sammeln, um sie auf ihren Ameisenhügeln zu säen.

Salbei

Salvia officinalis

Seit der Antike wird die Heilwirkung des Salbeis beschrieben und sie ist wirklich mannigfaltig: Er wirkt gegen Bakterien, Pilze und manche Viren, ist **gerbstoffreich und entzündungshemmend**, gut für die Nerven, hemmt effektiv das Schwitzen (viele Kräuterzubereitungen für die Wechseljahre nutzen diese Wirkung), regt Appetit und Verdauung an. Heimisch ist bei uns der Wiesensalbei (*S. pratense*), welcher lange nicht so aromatisch ist wie sein Verwandter aus der Mittelmeergegend, *Salvia officinalis*, auch Kultursalbei genannt. Dieser enthält jede Menge ätherische Öle, Gerbstoffe, Harze und organische Säuren, welche antiseptisch, adstringierend und entzündungshemmend wirken. In der Volksmedizin findet er Verwendung bei **Halsentzündungen**, bei **Verdauungsbeschwerden** und zur **Schweißhemmung**. Zu diesen Zwecken setze ich ihn in Alkohol an und verwende die Tinktur tropfenweise.

Blüte und Blatt werden in der feinen Küche vielseitig eingesetzt, besonders in fetten Speisen entfaltet Salbei seine verdauungsfördernde Wirkung. Salbei gehört zu den Kräutern, die sich auch getrocknet gut verwenden lassen. Jedoch ergibt es wenig Sinn, diese Pflanze zu trocknen, da sie ja immergrün ist. Die Frischpflanze ist immer gehaltvoller und zusätzlich voller Lebenskraft.

• WICHTIGES von der *Kräuterfee* •

VORSICHT IN DER SCHWANGERSCHAFT

Bei Schwangerschaft und trockenem Husten sollte Salbei nicht zur Anwendung kommen, zum einen wegen seines Thujongehaltes, der im Herbst besonders hoch ist, zum anderen wegen seines hohen Gerbstoffgehaltes, der reizend auf trockene Schleimhäute wirkt.

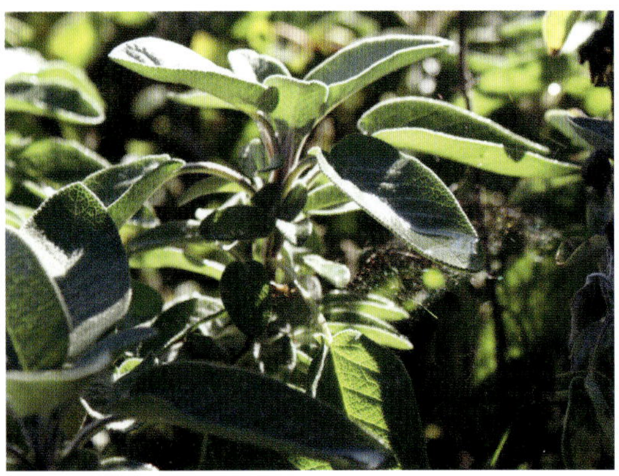

Salbei *(© Mona Lorenz)*

Nachdem sich die wertvollen, ätherischen Öle schnell verflüchtigen, verwende ich zur Teezubereitung nur badewannenwarmes Wasser und niemals kochendes. Tee vom Salbei lasse ich 3 Min. ziehen, wenn ich die ätherischen Öle nutzen möchte, wenn ich die Gerbstoffe brauche, lasse ich den Aufguss 15 Min. und länger ziehen und kann auch heißeres Wasser verwenden. Vorsicht: Salbei wirkt sehr stark, es reicht 1 TL Kraut für 500 ml Wasser!

Dost (Wilder Oregano)

Origanum vulgare

Ähnlich wie beim Quendel (Wilder Thymian) wissen viele Menschen nicht, dass man nicht bis nach Italien fahren muss, um in den Genuss von heilkräftigem Oregano zu kommen. Unser heimischer Dost ist fast genauso aromatisch und weit verbreitet und stellt ein sehr geschmacksvolles Gewürzkraut dar. Geerntet werden kann Dost bis zum ersten Frost und je länger er am Standort stehen bleibt, umso mehr Heilkräfte und Sonnenwärme kann er speichern, um sie später für dich entfalten zu können.

Seine heilkräftigen Inhaltsstoffe wie ätherische Öle, Bitter- und Gerbstoffe sowie Flavonoide wirken **keimtötend**, **pilzwidrig**, **krampflösend** und **nervenstärkend**. Der Dost war schon bei den alten Griechen ein bekanntes Heilmittel, so schrieb z. B. Dioskurides im 1. Jhdt. darüber. Im Mittelalter war er eines der meist gebrauchten Heilkräuter. Übrigens wurde dem Dost als Schutzkraut, so wie dem Quendel und dem Beifuß, eine beschützende, heilbringende Wirkung zugeschrieben, etwa beim Räuchern, und es wurden auch Kränze für Haus und Hof aus diesen Kräutern angefertigt, die in Fenstern und Türen aufgehängt und den Tieren zum Fressen angeboten wurden.

• TIPP von der *Kräuterfee* •

DOST-HUSTENSTOPP-BADESALZ

Für ein Badesalz frischen Dost schichtweise mit Salz einlegen und ein Badesalz daraus erzeugen. Wer die Pflanze nicht frisch verarbeiten möchte, kann auch getrockneten Dost mit Salz vermörsern. Dies ergibt ein linderndes Husten-Badesalz. Zusätzlich können auch noch hustenwirksame ätherische Öle zugegeben werden, wie Thymian oder Angelica.

Tee aus Dost ist **verdauungsfördernd**, blähungswidrig sowie leber- und nierenanregend, er soll Wunder wirken bei Candida-Infektionen und wirkt **schweißtreibend** und **blutbildend**. Ein weiteres, klassisches Anwendungsgebiet sind Erkältungskrankheiten wie Schnupfen, Husten und Mandelentzündungen, aber auch als Frauenheilmittel wird er seit Jahrhunderten eingesetzt, etwa bei Gebärmutterleiden,

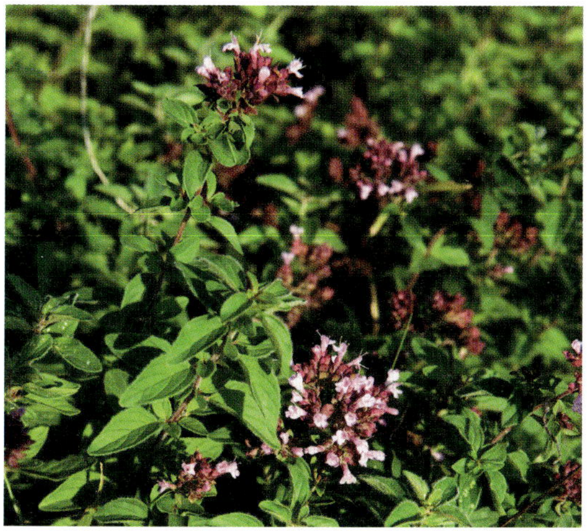

Dost (© Rosa-Maria Mayer)

schmerzhafter, unregelmäßiger Periode und zur Gebärmutterentspannung. Im Kräuterkissen angewandt hilft Dost bei Bauchschmerzen, Blähungen, Zahn- und Ohrenschmerzen. So ein Kissen kann auch für Babys lindernd wirken.

Holunderfrüchte
Sambucus nigra

Der Schwarze Holunder ist eine Pflanze, der man zumindest ein ganzes Buch widmen könnte. Viele Mythen ranken sich um den Baum der Holle, der zumindest auf dem Land fast bei jedem Haus zu finden war und dessen Blüten und Früchte zu leckersten und gesunden Naschereien verarbeitet werden können.

Die schwarz glänzenden Früchte des Holunders helfen wie die Blüten bei Erkrankungen der oberen Atemwege, denn die reichlich enthaltenen Vitamine und Spurenelemente **aktivieren das Immunsystem**. Der enthaltene rote Farbstoff schützt das Herz und kann den Blutdruck senken. Holunderbeeren sind Bestandteil von Teemischungen zum Stärken des Immunsystems und zum Abnehmen und sollen sind auch bei der Behandlung von Schlaflosigkeit, Kopfschmerzen und Migräne bewährt haben. Holunderbeerensaft oder -mus, ohne Zucker zubereitet, hat zudem eine leicht abführende und heilende Wirkung auf den Verdauungstrakt. Holunderbeeren sind übrigens ein echter Geheimtipp gegen Neuralgien, Hexenschuss und Ischiasschmerzen. Ich mische dazu den Holundersaft mit Curcuma, um die entzündungshemmende und schmerzlindernde Wirkung noch zu verstärken, davon wird im akuten Fall zwei- bis dreimal täglich ein Schnapsglas Holundersaft mit einer Messerspitze Curcuma gemischt und genippt, dazu Ruhe und Wärme – dann ist man schnell wieder schmerzfrei auf den Beinen.

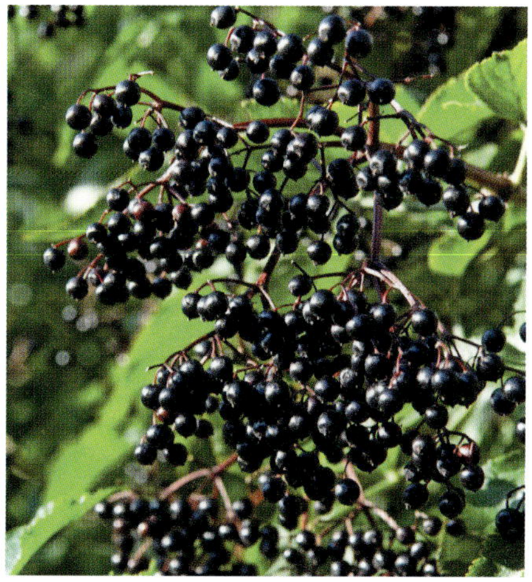

Reife Holunderfrüchte (© Rosa-Maria Mayer)

Übrigens ist der Geschmack für so manchen gewöhnungsbedürftig und nicht so stark wahrnehmbar, wenn Äpfel, Birnen oder Zwetschken mitverarbeitet werden. Als Grundlage für Fruchtzubereitungen, Marmeladen und Gelee, Obstwein, Likör oder Punsch gibt es für mich keine kräftigere, aromatischere und inhaltsstoffreichere Frucht! Ich liebe Holunder und er verbindet mich mit meiner Kindheit.

• TIPP von der *Kräuterfee* •

HOLUNDER ERHITZEN

Vorsicht ist bei unreifen oder rohen Früchten und überhaupt allen grünen Holunderteilen geboten. Schon manch einer hat nach dem Genuss von rohen oder unreifen Früchten die unangenehmen, abführenden und brechreizauslösenden Folgen zu spüren bekommen. Da sich die Giftstoffe beim Kochen zersetzen, sollte man Holunderfrüchte immer kurz aufkochen. Dann sind sie ein wahrer Gesundbrunnen und eine sehr gesunde Zutat zu vielen Rezepten.

HERBSTLICHE REZEPTE

mit Speisen, Getränken, Kräuterkosmetik und Hausmitteln besonders aus der Frauenheilkunde

Beignets mit Steinpilzen

4 Eier
200 g Mehl
100 ml Milch
Salz und Pfeffer
300 g frische oder 30 g getrocknete Steinpilze, in der vorher angegebenen Menge Milch eingeweicht
1 kleine Zwiebel
reichlich Öl zum Ausbacken

Verquirle die Eier, verrühr sie mit Mehl und Milch und würze gut. Füge die geputzten und fein geschnittenen Pilze sowie die fein gehackte Zwiebel bei und verrühre den Teig vorsichtig.

Fülle eine Eisenpfanne etwa 1 cm hoch mit Öl und erhitze sie stark. Gib dann den Teig esslöffelweise ins Öl und back die Beignets langsam auf beiden Seiten, bis sie goldbraun sind.

Die Steinpilzbeignets heiß mit Sauce Tatar oder Kartoffelsalat mit Kürbiskernöl servieren.

Steinpilzcremesüppchen

500 g frische Steinpilze
1 mittelgroße Zwiebel
3 EL Olivenöl
1 l Gemüsebrühe oder Wasser
1 Becher Crème fraîche
Salz, Pfeffer, etwas Muskatnusspulver
gehackte Schafgarbe nach Geschmack

für die Croûtons
3 Scheiben Weißbrot
3 EL Butter

Lass die geputzten, in Stücke geschnittenen Steinpilze mit der fein gehackten Zwiebel 5 Min. im Öl anschwitzen, dann mit Brühe oder Wasser aufgießen, aufkochen und auf kleiner Flamme 20 Min. köcheln lassen.

Püriere die Suppe mit dem Stabmixer, schmecke mit Crème fraîche ab, würze, füge die Kräuter hinzu und erwärme die Suppe langsam. Die in der Zwischenzeit bereiteten Croûtons (Brotwürfel in Butter rösten) in der heißen Suppe servieren.

Steinpilz-Crostini

3 EL Olivenöl
1 große Zwiebel
1 Knoblauchzehe
400 g Steinpilze oder gemischte Pilze oder 300 g gekaufte Champignons und 20 g getrocknete Steinpilze
Salz und Pfeffer
12 Scheiben Baguette
1 EL Petersilie, fein gehackt

Erhitze das Öl in einer Pfanne, füge die fein gehackte Zwiebel und den gepressten Knoblauch bei, lass alles einige Minuten anschwitzen. Dann die in Streifen geschnittenen Pilze beifügen und 10 Min. garen lassen. (Die trockenen Pilze zuvor 20 Min. in heißem Wasser einweichen.)

Entferne den Deckel und lass die Pilzmischung ohne Deckel köcheln, bis das Kochwasser verdunstet ist. Salzen und pfeffern. Die Mischung leicht abkühlen lassen und auf die getoasteten Brotscheiben verteilen, mit Petersilie bestreuen und heiß servieren.

Die Pilzmischung kann auch auf längsgeschnittene Baguettes gestrichen und mit Toastkäsescheiben oder Mozzarella belegt und anschließend im heißen Backrohr bei 220 °C 5 Min. aufgebacken werden.

Quendellikör

In der Volksmedizin wird der Quendellikör seit langer Zeit erfolgreich eingesetzt und ist für seine stärkenden, verdauungsfördernden, schleimlösenden und Nerven kräftigenden Eigenschaften berühmt!

2 Zweiglein Zitronenmelisse
30 g frischer Quendel
500 ml Obstler, 40 Vol.-%
250 ml Wasser
150 g brauner Zucker

Übergieße die Melissenblätter und den Quendel mit dem Schnaps und lass die Mischung 5 Tage an einem hellen und warmen Ort ziehen, danach filtern.

Aus Wasser und Zucker eine Zuckerlösung herstellen und diese überkühlt unter den Quendel-Melissen-Alkoholauszug mischen. In eine Glasflasche mit Schraubverschluss füllen und dunkel und kühl mindestens 4 Wochen ruhen lassen.

Sonnenkräuterkekse

125 g Butter
250 g Weizenmehl
125 g Zucker
1 Ei
je 15 g frische Dostblüten und Thymiankraut, fein gehackt
4 EL Salbeiblätter, fein gehackt
Mehl für die Arbeitsfläche
Lavendelzucker zum Bestreuen

Für den Teig schneidest du die Butter in kleine Stücke und verkrümelst sie mit dem Mehl, verknete Zucker und Ei sowie die Dostblüten mit der Mehl-Butter-Mischung zu einem Mürbteig. Den Teig, kühl gestellt, ca. 1 Std. rasten lassen.

Auf einer bemehlten Arbeitsfläche den Teig ausrollen und mit Ausstechern deiner Wahl Kekse ausstechen (Blütenform ist hübsch!). Leg sie auf ein mit Backpapier ausgelegtes Backblech und back die Sonnenkräuterkekse im auf 180 °C vorgeheizten Backrohr ca. 18 Min. Noch warm mit Blütenzucker bestreuen.

Sonnenkräuter-Gewürzöl

Leg getrockneten Dost, Salbei und Quendel zu gleichen Teilen in Olivenöl ein (1 Handvoll auf 1 l Öl), das ergibt ein gutes Gewürzöl. Nach einer vierwöchigen Reifezeit die Pflanzenteile abseihen, das Öl in handliche Flaschen füllen und kühl und dunkel lagern.

Für Salate und zum Kochen verwenden.

Dostsirup

1 Handvoll frischen Dost in 1 l kaltem Wasser ansetzen. Am nächsten Tag aufkochen und etwa 15 Min. köcheln lassen. Die Kräuter herausnehmen und mit 500 g Zucker noch einkochen.

Dieser Sirup hilft Kindern bei allen Bronchialerkrankungen, vor allem, wenn diese mit krampfartigen Beschwerden verbunden sind.

Dost-Gelenkssalbe

Frischen oder getrockneten Dost in Weizenkeimöl heiß ausziehen (250 ml Weizenkeimöl – ein paar Dostzweige) und mit Bienenwachs (25 g) zu einer Salbe rühren.

Diese Salbe kann bei Gelenksschmerzen wundervolle Dienste leisten.

Salbeideodorant

40 g Rosenwasser
1 g Alaun (= eine kleine Prise)
40 g Hamameliswasser
20 g Salbei-Tinktur (5 g Salbeiblätter in 100 g medizinischem Alkohol 4 Wochen in der Sonne ziehen lassen)

Erwärme ein wenig Rosenwasser und löse das Alaunpulver darin auf. Danach schütte alle Flüssigkeiten zusammen und fülle sie in eine Flasche mit Zerstäuber.

Verwendungstipp der Kräuterfee

Dieses Deo ist sanft desinfizierend, adstringierend und erfrischend. Sprüh die Haut unter den Achseln damit ein und trockne den überschüssigen Rest ab.

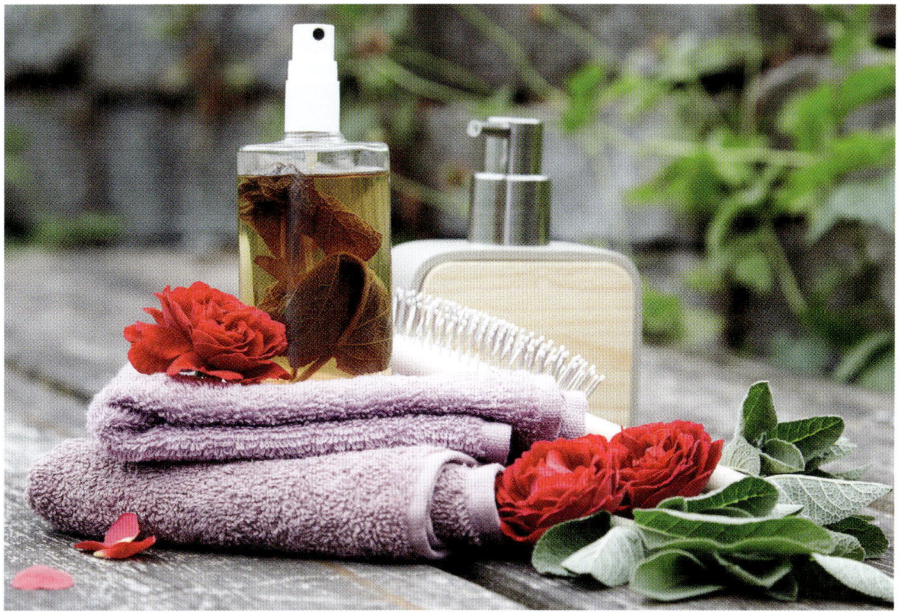

Salbeideodorant (© Heidi Fröhlich)

Raum- und Körperspray mit Dost

Dazu 1 Handstrauß frischen Dost mitsamt den Blüten, 2 EL Lavendelblüten und jeweils 1 Zweig Rosmarin und Zitronenverbene für 15 Min. in einen Topf mit ca. 90 °C heißem Wasser geben.

Den Topf unbedingt mit einem Deckel zudecken, damit die ätherischen Öle nicht entweichen können. Danach abseihen und warten, bis der Absud abgekühlt ist, dann in eine Sprühflasche umfüllen.

Verwendungstipp der *Kräuterfee*

Diese Kräuterflüssigkeit erfrischt und desinfiziert die Raumluft und kann auch als kühlender Spray auf die Haut gesprüht werden.

Birnen-Holler-Streuselkuchen

1 kg Birnen
350 ml Hollerbeersirup
750 ml roter Traubensaft
je 40 g kernige Haferflocken und Pinienkerne
80 g Rohrzucker
370 g weiche Butter
400 g Weizenmehl
150 g Kristallzucker
1 Pkg. Vanillezucker
½ TL Pimentpulver
4 Eier
2 TL Backpulver

Schäle, viertle und entkerne die Birnen und schneide sie in ca. 5 mm breite Spalten. Misch Hollersirup und roten Traubensaft in einem großen Topf und leg die Birnenspalten ein, stell die Mischung kühl und lass sie über Nacht ziehen.

Am nächsten Tag verknetest du Haferflocken, Pinienkerne, braunen Zucker, 120 g von der Butter und 150 g vom Mehl zügig händisch und verreibst die Mischung zwischen den Fingern zu Streuseln, kalt stellen.

Den Backofen auf 180 °C vorheizen, in einer Schüssel 250 g Butter mit Kristallzucker, Vanillezucker und Piment etwa 8 Min. sehr cremig mixen, die Eier nach und nach beigeben, das mit Backpulver vermischte Mehl (250 g) hinzufügen. Ein Backblech befetten oder mit Backpapier auslegen und den Teig gleichmäßig darauf verteilen.

Leg die gut abgetropften Birnenspalten dicht an dicht auf den Teig, verteile darüber die Streusel. Den Kuchen auf mittlerer Schiene ca. 40 Min. goldbraun backen.

Holler-Gewürzpunsch auf Vorrat

2 Bio-Orangen
2 Beutel Früchtetee
250 g Kandiszucker
500 ml Holunderbeersaft
750 ml Cranberrysaft
3 Stangen Zimt
8 Nelken

Wasch die Orangen heiß, trockne sie ab und schneide sie in dünne Scheiben. Überbrühe den Früchtetee mit 300 ml kochendem Wasser. Mit Kandiszucker, Holunder- und Cranberrysaft, Zimtstangen, Nelken und Orangenscheiben in einen Topf geben, alles kurz aufkochen und auf der ausgeschalteten Herdplatte ca. 15 Min. ziehen lassen. Füll den fertigen Punsch samt den Früchten und Gewürzen in Flaschen mit weiter Öffnung und lagere ihn kühl. So hält sich der Punsch 2–3 Wochen und kann immer schnell serviert werden!

Zum Servieren einfach aufwärmen und mit Wasser, Apfelsaft oder Wein auf die gewünschte Trinksüße strecken. Dazu noch frische Orangenscheiben in die Gläser geben. Den heißen Punsch darübergießen und sofort servieren.

Gurgellösung, selbst gemacht

Füll je 1 Handvoll der Sonnenkräuter Quendel, Salbei und Dost in ein Glas mit Schraubverschluss und gieß mit Schnaps auf. Lass die Mischung 3 Monate an einem warmen Ort oder in der Sonne ziehen, dann den Ansatz filtern und in kleine dunkle Medizinfläschchen mit Tropfer füllen.

Diese Gurgellösung vor der Verwendung mit warmem Wasser mischen und zum Gurgeln verwenden, 20 Tropfen auf etwa 3 Schluck Wasser.

Verwendungstipp der *Kräuterfee*

Sie hilft gut bei allen Problemen im Mund- und Rachenraum, kann aber auch zum Einreiben der Fußsohlen verwendet werden.

Brombeeransatz zur Stärkung des Immunsystems

Setze 2 Handvoll frische, reife Waldbrombeeren in gerade so viel Schnaps an, dass sie davon bedeckt sind, und lass den Ansatz im Warmen 3 Wochen reifen. Täglich davon 1 EL genossen stärkt Nerven und Immunsystem!

Tropfen gegen innere Hitze

Bauernschnaps
Johanniskraut
Zitronenmelissenblätter
Weißdornblüten
Schafgarbe
Salbeiblätter
Kamillenblüten
Blütenblätter der Wiesenflockenblume

Füll alle Pflanzen in groben Teilen in ein dunkles Glas mit Schraubverschluss, füll mit dem Schnaps auf und stelle die Mischung für 4–6 Wochen in die Sonne, dann abseihen und in kleine Tropffläschchen füllen.

Verwendungstipp der Kräuterfee

Bei Wechselbeschwerden, die mit Hitzewallungen einhergehen, nimmst du zweimal täglich 10 Tropfen vor dem Essen in etwas Wasser ein.

Heilkräutersirup zur Immunsystemstärkung

1 l Wasser
1 kg Blütenhonig
je 1 Handstrauß Salbei, Dost, Melisse und Thymian
1 Handvoll Echinacea-Randblüten
40 g Weinsäure

Koch das Wasser mit dem Honig auf und leg die Kräuter ins heiße Honigwasser ein, streu die Weinsäure darüber, rühre einmal kräftig durch, bedeck den Topf und lass die Mischung 2–3 Tage ziehen.

Gieß dann den Sirup durch ein Sieb, press die Kräuter gut aus, koch den Sirup nochmals auf und füll ihn heiß in saubere Flaschen.

Anwendungstipp der Kräuterfee

Verdünne den Heilkräutersirup mit warmem oder kaltem Wasser zu einem leicht süßen Getränk und trinke über 3 Wochen jeden Tag 1 Glas davon. Der Heilkräutersirup eignet sich auch gut zum Süßen von Tee, er kann aber auch löffelweise pur verabreicht werden.

Magenbitter, selbst gemacht

je 4 Teile Kümmel- und Fenchelsamen, Löwenzahnwurzeln
je 2 Teile Schafgarbe, Bertramwurzel, Brennnesselblätter, Wacholderbeeren und Angelikawurzel
je 1 Teil Wermut und Meisterwurz
hochprozentiger Schnaps

Füll die getrockneten Wurzeln, Samen und Kräuter in ein großes Gefäß mit weitem Rand und Schraubverschluss und lass den mit Schnaps übergossenen Ansatz 6 Wochen im Warmen stehen. Dann die Pflanzenteile absieben und den Magenbitter in kleine Flaschen abfüllen.

Verwendungstipp der Kräuterfee

Nimm pro Tag zumindest 1 TL in etwas Wasser ein, am besten am Spätnachmittag oder frühen Abend, denn die Leber entgiftet in der Nacht. Trink in dieser Zeit keinesfalls Alkohol, der würde die Leber so beanspruchen, dass sie nicht zum Entgiften kommt. Magenbitter stärkt auch die Verdauungsorgane und wirkt ausleitend.

Spitzwegerichsirup

In ein 1,5–2 l fassendes Weckglas mit Gummi und Bügelverschlussdeckel 2 Handvoll saubere und fein geschnittene Spitzwegerichblätter füllen, darauf eine gleich dicke Schicht Rohrohrzucker geben. Die Schichten wiederholen, bis das Glas voll ist, den Abschluss bildet eine Rohzuckerschicht.

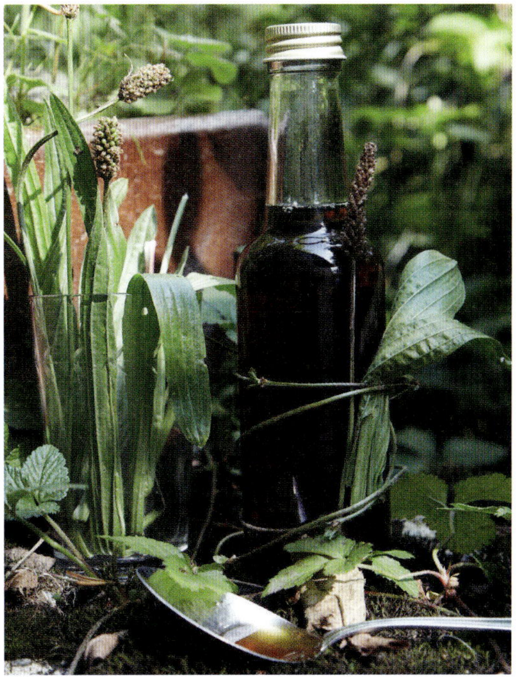

Spitzwegerichsirup (© Heidi Fröhlich)

Nun übergieße ich diesen Ansatz mit heißem Zitronenwasser (3 Zitronen auf 500 ml), schließe es und lasse es in einem zimmerwarmen Raum 2–3 Tage stehen. Dann den Glasinhalt in einen Topf geben, erhitzen, bis eventuell noch vorhandene Zuckerkristalle schmelzen, durch ein Sieb schütten, dabei die Pflanzenreste gut ausdrücken und die entstandene Flüssigkeit nochmals für 10–15 Min. auf mindestens 70 °C erhitzen. Danach füllst du den fertigen Sirup in kleine Twist-off-Gläser oder Flaschen.

Im Bedarfsfall mehrmals täglich 1 TL genießen oder auch den Tee damit süßen. Sehr gut schmeckt auch heiße Milch mit Spitzwegerichsirup.
Hilft bei Husten, Heiserkeit und Halsweh, aber auch als Genussmittel geeignet!

DAS BRAUCHTUM DIESER ZEIT UND DIE URSPRÜNGLICHE BEDEUTUNG DAHINTER

Im September werden allerorts große Erntedankfeste gefeiert. In keiner anderen Zeit ist die Fülle von Nahrungsmitteln so reichhaltig wie im Herbst, darum haben die Menschen des alten Volkes in dieser Zeit Mutter Erde für all das gedankt, was sie in diesem Jahr als Nahrung für die Menschen und Tiere hat wachsen lassen. Auch hier sehen wir wiederum, wie sich die Qualität der Natur bis heute in den Brauchtumsinhalten und im Kirchenjahr widerspiegelt. Sowohl das Münchner Oktoberfest als auch der Salzburger Rupertikirtag haben ihre Wurzeln in den großen Erntedankfesten früherer Zeiten. Auch in den kirchlichen Erntedankfesten sind es die Gaben der Erde, aus denen die Erntedankkrone gebunden wird, die in den prall gefüllten Obst- und Gemüsekörben durchs Dorf getragen werden.

Wenn wir uns vor Augen führen, dass eine gute, reiche Ernte bis vor nicht allzu langer Zeit entscheidend war, ob die Menschen den Winter überlebten oder nicht, lässt sich erahnen, wie bedeutsam der Dank an die Erde für die Menschen des alten Volkes gewesen sein mag. Die Nahrung war über die längste Zeit der menschlichen Zivilisation ein Geschenk von Mutter Erde gewesen. In der heutigen Zeit erleben wir, wie all diese Geschenke der Erde von wenigen, übermächtigen Konzernen zu Profit und Kapital gemacht werden, ebenso wie die großen Erntedankfeste, bei denen das kollektive Besäufnis im Zentrum steht und nicht mehr der Dank für Hopfen und Malz als Gaben der Erde.

Der Abtrieb der Kühe und Schafe von den Almen zurück ins Tal ist in der Alpenregion bis heute ein fixer Bestandteil des Brauchtumskalenders. Traditionellerweise werden die Kühe nur dann „aufgekranzt", wenn im vergangenen Almsommer kein Tier verunglückt ist. Diese Erklärung greift angesichts der Bedeutsamkeit der Kuh als Repräsentantin der vorchristlichen Muttergöttin und ihrer Hörner als Mondsymbole jedoch zu kurz. Auch

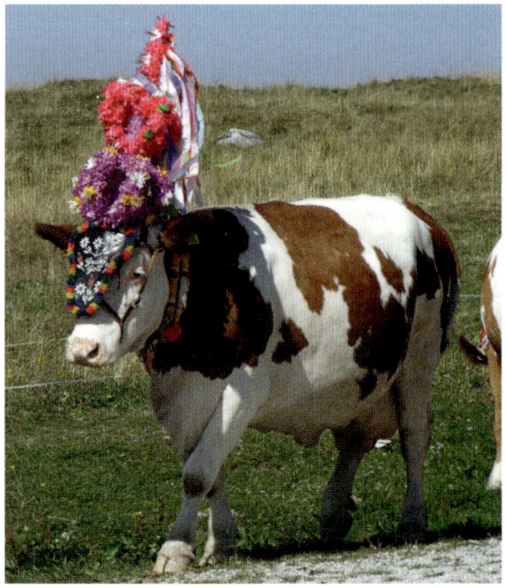

Almabtrieb auf der Loferer Alm
(© Renate Fuchs-Haberl)

die aufwendig gestalteten Fuikln – der Kopfschmuck der Weidetiere – sprechen eine andere Symbolsprache. Ihre meist dreifache Kugelform erinnert an die dreifache Göttin, welche die Menschen des alten Volkes in jeder Kuh verkörpert sahen. Die heiligen Kühe in Indien künden bis heute von dieser Zeit.

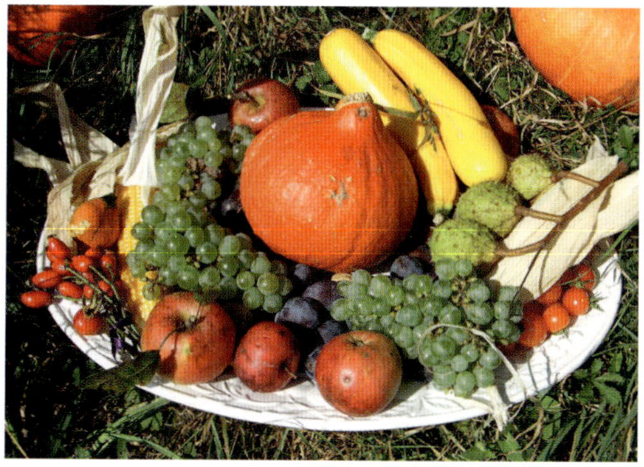

Erntedankteller (© Renate Fuchs-Haberl)

Auch der sogenannte „Altweibersommer“ fällt in diese Zeit. Mit „weiben“ wurde früher das Knüpfen, das Weben der Spinnfäden bezeichnet. Die jungen Baldachinspinnen segeln im Herbst auf Spinnfäden durch die Luft. Diese Spinnfäden in der Luft und auf den Wiesen erinnerten die Menschen an das graue Haar der weisen, alten Frauen. Vor einigen Jahren mussten sich Gerichte mit der Frage beschäftigen, ob die Bezeichnung „Altweibersommer“ einen Eingriff in die „Persönlichkeitsrechte von älteren Damen“ darstelle. Nicht die Bezeichnung an sich ist das Problem, es liegt vielmehr in der Einstellung in dieser patriarchalen Gesellschaft alten Frauen gegenüber. Die Bezeichnung „Altweibersommer“ führt weit in unsere Vergangenheit zurück. In jene matriarchale Zeit, in welcher die alten, weisen Frauen hochangesehen und verehrt wurden. Als weise Ratgeberinnen und wissende Hebammen, als Trägerinnen des Wissens und der Weisheit einer Kultur.

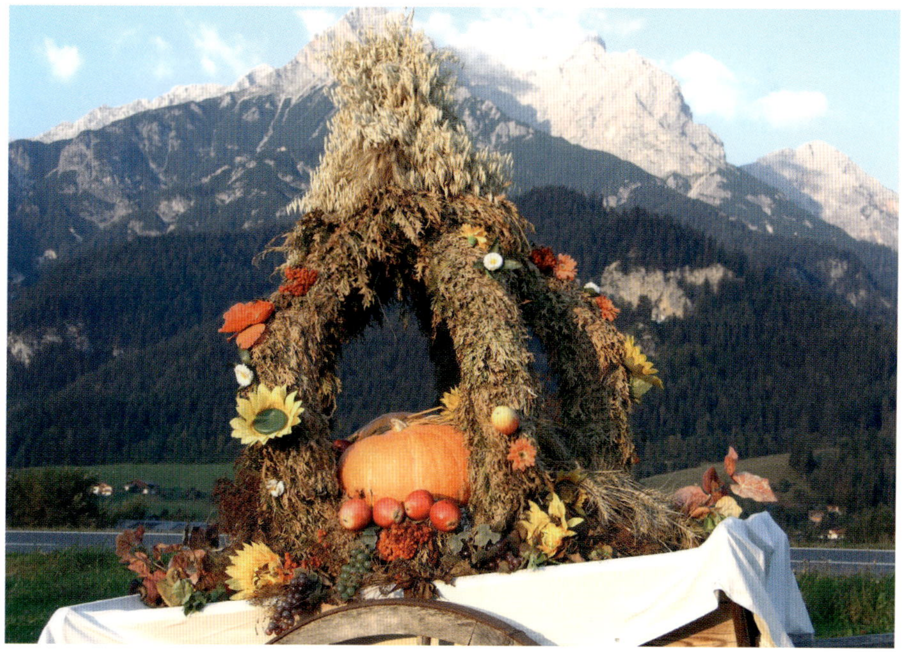

Erntedankkrone, im Hintergrund der Hochkönig (© Renate Fuchs-Haberl)

ERNTEDANKRITUAL: „FÜLLE UND DANKBARKEIT“

Füll in deinem ganz persönlichen Erntedankritual einen Korb oder eine Schüssel mit all den Gaben, mit denen dich Mutter Erde in diesem Jahr beschenkt hat. Wende dich dabei bewusst vom Blick auf den Mangel ab und sieh die Fülle in deinem Leben. Erinnere dich an besondere Momente, an einzigartige Begegnungen, an Menschen und Situationen, die dich bereichert haben. Entwickle das Gefühl der Dankbarkeit für all die Dinge in deinem Leben, die oftmals als selbstverständlich erscheinen mögen und blicke auf all das, was in diesem Jahr in dir gereift ist.

Du kannst all das auf bunte Zettel schreiben und so deinen Erntedankkorb füllen. Oder ein Symbol finden, welches diese Qualität für dich ausdrückt. Vielleicht legst du für jedes Geschenk der Erde an dich eine Kastanie in deinen Korb oder saftige, rote Äpfel. Setze dich für dieses Erntedankritual idealerweise unter einen Obstbaum oder finde sonst einen Platz, an dem du dich mit Mutter Erde verbunden fühlst. Blicke auf die Fülle dieses Jahres, deines Lebens und bedanke dich mit einer besonderen Gabe bei Mutter Erde für diese reiche Ernte. Das können duftende Kräuter aus deinem Garten sein, eine Handvoll Urweizen aus dem Bioladen oder auch ein Tanz ihr zu Ehren.

… spüre die Dankbarkeit!

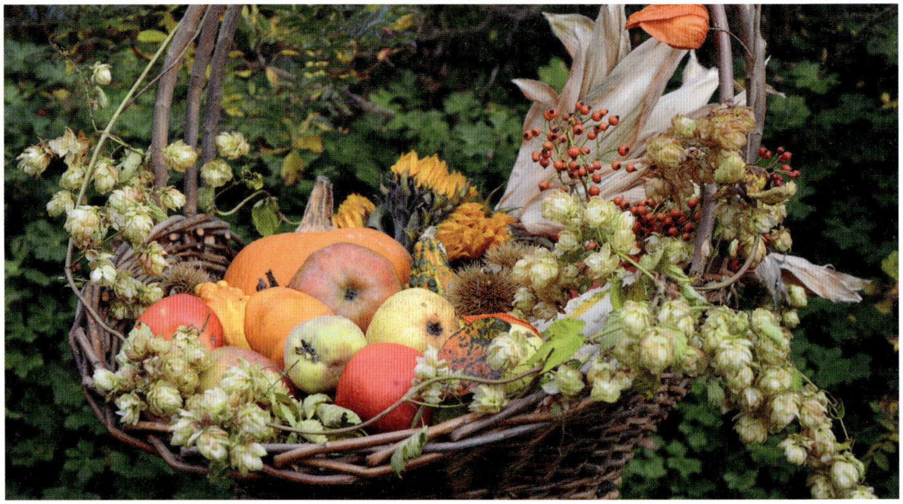

Herbstritual *(© Renate Fuchs-Haberl)*

DIE KRAFT DER ELEMENTE

Element Wasser (siehe S. 120).

FESTMENÜ ZUR HERBST-TAGUNDNACHTGLEICHE

Kürbiscremesuppe mit Brennnesselsamen und Herbsttrompeten

ergibt 8–10 Portionen

Die Suppe ist besonders gut mit fruchtigeren Kürbissorten, wie z. B. Hokkaido, Butternuss- oder Muskatkürbis. Hokkaido muss man übrigens nicht schälen.

Wasch den Kürbis, schneide ihn mit einem guten Messer auf, hol die Kerne raus und schäle ihn gegebenenfalls. Dann in Stücke schneiden und in etwas Wasser weich kochen, würzen mit gemahlenem Koriander und Liebstöckel, Zimt und Kardamom, etwas Obers und Kräutersalz dazugeben und pürieren.

Rühr zum Schluss 2 Handvoll Brennnesselsamen ein und lass die Suppe 10 Min. ziehen. Mit Kürbiskernöl und den zuvor eingeweichten, in etwas Butterschmalz und Kräutern 10 Min. angerösteten Herbsttrompeten anrichten.

Beifuß-Steckerlbrot vom Feuer mit dreierlei herbstlichem Aufstrich

für den Kürbisaufstrich

300 g Kürbisfleisch (Hokkaido)
je 1 Schalotte, Knoblauchzehe und Essiggurke
150 g Doppelrahmfrischkäse oder guter Topfen
4 EL Sauerrahm
1 EL gehackte Petersilie
Salz, Pfeffer und etwas gemahlener Kümmel
2 EL Brennnesselsamen

für den Maroniaufstrich
200 Ziegenfrischkäse
100 g Sauerrahm
1 EL Honig
2 EL Nussöl
1 Spritzer weißer Balsamicoessig
Kräutersalz nach Geschmack
1 Knoblauchzehe
250 g gekochte Maroni
1 EL getrocknete Berberitzen (kommen aus Afghanistan und gibt es am Markt, z. B. Naschmarkt)
je 1 kleines Sträußchen Schnittlauch und Petersilie

für die Zwiebelbutter
100 g weiche Butter
100 g Zwiebelwürfelchen
je 2 EL geschnittener Schnittlauch, Thymian und Salbei
etwas Kräutersalz
1 TL Senf

für das Beifuß-Steckerlbrot
2 Tassen Hafer-, Gersten-, Mais- oder Weizenmehl
1 Pkg. Backpulver
1 TL Salz
1 EL Öl
1 Tasse Wasser
2 EL fein geriebenes Beifußkraut

Schneide das Kürbisfleisch in Würfel, dünste es weich und passiere es fein. Hack Schalotte, Knoblauch und Essiggurke fein und misch sie mit den anderen Zutaten unters Kürbisfleisch, schmecke mit den Gewürzen ab und stell den Aufstrich kühl.

Für den Maroniaufstrich mischst du Ziegenfrischkäse, Sauerrahm, Honig und Öl gut miteinander und würzt die Mischung, dann fügst du die fein gehackten Maroni und die ganz fein gehackten Berberitzen hinzu, rührst die gehackten Kräuter ein und stellst den Aufstrich kühl.

Lass 20 g von der Butter in einer Pfanne aufschäumen, röste die Zwiebelwürfelchen darin mittelbraun, gib zum Schluss Thymian, Salbei, Kräutersalz und die Zwiebelbutter bei und lass alles kurz ziehen.

Rühr die verbliebene Butter schaumig, vermisch sie mit dem Senf und rühr die Zwiebel-Kräuter-Mischung ein, nochmals abschmecken, auf Butterbrotpapier aufbringen, zu einer Butterrolle formen und bis zum Verzehr kühl stellen.

Vermisch für das Steckerlbrot Mehl, Backpulver und Salz mit den Händen in einer Schüssel, gib Öl und Wasser dazu und verknete die Zutaten rasch zu einem festen Teig. Ist der Teig noch klebrig, kannst du noch etwas Mehl beifügen.

Zum Schluss knetest du den Beifuß unter, dann den Teig zu 2 cm dicken Fladen formen und diese auf das dem Feuer zugewandte Ende von Holzsteckerln, die frisch vom Haselnussstrauch geschnitten wurden, kleben, sodass sie gut am Holz haften und dieses umhüllen.

Halte das Brot auf allen Seiten ins Feuer, bis es rundum schön braun ist. Wer geschickt ist, kann das Steckerlbrot im Ganzen vom Staberl ziehen und in die so entstandene Brothülle einen der drei Aufstriche füllen.

Am besten warm und frisch genießen!

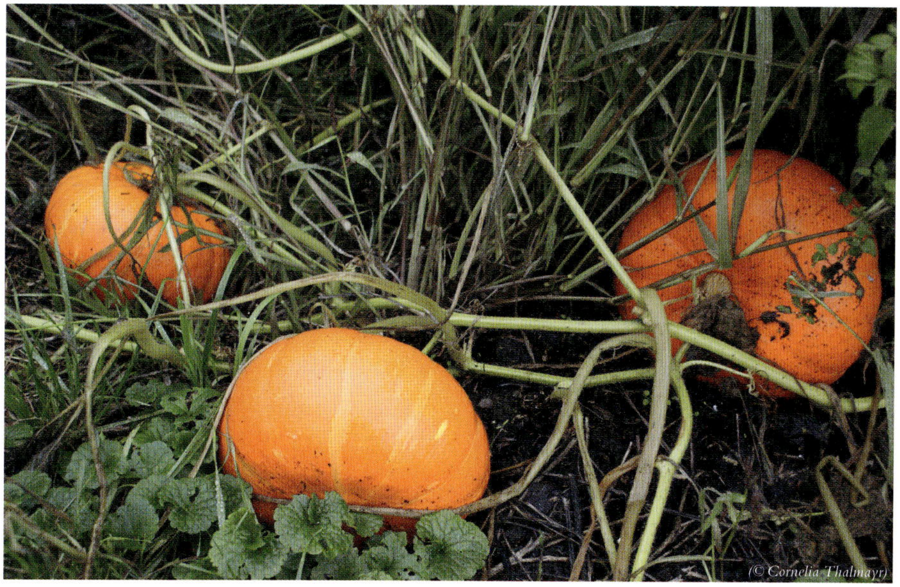

(© Cornelia Thalmayr)

Süße Hollersuppe mit Schneenockerln

ergibt 8 Portionen

für die Holundersuppe

1 kg abgerebelter Holunder (tiefgekühlt) oder Holunderfruchtsirup, dafür dann weniger Zucker
200 g Rohrzucker
250 ml Wasser
250 ml frisch gepresster Orangensaft
125 ml naturtrüber Birnensaft
1 Zimtstange
10 Gewürznelken
Kardamom
etwas Zitronensaft nach Geschmack

für die Schneenockerl

3 Eiklar
70 g Feinkristallzucker
30 g Holunderblütenzucker
abgeriebene Schale von ½ Bio-Orange
Zimt zum Bestreuen

Für die Holundersuppe kochst du den Holunder mit Zucker und Wasser auf und lässt die Mischung 10 Min. köcheln, dann den Saft abseihen und die Früchte gut ausdrücken.

Lass den Saft mit den restlichen Zutaten nochmals etwa 10 Min. köcheln und 30 Min. zugedeckt ziehen. Entnimm die Gewürze und halte die Suppe warm.

Für die Schneenockerl das Eiklar unter laufendem Beifügen von Zucker sehr steif schlagen, dann fügst du den Blütenzucker und die abgeriebene Orangenschale hinzu und stichst mit einem Esslöffel Nockerl aus, die du in heißes, aber nicht kochendes Wasser einlegst.

Nach einigen Minuten vorsichtig wenden, nach weiteren Minuten entnehmen und in die lauwarme Hollersuppe einlegen, mit etwas Zimt bestreuen und sofort servieren.

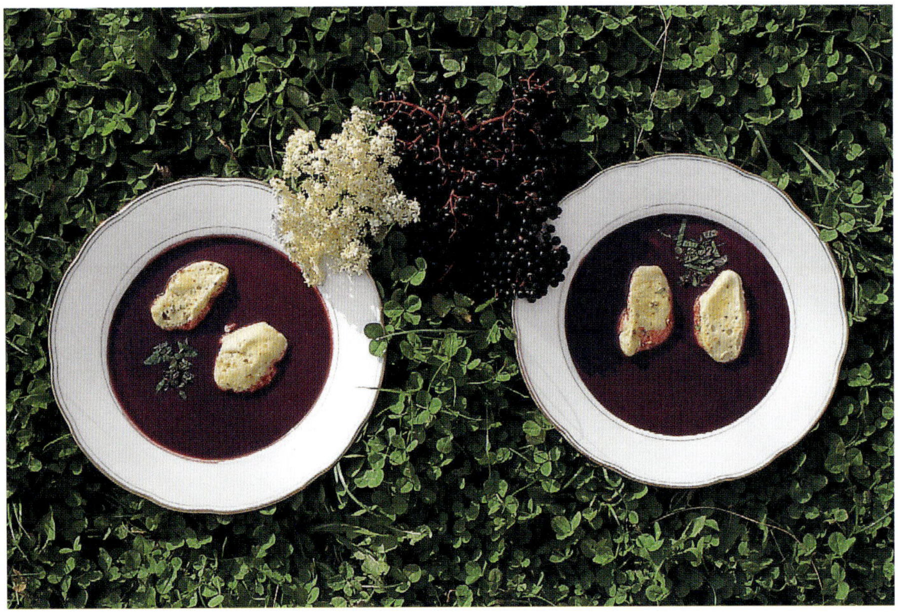

Süße Hollersuppe mit Schneenockerln
(© aus dem Buch „Zauberhafte Blütenküche" von Elisabeth Mayer; Günter Grüner)

Heißer Sanddorn-Energie-Drink mit Ringelblumen

ergibt 8 Portionen

250 ml Sanddornsaft, Natur
150 g Sanddornmarmelade
750 ml naturtrüber Apfelsaft
1 TL Zimtpulver
2 große Zimtstangen
1 Zitrone (Schale unbehandelt) in Scheiben
3 EL Honig
einige Ringelblumen als essbare Deko

Gib Sanddornsaft, Marmelade, Apfelsaft, Zimt, Zitronenscheiben und Honig in einen Kochtopf und lass die Mischung kurz aufkochen. Den heißen Drink abseihen, in Gläser füllen und gleich mit den Ringelblumen bestreut servieren.

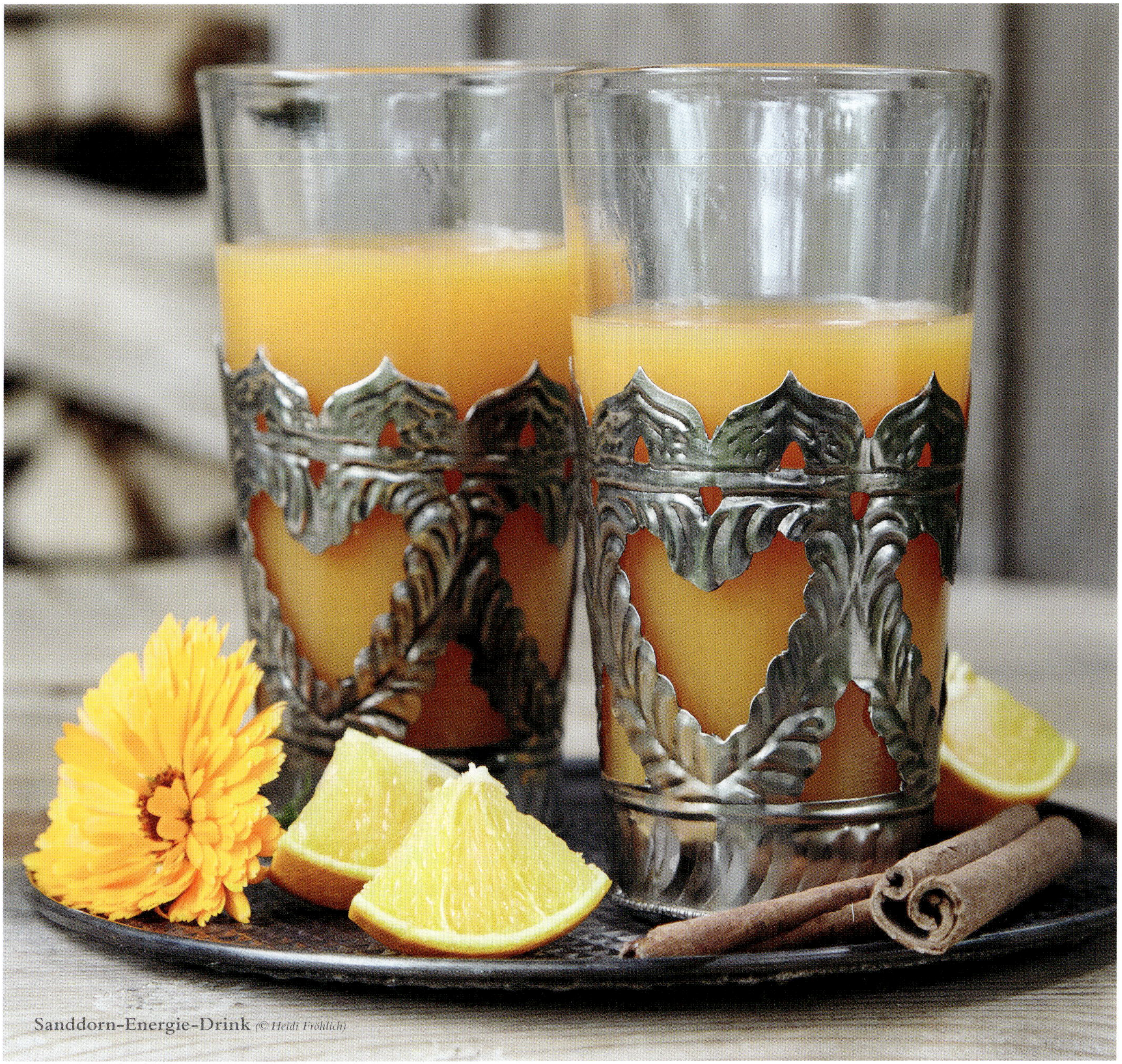

Sanddorn-Energie-Drink *(© Heidi Fröhlich)*

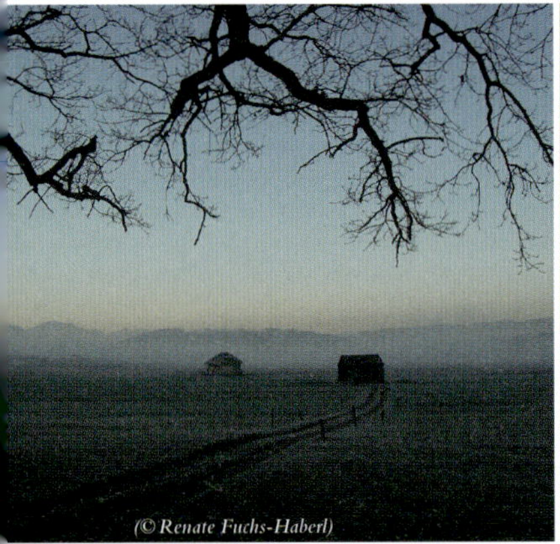
(© Renate Fuchs-Haberl)

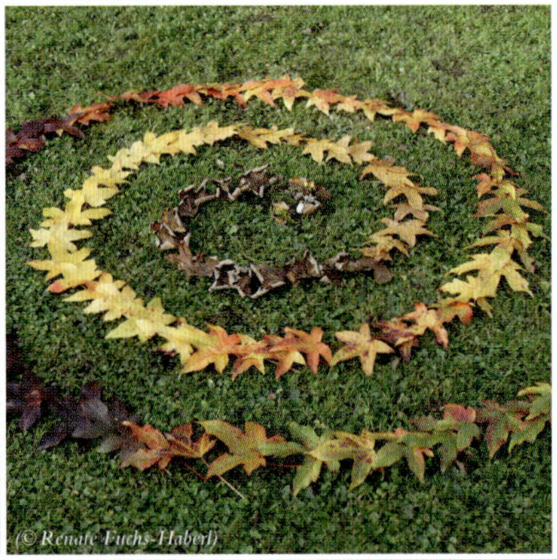
(© Renate Fuchs-Haberl)

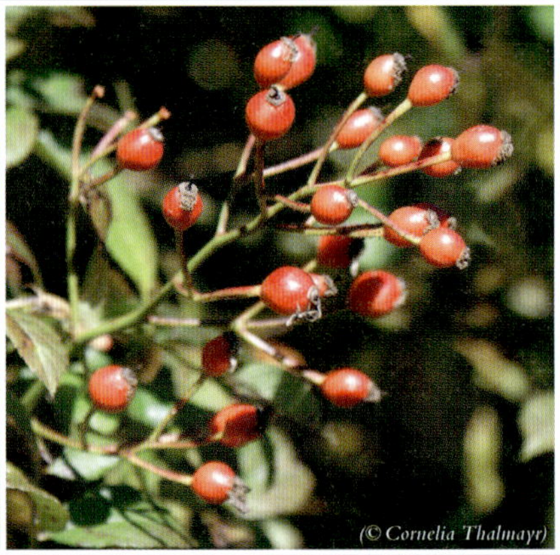
(© Cornelia Thalmayr)

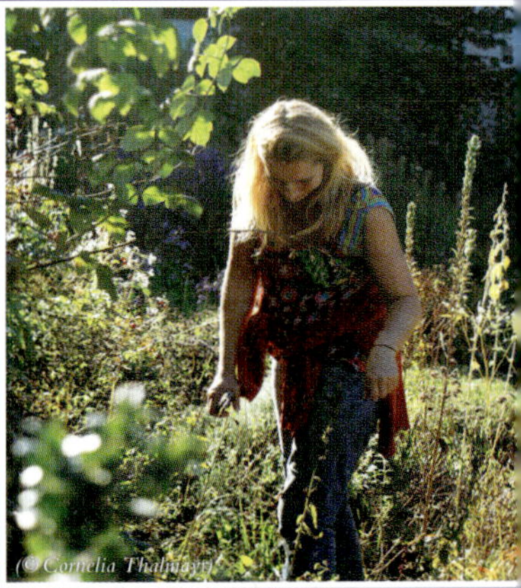
(© Cornelia Thalmayr)

Allerheiligen und Allerseelen

2. November

ERSCHEINUNG, QUALITÄT UND CHARAKTER DER ZEIT

DIE ERSCHEINUNG DER ERDE

Mit dem Ahninnenfest verbindet sich die Farbe Violett. Die offenen, leeren, umgepflügten Äcker erscheinen in den Novembernebeln in einem dunklen Violett. Herbstzeitlose und Astern blühen im Herbst violett. Violett ist die Farbe der Grenze zwischen Diesseits- und Anderswelt, darum ist es die Farbe der Schamaninnen, der Hüterinnen der Schwelle, die in dieser Zeit sehr dünn und durchlässig ist.

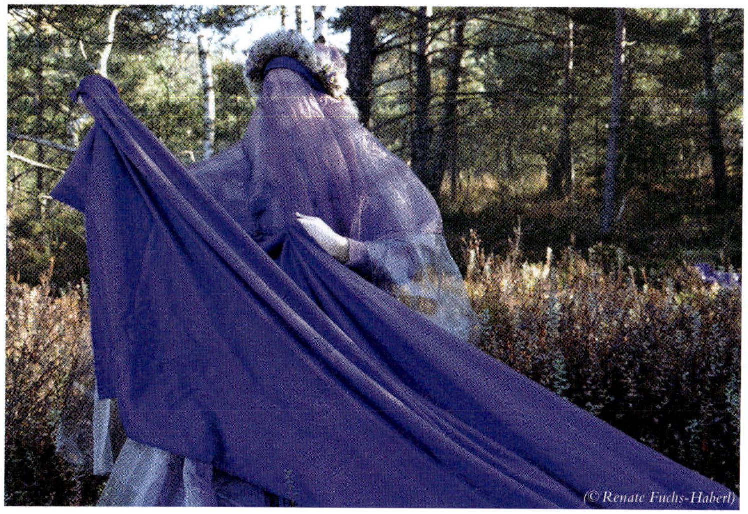
(© Renate Fuchs-Haberl)

Anfang November ist das Leben vollständig in den Bauch der Erde zurückgekehrt. Die abgeernteten Felder ruhen im fahlen Novemberlicht, die Äcker sind offen und empfangen die letzten Blätter nach ihrem Tanz zur Erde. Auch wenn ein warmer Altweibersommer vielleicht noch einmal die Blumen zum Sprießen gebracht hat, so kündet die bereits stark gewachsene Dunkelheit doch vom bevorstehenden Winter. Golden leuchtet die Novembersonne für uns, bevor sie den Nebelschwaden weichen muss, die über die kahl gewordene Landschaft ziehen und alles oft tagelang wie in Watte verpackt erscheinen lassen. Die Gärten träumen aufgeräumt dem Winter entgegen, schenken den Igeln ein warmes Daheim in den Laubhaufen und lassen in den immer kälter werdenden Tagen und Nächten ihre Aufgaben für dieses zu Ende gehende Erdenjahr endgültig ruhen. Die Frostnächte bedecken Wiesen und leere Äcker mit Reif, zaubern glitzernde Ränder um die goldenen Herbstblätter am Boden.

Alle Samen und Keime sind in den Bauch der Erde gefallen. Dort werden sie über den Winter gehütet und genährt. Eindrücklich lässt uns die Natur teilhaben an der Magie des Loslassens, Umwandelns und Neuwerdens, die sich über den Winter unter der schützenden und wärmenden Schneedecke tief im Inneren der Erde vollzieht. Dieser Rückzug ins Innere findet ebenso im Leben der Menschen statt, äußerlich und innerlich. Wenn uns der Nebel die Sicht nimmt, sich die Konturen der Landschaft vor uns auflösen und im Nebelgrau verschwinden, dann brauchen wir andere Sinne für unsere Wege durch diese Zeit.

Es ist die Zeit der Ahninnen, die nun beginnt. Die Schleier zwischen der Diesseits- und der Anderswelt werden dünn und sind durchlässiger als sonst. Die Lebenden und die Toten begegnen einander nun wieder, sie feiern und tanzen gemeinsam, erzählen einander die alten Geschichten und schenken einander ihren Segen. So manche Seele macht sich dabei auf die Suche nach einer neuen Mutter, die sie im nächsten Jahr wieder in die Diesseitswelt gebären möge. Auch

Mutter Erde ist schwanger mit dem neuen Leben in ihrem Erdenbauch.

Göttinnen dieser Zeit

Die **schwarze Göttin** der Verwandlung hat alles Leben in ihren Erdenschoß aufgenommen. In ihrer Tiefe wandelt es sich über den Winter um, wird zu Neuem, das seiner Wiedergeburt im nächsten Jahr entgegenträumt. Das Spinnen und Weben des neuen Lebens im Bauch der Erde beginnt. Sie ist die Schicksalsgöttin, die darüber entscheidet, wie sie die Fäden für das neue Jahr spinnt, wo sie schneidet, neu verknüpft. In den drei Nornen begegnet sie uns bis heute. An den Wurzeln des Weltenbaums sitzend spinnt Urd den Lebensfaden, Verdandi misst dessen Länge ab und Skuld schneidet ihn, wenn sie die Zeit dafür als gekommen erachtet, wieder ab.

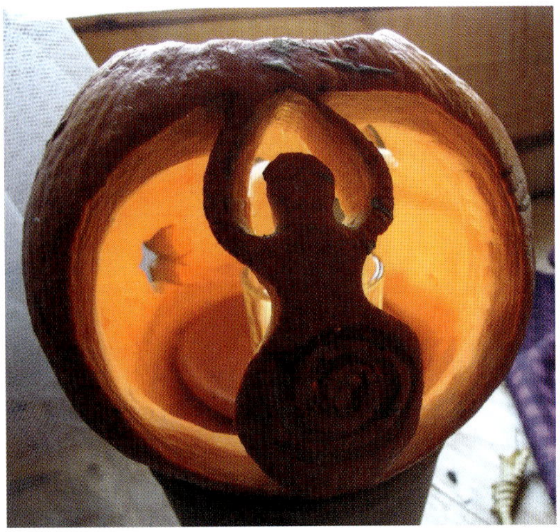

Kürbisbauchgöttin *(© Renate Fuchs-Haberl)*

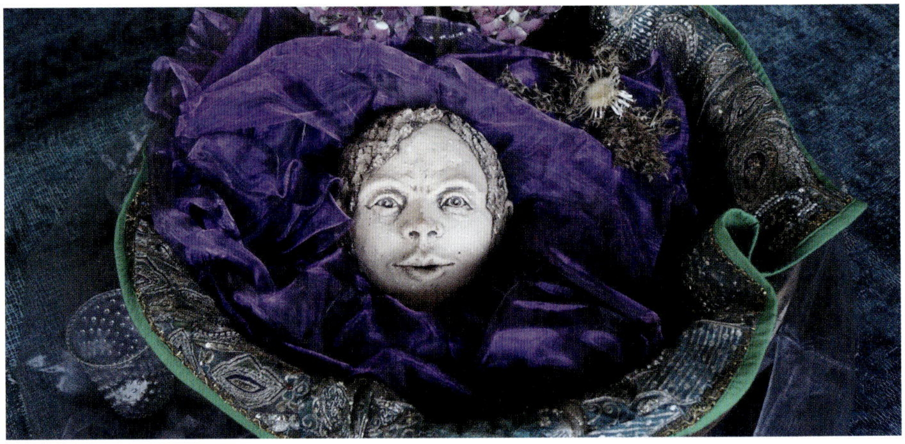

Gesicht der Ahnin *(© Renate Fuchs-Haberl)*

Frau Holle hat sich zur nebelhaften, silbern schimmernden, weisen Alten gewandelt. Sie führt den Zug der Heimchen an, die unter ihrem schützenden Mantel von ihr in die Holleteiche und Andersweltberge heimgeführt werden. Als Schimmelreiterin kommt sie übers Land, um auch kein Seelchen auf der Erde zu vergessen. Doch sie ist auch die Kinderschenkerin, die mit jenen Seelen, die wieder ins Leben gehen wollen, herumzieht auf der Suche nach einer jungen Frau, die bereit ist, Mutter für ein neues Erdenleben zu sein. Der Storch als der Seelenbringer der Göttin ist dabei an ihrer Seite, er holt die Seelchen aus dem Holleteich, bringt sie zu ihren Müttern, damit diese schwanger werden können.

Im Alpenraum beginnt nun die hohe Zeit der **Percht**. Als Schiach- und Schönpercht erscheint sie den Menschen mit ihren zwei Gesichtern. Sie ist die Todes- und Wiedergeburtsgöttin. Vor der Wintersonnenwende zieht sie als Schiachpercht herum, sie führt die „wilde Jagd" an, die mit den Herbststürmen daherbraust und alle Wesen und Seelen heimführt in die Andersweltberge. Nach der Wintersonnenwende erscheint sie als Schönpercht, die das neue Leben zurück auf die Erde bringt.

Auch der Heros hat sich im Jahreslauf zum weisen Alten gewandelt, denn er kennt nun alle Zyklen eines Jahres. Als Nikolaus kennen wir ihn aus dem kirchlichen Brauchtum, sein Vorgänger war der keltische, gütige Dagda. Er hütet in der Anderswelt die Gaben der Göttin, die sie in diesem Jahr hat wachsen lassen und bringt die Äpfel, Nüsse und getrockneten Zwetschken und Birnen zu den Kindern, damit diese über den Winter genährt und beschützt sind.

PFLANZEN DER ZEIT – IHRE BEDEUTUNG UND VERWENDBARKEIT

Brennnesselblätter und -samen

Urtica sp.

Sie ist nicht gerade beliebt, die Brennnessel als Gartenpflanze, und mit nackter Haut nähert man sich ihr besser nicht – oder doch? Bei rheumatischen Beschwerden hat Pfarrer Kneipp das „Nesselpeitschen" empfohlen, ein kräftiges Schlagen der Brennnesselstängel auf die schmerzende Körperstelle. Dieser durch die Nessel verursachte Hautreiz wirkt sehr effektiv, ist aber sehr schmerzhaft. Nicht weniger zielführend ist die Einreibung des schmerzenden Gelenkes mit Brennnesseltonikum. Auch bei Hautleiden und Rheuma wirkt das Tonikum. Die kleinen, ölhaltigen Samen der Brennnessel, die ab September gesammelt werden können, enthalten Linolsäure, Schleimstoffe, ungesättigte Fettsäuren und Vorstufen von Vitamin A und E. Sie werden als Tonikum oder Öl innerlich verabreicht zur Leistungssteigerung und zum Immunsystempushen.

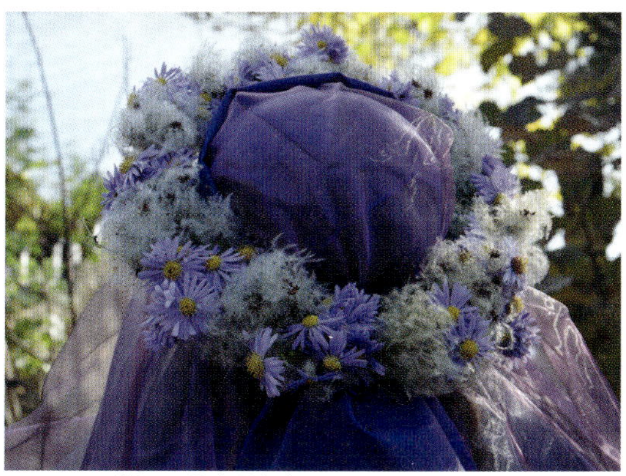

(© Renate Fuchs-Haberl)

• TIPP von der *Kräuterfee* •

BRENNNESSELTONIKUM

2 Handvoll frische Brennnesselblätter
1 Handvoll Brennnesselsamen
500 ml Alkohol, 70 Vol.-%

Füll Blätter und Samen in ein dunkles Glas mit breiter Öffnung und Verschluss, gieß den Alkohol darüber und lass den Ansatz an einem warmen Platz oder in der Sonne 4 Wochen ziehen. Seih dann das tiefgrüne Tonikum ab und füll es in kleinere Flaschen mit Tropfer.

Schlafmohn

Papaver somniferum

Die Mohnpflanze ist nicht nur ein Naturschauspiel einzigartiger Art, wenn man bedenkt, dass aus einem stecknadelkopfgroßen Mohnsamen eine so stattliche Pflanze von gut 1 m Höhe und mit so wunderschönen, kräftigen Blüten wird, sie ist obendrein vielfältig einsetzbar. Mohn ist eine der ältesten Kulturpflanzen der Menschheit und das erste, starke Schmerzmittel. Opioide werden schon seit tausenden Jahren als Schmerzmittel verwendet. Zunächst in Form von Opium, dem getrockneten Milchsaft, der aus den angeritzten Kapseln gewonnen wird, später kam das aus dem Opium isolierte Morphin (Morphium) zum Einsatz. Durch ihren Einsatz wurden viele medizinische Eingriffe überhaupt erst möglich und für die Patienten erträglich. Im frühen Christentum (4. Jhdt.), in dem Krankheit als Strafe Gottes gesehen wurde, war die Anwendung von Opium verboten, es galt als Satanswerk. Mit der arabischen Heilkunde kehrte das Opium jedoch nach Europa zurück.

• WICHTIGES von der *Kräuterfee* •

VORSICHTIG ANWENDEN

Es handelt sich um potente Wirkstoffe, die mit Vorsicht angewandt werden müssen. Eine Überdosis ist lebensgefährlich, besonders gefürchtet ist die mögliche Atemlähmung. Opioide können auch als Rauschmittel missbraucht werden und zu einer Abhängigkeit und Sucht führen. Doch keine Angst, unser Küchenmohn, der ja in Samenform verwendet wird, ist unbedenklich, höchstens etwas beruhigend.

Mohn stammt aus Zentralasien, kam über das antike Griechenland, das Römische Reich und schließlich über die Osmanen nach Mitteleuropa. Seither würzt er süße Speisen, aber auch Gebäck. Zur Samengewinnung wird ausschließlich Schlafmohn angebaut, er kommt in seinen Kulturformen als Blau-, Grau- und Weißmohn vor,

• TIPP von der *Kräuterfee* •

MOHNBLÜTENBAD

1 Handvoll frische oder getrocknete Klatschmohnblüten
125 ml Obers
250 ml Vollmilch
3 EL Bienenhonig

Übergieß die Blüten mit Obers und badeheißem (nicht kochendem) Wasser. Während du die Badewanne mit warmem Wasser volllaufen lässt, fügst du Milch, Obers und Honig bei und mischst alles gut durch. Nun bade 25 Min. Trockne dich danach nicht ab, sondern lass das Badewasser auf der Haut trocknen und leg dich zumindest 1 Std. ins Bett.

wobei Graumohn ausschließlich im Waldviertel produziert wird. Im Unterschied zu Deutschland ist der Anbau von Schlafmohn in Österreich erlaubt und hat eine lange Tradition seit der Hallstattzeit.

Auch **Öl** wird **aus den Samen** gewonnen. Es ist reich an ungesättigten Fettsäuren: 60 % der Omega-6-Fettsäure Linolsäure, 30 % Ölsäure und 3 % der besonders wertvollen Omega-3-Fettsäure Linolensäure. Der Gehalt an ätherischem Öl ist verantwortlich für seinen aromatischen Geruch. Mohn ist zwar nicht besonders reich an Vitaminen, enthält aber viel B_1 und Biotin – alles gut für die Nerven. Mohn enthält die essentiellen Aminosäuren Leucin und Lysin und ist daher gut in Kombination mit Getreideprodukten wie Nudeln oder Erdäpfeln, weil sich dadurch die biologische Wertigkeit des vorhandenen Eiweißes erhöht. Außerdem enthalten Mohnsamen reichlich Mineralstoffe, vor allem Eisen, das der Körper für den Sauerstofftransport im Blut benötigt. Der Kalziumgehalt ist mit 2,5 % einer der höchsten bei Lebensmitteln, was sich natürlich günstig auf die Knochen auswirkt. Auch Kalium und Magnesium sind reichlich in Mohn enthalten. Mohn ist also ein sehr gesundes Naturprodukt, besonders für Knochen, Gehirn, Nerven und die Zellregeneration. In der Chinesischen Medizin nährt Mohn übrigens in ganz besonderer Weise das Nieren-Yin, also unsere Grundsubstanz, die Essenz.

Mohnblüten lassen sich gut frisch verwenden und auch trocknen, ihr Aroma ist warm und etwas feurig-scharf. In Wasser gelegt ergeben die Blüten ein belebendes und kraftspendendes Bachblütenwasser. Auch ins Badewasser gelegt entfaltet sich die kraftspendende und doch entspannende Wirkung der zauberhaften, roten Blumen.

Dirndl (Kornelkirsche)
Cornus mas

Wer vollreife, aromatische Kornelkirschen einmal gekostet hat, wird den säuerlich-pikanten, im Abgang etwas pelzigen Geschmack nicht mehr vergessen. Verkocht als Fruchtmus, Kompott, süß-sauer eingelegt oder noch besser als süße Nascherei in Florentinerform stellt das Dirndl eine einzigartige Wildfrucht dar, die noch dazu durch ihre Inhaltsstoffe besticht. Als typisch süd- und mitteleuropäische Wildfrucht hat ihre Verwendung bei uns lange Tradition. Im niederösterreichischen Pielachtal ist der Bestand so groß, dass das Tal auch als Dirndltal touristisch vermarktet wird.

Durch den **hohen Gehalt an Vitamin C** (70–130 mg/g) und Anthocyanen ist das Dirndl eine sehr gesunde Frucht. Das Vitamin C dient dem Körper als Antioxidans, d. h., es verhindert die Schädigung empfindlicher Moleküle und beugt Arteriosklerose vor, schützt vor Hautalterung und grauem Star. **Anthocyane** sind Pflanzenfarbstoffe, die den Früchten und Blüten ihre rote bis violette Farbe geben, sie zählen zu den sekundären Pflanzenstoffen und dienen der Pflanze z. B. zum Schutz vor UV-Licht oder als Lockmittel für Tiere. Beim Menschen fungieren sie als Antioxidantien und schützen somit DNA oder Lipide vor dauerhaften Schäden.

Als Heilpflanze verwendet man nicht nur die roten Früchte selbst, sondern auch Rinde und Blätter. Dirndln gelten in der Hildegardmedizin als reinigend und **heilend für Verdauungstrakt und Magen** und werden bei chronischen Darmleiden, Durchfall und Blutsturz eingesetzt. Die nicht verzehrfähigen Anteile wie Rinde oder Blätter wurden aufgekocht und dem Badewasser beigefügt, um ein Abklingen von Gichtbeschwerden zu bewirken. Auch heute noch gelten Kornelkirschen als heilend für Magen und Darm. Bei Durchfall und anderen Beschwerden kann man die Früchte roh essen oder auf Marmelade, Mus oder Sirup zurückgreifen.

Übrigens wurden aus den Kornelkirschkernen Rosenkränze hergestellt. Du kannst auch ein Kornelkirschkissen herstellen, indem du die Kerne vom Fruchtfleisch säuberst und wäschst, anschließend trocknest und dann in ein Stoffkissen füllst. Auf die Heizung gelegt werden diese Kissen schnell warm und wirken lindernd bei Gelenkbeschwerden oder Erkältung.

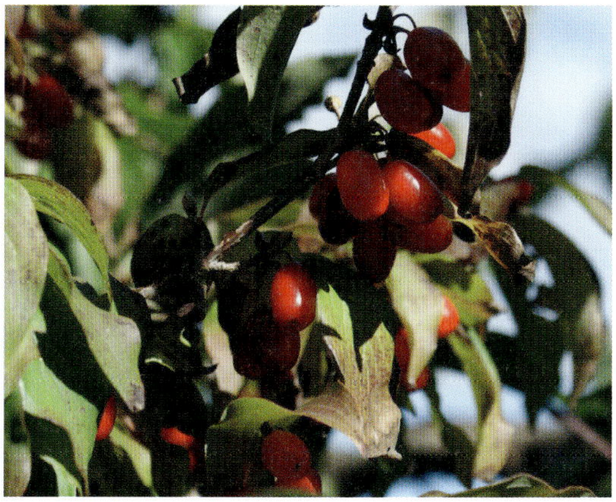

Kornelkirschen *(© Cornelia Thalmayr)*

Da das Holz der Kornelkirsche sehr fest ist (Familie der Hartriegel), wurde es im Altertum für militärische Zwecke verwendet. Die ältesten Funde einer Verwendung der Kornelkirsche gehen in die Steinzeit zurück. Als weiterverarbeitetes Produkt hat heute jedoch das Kornelkirschwasser die größte Bedeutung, dieser Obstbrand ist in Österreich auch als Dirndlbrand bekannt und hat eine lange Herstellungstradition.

Weißdornfrüchte

Crataegus monogyna

Die Früchte des Weißdorns sind die am schnellsten verderblichen Früchte im Spätherbst, denn sie fallen sehr schnell vom Strauch. Frisch genossen sind sie relativ geschmacklos, aber sehr heilkräftig. Um die **Früchte für Tee** zu trocknen, sollten sie zuerst etwa 1 Woche bei Raumtemperatur auf einem Backblech ausgelegt werden und dann zur Nachtrocknung auf die Heizung oder bei 50 °C und etwas offener Tür ins Backrohr geschoben werden. Danach die Früchte vermahlen, das Fruchtpulver in kaltem Wasser ansetzen (am besten über Nacht) und den Ansatz einmal kurz aufkochen und abseihen, ohne ihn ziehen zu lassen. Dieser Weißdorntee kann über Monate getrunken werden, ohne Nebenwirkungen zu entwickeln oder seine Wirkung zu verlieren, er reguliert den Blutdruck und hilft bei durch Stress hervorgerufenen Herzfunktionsstörungen. Auch in Mischung mit Hagebutte und Himbeerblatt ergibt der Weißdorn einen sehr schmackhaften und gesundheitsstärkenden Haustee. Übrigens kann mit dem fein vermahlenen Weißdornpulver auch Getreidemehl gestreckt bzw. veredelt werden.

• TIPP von der *Kräuterfee* •

HAGEBUTTEN-WEISSDORN-TEE

je 1 Handvoll getrockneter Weißdorn und Hagebutten
2 Handvoll getrocknete Himbeerblätter
1 Handvoll getrocknete Blätter von der Schwarzen Johannisbeere
einige zerstoßene Gewürznelken

Vermahle die getrockneten Früchte in der Küchenmaschine zu Pulver, zerreibe die getrockneten Blätter händisch, vermisch sie mit den gestoßenen Nelken und dem Fruchtpulver und füll sie in luftdichte Gläser.
Nimm 2 EL der Teemischung auf 1 l Wasser und lass die Mischung 15 Min. ziehen.

Hagebutte

Rosa canina und sp.

Vor mehr als 150 Jahren schrieb Hoffmann von Fallersleben eines der berühmtesten deutschsprachigen Kinderlieder, das sich um die Hagebutte dreht: „Ein Männlein steht im Walde …" Und das kommt nicht von ungefähr, hatte die Hagebutte doch früher einen zentralen Stellenwert als Nahrungsquelle und Heilmittel. Schon in der Steinzeit wurden die Früchte getrocknet und als Vorrat gehortet. Und tatsächlich sind sie voller Vitamin C und Vitalstoffe. Ein alter Volksglaube besagt, dass drei um Weihnachten gegessene Hagebutten Krankheit und körperliche Gebrechen von Mensch und Tier fernhalten.

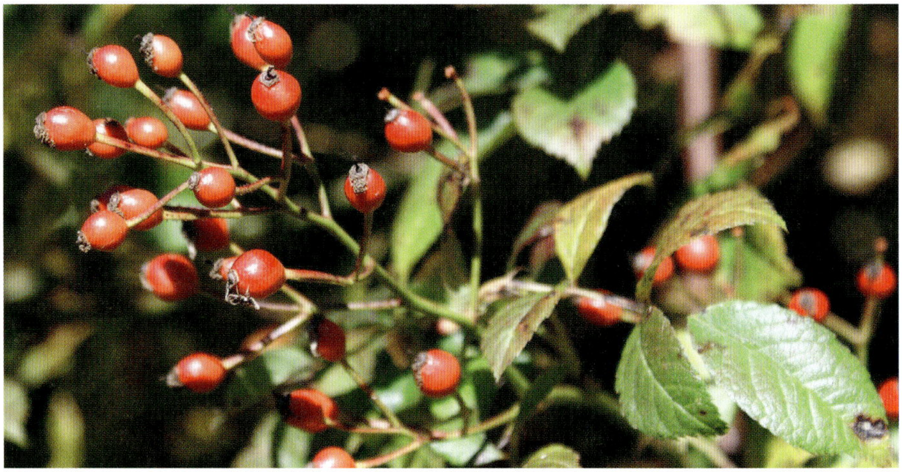

Hagebutten *(© Cornelia Thalmayr)*

Als Hagebutten werden die **Früchte aller Rosenarten** bezeichnet, egal ob groß oder klein, Wild- oder Kulturform. Hildegard von Bingen lobte die Hagebutte so sehr in ihrer Heilkraft, dass sie in ihrer Wirkung und Verwendung reife und noch harte Früchte unterschied und benannte. Sie schreibt der Hagebutte lindernde Wirkung bei Lungenleiden zu und verwendet sie zur Stärkung des Magens. Die heutige Naturheilkunde empfiehlt die Hagebutte zur **Vorbeugung von Erkältungs- und Infektionskrankheiten**, zur Festigung der Gefäße bei Venenleiden, bei Zahnfleischbluten und Parodontose. Sie verbessert die Sauerstoffversorgung der Körperzellen und schützt vor freien Radikalen. Die Hagebutte ist magenwirksam, aufgrund der Pektine harntreibend und mild abführend. In der Volksheilkunde wird die Hagebutte deshalb bei Entzündungen der Harnwege, bei Blasen- und Nierensteinen sowie zur Stärkung des Magens und der Galle eingesetzt. Marmelade aus den Früchten, löffelweise genossen, soll appetitanregend wirken.

• TIPP von der *Kräuterfee* •

HAGEBUTTENTEE

Einer der vitaminreichsten Tees ist der Hagebuttentee, und zwar der aus der ganzen Frucht hergestellte. Er begleitet uns durch das ganze Jahr: Im Frühjahr zur Überwindung der Frühjahrsmüdigkeit, im Sommer herrlich erfrischend und im Herbst und Winter eine großartige Unterstützung für unsere Abwehrkräfte. Wäre es nicht mal etwas Besonderes, diesen Tee von der Ernte über die Verarbeitung bis zum Trinkgenuss selbst zuzubereiten?

Übergieß etwa 2 TL zermahlene Hagebutten in einer Tasse mit kochendem Wasser, füll die Mischung in einen Topf und lass sie etwa 10 Min. leicht köcheln und dann ca. 15 Min. ziehen.

Hagebutten sind reich an Vitaminen, besonders an **Vitamin C**. So kann der Gehalt an Vitamin C bis zu 20 Mal höher sein als der von Zitronen. Aber auch Vitamin A, B_1, B_2, K, P, H und Beta-Carotin sowie Mineralstoffe und Spurenelemente wie Kalium, Magnesium, Phosphor, Natrium, Calcium, Eisen, Zink und Kupfer sind enthalten. Das Vitamin C der Hagebutte ist sehr hitzestabil und bleibt auch nach kurzem Kochen oder im Tee nach dem Überbrühen weitgehend erhalten. Das macht die Hagebutte nicht nur zu einem Genuss, sondern zu einem wirksamen Nahrungs- und Heilmittel für die dunkle und kalte Jahreszeit: als Vorbeugung gegen Infektionskrankheiten und Erkältungen oder in der Rekonvaleszenz. Vitamin C wirkt außerdem antioxidativ und schützt, Folsäure sowie Vitamin E ergänzen die Wirkung. Die Anwendung von Hagebutten zu Heilzwecken ist zwar nicht wissenschaftlich belegt, gründet aber auf jahrhundertelanger Erfahrung in der Volksheilkunde.

Übrigens ist die natürliche Farbe des Hagebuttentees gelblich-rosa oder orange. Bei nahezu allen gekauften Sorten ist der Tee durch Zusatz von Hibiskus rötlicher bis rot. Mit den Nüsschen kannst du die Farbe auch verstärken. Sie werden – nach gründlichem Abwaschen der Härchen – zum sogenannten **Kernlestee** verarbeitet. Heb doch die Kerne auf, die beim Kochen von Hagebuttenmus anfallen, wasch sie und bereite den Tee daraus zu, indem du die Kerne grob schrotest oder mahlst und wie den links angeführten Hagebuttentee mit einer Ziehdauer von 20–30 Min. zubereitest. Er bekommt eine kräftig-rote Farbe. Der Kernlestee ist zu Unrecht in Vergessenheit geraten, denn er gilt als Hausmittel zur Blutreinigung, Entwässerung sowie bei Nieren- und Blasenleiden. Er hat einen leichten, angenehmen Vanillegeschmack. Unsere Großmütter haben bei der Herstellung von Hagebuttenmarmelade die zurückgebliebenen Kerne getrocknet und zu einem groben Pulver vermahlen, was mir nach wie vor die einfachste Methode erscheint, falls man das Pulver nicht fertig aus der Apotheke kaufen möchte. Das Pulver kann auch pur oder in Smoothies gemischt werden und ist meiner Meinung nach ein absolutes, heimisches „Superfood".

Quitte
Cydonia oblonga

Äpfel und Birnen sind geerntet, jetzt sind die dunkelgelben, pelzigen Quitten erntereif. Diese Früchte sind eine Besonderheit, denn sie können nur in Kleinstmengen roh genossen werden. Der große Aufwand bei der Verarbeitung der sehr harten Früchte lohnt sich aber! Ursprüngliche Wildformen des Quittenbaums stammen u. a. aus Persien. Über Nordafrika und Kleinasien gelangte sie in die antike kretische Stadt Kydonia (heute Chania), wo sie vermutlich von den Bauern der Gegend erstmals kultiviert wurde. Als sehr aromatisch gilt heute die Sorte 'Konstantinopeler'. In der griechischen Mythologie, glaubt man heute, waren der goldene Apfel des Paris oder die Hesperiden-Äpfel sehr wahrscheinlich Quitten. Als Frucht der **Liebesgöttin Aphrodite** galten die Früchte als Symbol für **Glück**, **Liebe** und **Fruchtbarkeit**.

Die Heilkraft der Quitten ist seit dem Altertum bekannt. Unsere Vorfahren vertrauten auf Beobachtungen der Wirkung. Heute belegen Analysen die Inhaltsstoffe dieser Powerfrucht. Sie enthält Vitamin C und E, Folsäure, Mangan, Kalium, Natrium, Zink, Eisen, Kupfer, Fluor, Tannine und viel Pektin, das den Blutzuckerspiegel normalisiert und den Cholesterinspiegel senkt. Aufgrund des hohen Gehalts an Fruchtsäuren und Gerbstoffen nutzte bereits Hippokrates die Frucht als blutstillendes Mittel. Die grundsätzliche Heilwirkung der Quitte ist **adstringierend**, **blutstillend**, **entzündungshemmend**, **erweichend**, **harntreibend**, **kühlend** und **schleimlösend**. Hildegard von Bingen verordnete sie bei Gicht und Rheuma und zum Abführen. Hieronymus Bock schwor auf Quittenbrot (= Quittenkäse).

Eine Schale mit Quitten ist mehr als herbstliche Dekoration: Reife Quitten verströmen einen wunderbaren

• TIPP von der *Kräuterfee* •

QUITTENÖL ZUR HAUTPFLEGE

Um das ätherische Öl zu gewinnen, unbehandelte Quitten vorsichtig schälen und in einem Schraubdeckelglas die Schalen für 1–2 Wochen mit Jojobaöl bedecken. In dieser Zeit lösen sich das Wachs und das ätherische Öl der Schale in dem Jojobaöl, das ja ein flüssiges Wachs ist. Nach dieser Zeit das Quittenöl abseihen. Du erhältst ein wunderbar pflegendes Hautöl, ideal bei feuchtigkeitsarmer, zu Reizungen neigender Haut.

Duft, der uns tiefer durchatmen lässt und den ganzen Raum aromatisiert – manchmal bis Weihnachten. Unter dem Flaum leuchtet die glatte, typisch „quittengelbe" Schale. Ihr Glanz entsteht durch ein in der Schale enthaltenes Wachs, mit dem die Quitte auf Hochglanz poliert werden kann! Dieses Wachs fungiert neben dem Flaum als zweite Schutzschicht. Beim Schälen merkst du, dass die Schale ziemlich fest und dick ist – ein Grund, warum Quitten so lange im Obstkorb liegen können, ohne zu verderben oder auszutrocknen. Der zweite Grund ist das in der Schale enthaltene ätherische Öl, das Feuchtigkeit bindende, konservierende und schützende Eigenschaften hat. Wir nutzen es, um ein pflegendes Hautöl herzustellen.

Beinwellwurzeln
Symphytum officinale

Der Name dieses berühmten Heilkrautes stammt vom lateinischen Wort „symphytos", das sich vom Griechischen ableiten lässt, es heißt zusammenwachsen, zusammenfügen, zuheilen, ebenso wie vom Deutschen „wallen", was zusammenheilen bedeutet. So wirken Zubereitungen aus Wurzeln und Blättern des Beinwells „zusammenfügend", d. h. zusammenwachsend und gleichwohl abschwellend, schmerzstillend und entzündungshemmend, sie fördern die Kallusbildung im Knochen und werden bei schmerzhaften Muskel-, Sehnen- und Gelenksbeschwerden eingesetzt, aber auch bei Prellungen und Verstauchungen und seit Urzeiten bei Knochenbrüchen. Der Beinwell gilt seit jeher als dem Menschen dienende, beseelte Pflanze, als mächtiges Pflanzendeva, das starke Heilung bringen kann. Beinwellwurzel erdet sehr stark und zieht Krankheiten aus dem Bauchraum „nach unten weg". Die hohe Konzentration von Allantoin im Beinwell wirkt anregend auf das Zellgewebe, das sich verstärkt teilt. Daher soll er hauptsächlich äußerlich dort angewandt werden, wo er heilen soll, z. B. in Form von Umschlägen am Bein.

Wer Beinwell gräbt, sollte das in der kalten Jahreszeit tun, wenn sich die Pflanze im Ruhezustand befindet, und immer nur einen Teil des Wurzelstockes nehmen. Ich persönlich grabe im Notfall die frische Wurzel aus und klopfe die mit einem Tuch umwickelte Wurzel vorsichtig weich. Diesen Wurzelbrei, aber auch die frisch geriebene Wurzel mische ich in meine Cremebasis aus Olivenöl und Bienenwachs und bringe sie auf die schmerzende Stelle auf, umwickle mit einer Mullbinde und lasse die Mischung über Nacht einziehen. So verfahre ich einige Wochen. Auch mit Heilerde oder Lehm vermischt wirkt der Wurzelbrei Wunder. Heilend wirkt der Wurzelbrei auch bei heißen, entzündeten Stellen wie Abszessen, Krampfadern oder Sehnenentzündungen.

• WICHTIGES von der *Kräuterfee* •

VERWECHSLUNGS-GEFAHR

Achtung! Beinwellblätter haben große Ähnlichkeit mit denen des toxischen Roten Fingerhutes. Nur sind die des Fingerhutes samtig-weich behaart und die des Beinwells fühlen sich kratzig-rau an.

STIMMIGE REZEPTE

mit Speisen, Getränken, Kräuterkosmetik und Hausmitteln besonders aus der Frauenheilkunde

Wildkräutersalz

Vermahle gut getrocknete Kräuter und Wildkräuter nach Wahl und Aroma mit gutem Salz so, dass ⅓ Salz und ⅔ Kräuter zum Einsatz kommen.

Das so entstandene Würzsalz ist nicht nur sehr aromatisch und hat hohe Würzkraft, sondern ist auch von den Inhaltsstoffen her sehr hochwertig.

Geschmacklich interessante Mischungen sind:

- Rosenblüte-Giersch oder Liebstöckel-Brennnessel
- Basilikum-Thymian-Brennnessel

- Rosmarin-Oregano-Giersch oder Liebstöckel
- Bohnenkraut-Brennnessel-Gundelrebe-Sellerieblatt
- Zitronenmelisse-Verbene-Spitzwegerich

Frauen-Herbsttee

je 3 Teile getrocknete Himbeerblätter, Brennnesselsamen samt Stiel und Schafgarbe
je 1 Teil gut getrocknete Holunderfrüchte und Rosenblüten

Übergieß die Teemischung mit heißem Wasser und lass das Ganze 15 Min. ziehen.

Brennnesselsamen-Smoothie

½ Apfel
1 Handvoll Beeren nach Wahl
250 ml Joghurt
2 EL Frühstücksmüsli
1 EL Brennnesselsamen
Zucker oder Honig nach Geschmack
Wasser

Alle Zutaten sorgfältig vermixen.

Kräuterauskochung – Suppe mal anders

Setze Giersch, Brennnesselsamen und -blätter, Spitzwegerich, Karotten, Pastinaken, Stangensellerie oder Sellerie, Wacholderbeeren und Lorbeerblätter in Wasser an und lass die Mischung 3 Std. bei geringer Temperatur und geschlossenem Topfdeckel köcheln. Anschließend alle festen Teile aussieben und die basische, nahrhafte Kräuterbrühe über den Tag verteilt anstatt eines Getränkes trinken.

Mohnblütenöl

Jakob Lorber (1800–1864) war ein Musiker und christlicher Gelehrter, der in Österreich lebte. Er entwickelte

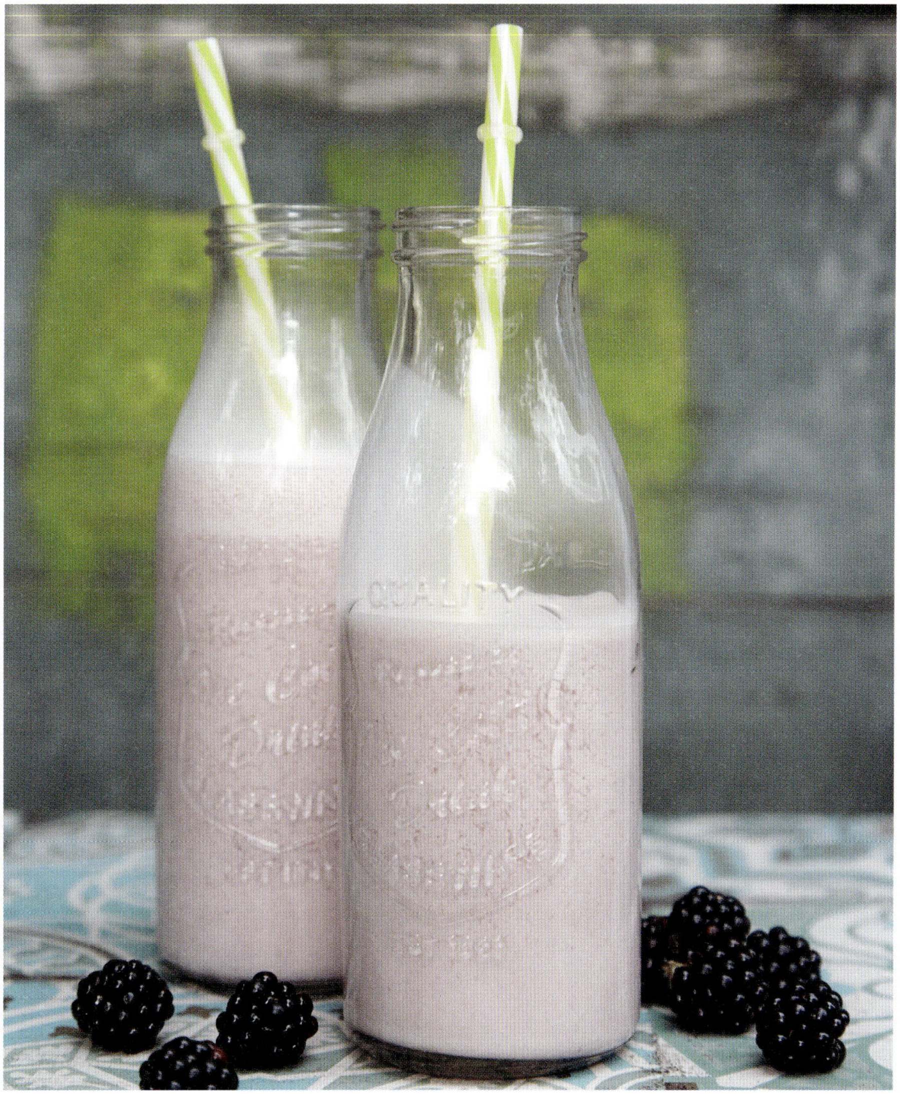

Smoothie aus Brennnesselsamen *(© Heidi Fröhlich)*

eine Reihe von Heilmitteln aus Pflanzen, eines davon ist das Mohnblütenöl.

Dafür erntest du wildwachsende Mohnblütenblätter (zum Beispiel vom Klatschmohn, *Papaver rhoeas*) frisch und setzt sie in einer Weißglasflasche mit biologischem Olivenöl an. Dieses Öl dann für mehrere Wochen in die Sonne stellen. Dadurch löst sich ein schmerzstillender Wirkstoff namens Rhoeadin aus den Mohnblütenblättern.

Es kann bei jeglicher Form von Gelenk- und Muskelschmerzen, rheumatischen, gichtigen und arthritischen Affektionen verwendet werden. Auch bei Entzündungen, Hautausschlägen und zur Wundheilung ist es als Einreibung hervorragend geeignet.

Hagebuttenmakronen

ergibt 3 Backbleche

Dieses schwäbische Rezept für das traditionelle Gebäck, das zeigt, wie stark die Tradition der Hagebuttennutzung in der feinen Volksküche verankert war.

4 Eiklar
400 g Staubzucker
80 g Hagebuttenmark
Saft und abgeriebene Schale von ½ Zitrone
450 g geschälte, geriebene Mandeln

Schlag die Eiklar mit dem Staubzucker zu festem Schnee, entnimm der Menge 1 kleine Tasse voll für den Guss (kühl stellen) und hebe in den Rest Hagebuttenmark, Zitronensaft, abgeriebene Schale und die geriebenen Mandeln unter.

Drei Backbleche mit Backpapier belegen, darauf die mit einem nassen Teelöffel aus der Masse gestochenen Makronenhäufchen legen. In jede Makrone mit dem Kochlöffelstiel ein Loch bohren, in dieses den zurückbehaltenen Guss spritzen (Dressiersack).

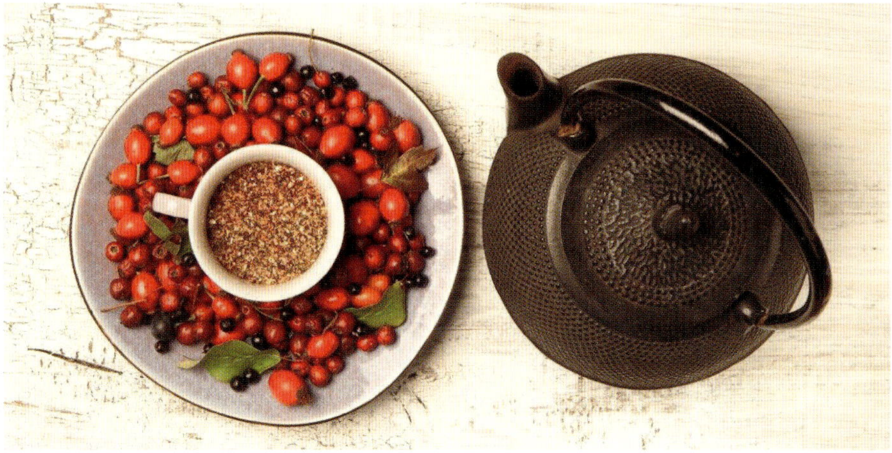

(© Mona Lorenz)

Lass die Makronen 2–3 Std. vortrocknen, back sie dann im vorgeheizten Backrohr bei 160 °C auf mittlerer Schiene ca. 20 Min., sodass sie außen schön knusprig sind.

Dirndlkompott

500 g Dirndln
125 g brauner Zucker
abgeschnittene Schale von ½ Bio-Zitrone
1 Zimtstange
5 Gewürznelken
500 ml naturtrüber Birnensaft

Wasch die Dirndln und verkoch sie mit Zucker, der in dünne Scheiben geschnittenen Zitrone, Zimt und Gewürznelken im Birnensaft 10 Min. Kochend heiß in saubere Gläser mit Schraubverschluss füllen und gut verschließen.

Dirndljoghurt

ergibt 8 kleine Portionen

400 g festes Joghurt
150 ml Schlagobers
1 EL Vanillezucker
Zucker nach Geschmack
16 EL Dirndlkompott

Rühr das Joghurt mit dem steif geschlagenen Obers, Vanillezucker und Zucker glatt. Füll das abgekühlte Kompott nun schichtweise mit der Joghurtmischung in hübsche Gläser, sodass 6 Schichten entstehen, mit Joghurtmischung abschließen und nochmals gut kühlen. Mit Haferflockenkeksen oder Biskuits servieren.

Hagebutten-Wildfrucht-Tee zur Stärkung des Immunsystems

je 200 g getrocknete Schlehen, Hagebutten, Apfel- und Quittenstückchen
1 Handvoll Zitronenverbene- oder Zitronenmelisseblättchen

Zerkleinere und vermisch die getrockneten Früchte miteinander, füge danach die grob zerteilten Kräuter hinzu. Übergieß 2 TL der Mischung mit 250 ml kochendem Wasser, lass die Mischung 10 Min. ziehen, dann abseihen.

Verwendungstipp der Kräuterfee

Für eine Teekur 6 Wochen lang über den Tag verteilt 3 Tassen trinken. Der gesunde Haustee stärkt die Abwehrkräfte, außerdem kann er zur Blutreinigung und bei Hautkrankheiten getrunken werden.

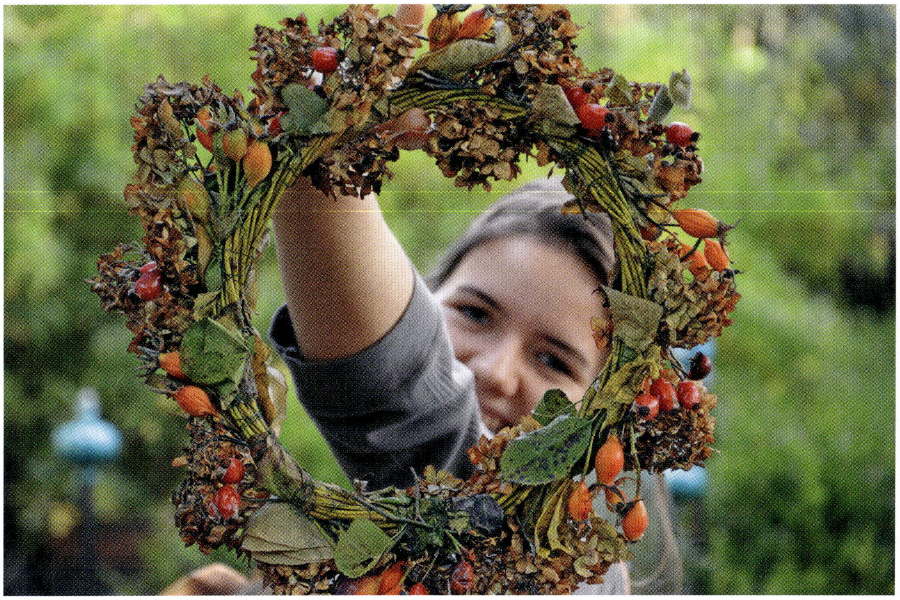

(© Renate Fuchs-Haberl)

Weißdorn-Birnen-Creme

ergibt 8 Portionen

130 g Weißdornfrüchte
600 g Birnen, geschält, entkernt und in feine Scheiben geschnitten
100 ml Apfelsaft
¼ TL Vanillezucker
4 EL Honig
160 g fetter Topfen
50 ml Schlagobers

Lass Weißdorn, Birnen und Apfelsaft aufkochen und 5 Min. zugedeckt stehen, dann die Mischung durch ein feines Sieb streichen oder durch die Flotte Lotte passieren. Verrühre das Fruchtmark mit Vanillezucker und Honig und lass es auskühlen. Vor dem Servieren den Topfen und das steif geschlagene Obers unterheben und die Creme in schöne Portionsgläser füllen.

Mit frischen Himbeeren garnieren!

Gekochter Quittensirup mit Minze

4 kg Quitten
1,5 l Wasser
400 g Zucker
1 Sträußchen Minze

Reibe von den Quitten den Pelz ab und achtle die Früchte, entferne Blütenrest, Kerngehäuse und Stiel, bring sie mit Wasser, Zucker und der Minze bei mäßiger Hitze zum Kochen. Etwa 50 Min. leicht ziehen lassen, aber nicht kochen.

Gib die Quitten in ihrem Saft in ein gebrühtes Gazetuch, entfern die Minze, fang den Saft auf, erhitz die Mischung nochmals und füll sie in vorbereitete, saubere Flaschen. Das entstandene Quittenmark kann nun zu Quittenkäse verarbeitet werden!

Quitten-Getreide-Riegel

30 g Haferflocken
je 40 g Sonnenblumen- und Kürbiskerne
1 EL weißer Sesam
2–3 EL grob gehackte Haselnüsse oder Walnüsse
1 EL Butter
4 EL Quittensirup (siehe links)

Röste Haferflocken, Sonnenblumen- und Kürbiskerne, Sesam und

Haselnüsse in einer Pfanne leicht in der zerlassenen Butter an, vermisch die Zutaten gut mit dem Quittensirup. Belege ein Backblech mit Backpapier, streich die Masse darauf und back sie bei 160 °C etwa 15 Min. Die Riegelmasse auf dem Blech auskühlen lassen, dann in handliche Stücke schneiden.

Rezepttipp der *Kräuterfee*
Die Riegel können auch noch einseitig mit Schokolade bestrichen werden.

Quittenmark

Schneide die geschälten Quitten klein und entferne das Kerngehäuse. (Die Kerngehäuse zur späteren Verwendung der Kerne aufheben!) Das erfordert Kraft, da das Quittenfruchtfleisch sehr hart ist. Die klein geschnittenen Quitten in wenig Wasser weich kochen und durch ein Sieb passieren.

Das tief orangefarbene gekochte Quittenmark eignet sich nicht nur zum Genießen, sondern ist auch der Gesundheit förderlich. Es enthält Gerbstoffe, Fruchtsäuren und Pektine – mehr Pektine als Äpfel, weswegen Quittenmarmelade so gut geliert. Pektine senken den Cholesterinspiegel, normalisieren den Blutzuckerspiegel und beugen Darmkrebs vor, weil durch die Quellwirkung des Pektins im Darm Giftstoffe gebunden und ausgeschieden werden. Ein Kompott aus gekochtem Quittenmark ist ein probates Heilmittel gegen Durchfall, es lindert ebenso Magen- und Darmbeschwerden.

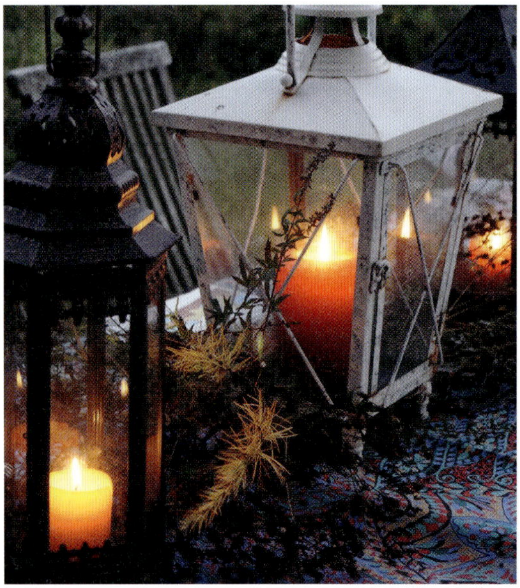
(© Renate Fuchs-Haberl)

Quittentee aus Samen

Für einen Quittentee 1–2 TL Quittensamen mit 1 Tasse kochendem Wasser etwa 5 Min. köcheln lassen. Anschließend abseihen und in kleinen Schlucken trinken.

Der Tee kann gegen Schlaflosigkeit, Unruhe und Verdauungsbeschwerden sowie Mundgeruch angewendet werden. Als kaltes Quittenkernwasser ist der Quittentee zum Gurgeln bei Halsschmerzen und Erkältungen gut geeignet.

Quittengel

Wenn man die Kerne in Wasser einlegt, quillt die äußerste Schicht stark auf und bildet eine heilkräftige schleimige Substanz.

1 Teil Quittenkerne mit 8 Teilen weichem, kaltem Wasser übergießen und kräftig schütteln. Einige Zeit stehen lassen, bis sich der Schleim gebildet hat – am besten über Nacht.

Zur Verfeinerung kann auch ein Teil der Wassermenge durch Rosenwasser ersetzt werden.

Verwendungstipp der *Kräuterfee*
Dieses Gel ist besonders hautverträglich. Es wirkt kühlend und heilend bei Verbrennungen, rissiger Haut, wunden Lippen sowie entzündeten Augen und besänftigt gereizte, entzündete Hautpartien. Einfach auf die betroffenen Stellen aufstreichen oder als Umschlag auflegen. Mach doch mal eine regenerierende Gesichtspackung damit! Quittengel kann bei rauem und gereiztem Hals zum Gurgeln verwendet werden, es legt sich als Schutz über die strapazierten Schleimhäute.

Umschläge mit zerstoßenen, gequollenen Samen helfen bei Verletzungen und Gelenksentzündungen. Vorsicht! Die Kerne keinesfalls zerkauen! Sie schmecken extrem bitter und enthalten Blausäureglykoside.

Quittenlikör

Quittenlikör solltest du bereits im Oktober ansetzen, damit er zu Weihnachten genussfertig ist, da er umso besser schmeckt, je länger er gereift ist.

Reibe den Flaum von 500 g Quitten mit einem Tuch ab, schneide die Früchte in grobe Stücke, übergieß sie in einer schönen Flasche mit weitem

Hals mit 1 l Weinbrand. Gib 1 nussgroßes Stück Ingwer und die Schale von 1 ungespritzten Zitrone dazu. Den Ansatz zumindest 4 Wochen lang ziehen lassen, dann abgießen und nach Geschmack nachsüßen.

Beinwelltinktur

Füll klein geschnittene Beinwellwurzeln (leicht angetrocknet und mit einer Wurzelbürste von Erde gesäubert, jedoch nicht gewaschen), in ein dunkles Glas, übergieß sie mit Schnaps und lass sie etwa 3 Wochen in der Sonne stehen. Eingenommen wird sie 1 : 10 verdünnt mit Wasser, etwa 5 Tropfen am Tag. Sie kann aber auch als Umschlag eingesetzt werden.

Beinwellcreme

Leg 200 g fein geschnittene Beinwellwurzeln 1–2 Tage in 500 g Bio-Kokosfett, Ghee oder Butter ein, erwärme dann den Ansatz und filtere ihn durch ein Tuch (Leinen oder Baumwollwindel), press dabei die Wurzelstückchen gut aus. Anschließend in Cremetöpfchen füllen.

Wärmendes Kräuterkissen

Misch wärmende Kräuter wie Beifuß, Schafgarbe, Rosengeranie oder Weihrauchpflanze und Gewürznelken mit Holunderblättern, Buchenlaub und Zirbenspänen.

Die ätherischen Öle, die im Beifuß enthalten sind, wirken nicht nur wärmend und entspannend auf die Muskulatur, sondern beruhigen auch die Nerven und helfen beim Einschlafen. Für ein „Wärmekissen" kann daher eine Kissenhülle mit den oben erwähnten Zutaten gefüllt werden. Natürlich kann ein „Wärmeschlafkissen" zusätzlich noch mit anderen schlaffördernden Kräutern, wie Hopfen, Lavendel, Kamille oder Zitronenmelisse, befüllt werden. Der Phantasie sind keine Grenzen gesetzt.

Badekugeln für kühle Herbsttage

frisches Beifußkraut, fein gezupft
Kamillenblüten und ausgezupfte Ringelblumenblütenblättchen
evtl. etwas Zitronenverbene oder Zitronenmelisse, fein gehackt
200 g Natron
je 100 g Babymilchpulver, Zitronensäure und Kartoffelstärke
300 g Kakaobutter
evtl. ätherische Öle
getrocknete Blüten und Kräuter zum Rollen der Badekugeln

Vermisch die ausgezupften, feinen Kräuter mit Natron, Milchpulver, Zitronensäure und Kartoffelstärke. Schmelze (nicht kochen!) die Kakaobutter, und rühr die oben genannte Mischung vorsichtig unter, evtl. noch ätherisches Öl beifügen, aus der Masse Kugeln von 2–3 cm Durchmesser formen und noch warm in den getrockneten Kräutern rollen.

Diese auf ein Backblech oder einen Teller zum Trocknen legen (1–2 Tage), danach kühl und vor allem trocken lagern.

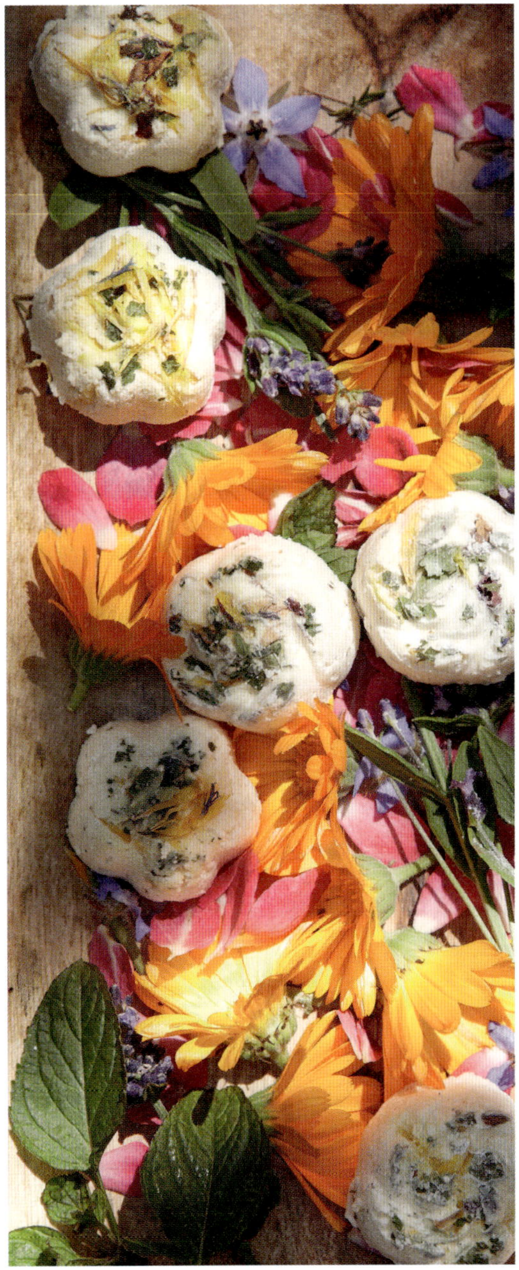

Badekugeln *(© Heidi Fröhlich)*

DAS BRAUCHTUM DIESER ZEIT UND DIE URSPRÜNGLICHE BEDEUTUNG DAHINTER

Viele Bräuche der dunklen Jahreszeit und allerlei Gestalten unseres heimischen Brauchtums stehen mit der weit zurückreichenden Ahninnenverehrung der vorchristlichen Kulturen in Verbindung. Zu Allerseelen werden die Tische für die Ahninnen mit allerlei Speis und Trank gedeckt. Die Ahninnen kehren bei uns ein, feiern mit uns und schenken uns für unser Gedenken ihren Segen. In den leuchtenden Gesichtern der Kürbisse erscheinen ihre Seelenlichter in unseren Häusern und Gärten. Die Frauen stellen Gaben nach draußen für die umherziehenden Ahninnenseelen. Sie legen Lebkuchen auf die Fensterbank, wenn sie schwanger werden wollen, denn die Seelchen ziehen in dieser Zeit unter dem Schutzmantel von Holle und Percht herum und halten Ausschau nach einem neuen Daheim.

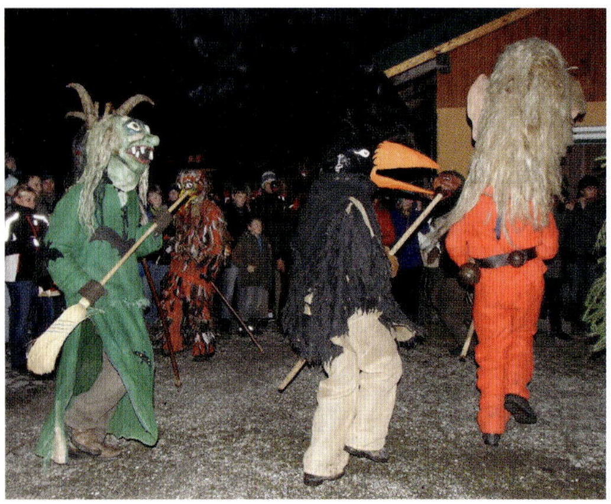

Wilde Jagd Untersberg *(© Renate Fuchs-Haberl)*

Heutzutage treten die Halloween-Kinder in die Fußstapfen der Seelchen. Noch immer bitten sie um „Süßes oder Saures", doch leider haben sie und unsere christianisierte Welt vergessen, warum sie das tun. Ebenso begegnen uns in den Laternenkindern beim Martinsumzug die Seelchen. In der Legende um den hl. Martin kommen keine Kinder vor und doch sind die Laternen der Kinder das zentrale Element der Umzüge am 11. November. Frau Holle war ursprünglich die Schimmelreiterin, welche ihren Mantel mit den Heimchen, den Kinderseelen geteilt hat, die in diesen Wochen unter ihrer Führung und Begleitung in die heiligen Andersweltberge heimkehrten und nach einer neuen Mutter Ausschau hielten. Im Zuge der Christianisierung wurde aus der Großen Göttin Holle der hl. Martin.

Auch das Treiben und die Gestalten der „wilden Jagd", welche am zweiten Donnerstag im Dezember im „Weichbild" (Nahebereich) des Salzburger Untersberg herumziehen, sind nur mit einem umfassenden Ahnenglauben erklär- und nachvollziehbar. Hier ist es Frau Percht als Große Göttin des Alpenraumes, die mit den Herbststürmen daherbraust und die Seelen aller im vergangenen Jahr verstorbenen Wesen und Menschen heim in die Anderswelt in den Höhlen des Untersbergs führt. In späterer Folge sind Kaiser Karl und sein Gefolge daraus geworden, die nun

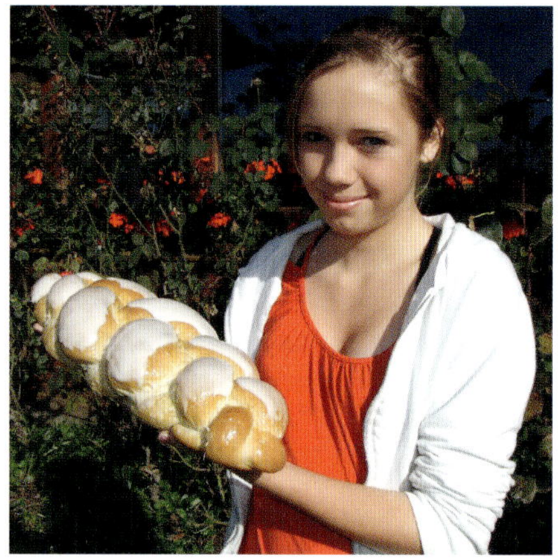

Allerheiligenwecken *(© Renate Fuchs-Haberl)*

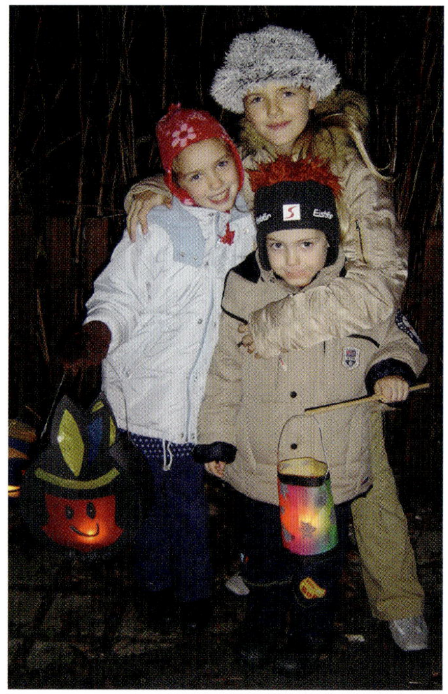

Laternenkinder *(© Renate Fuchs-Haberl)*

im Untersberg schlafen und auf ihre Wiedergeburt hinein ins „goldene Zeitalter“ warten. In der Gestalt des Kaisers zeigt sich der alte, weise Heros der Göttin, der über den Winter zu ihr in die Anderswelt zurückkehrt, um im Frühling jung und frisch durch ihren Erdenschoß wiedergeboren zu werden.

So begegnen uns die Seelenlichter und die Ahninnenverehrung bis heute in unserem heimischen Brauchtum in vielerlei Gestalt.

AHNINNENRITUAL: „ICH BIN DIE TOCHTER DER …"

In einer Kultur lebend, in der Stammbäume meist nur die Vaterlinie wiedergeben, kann das Feiern eines Ahninnenrituals gerade für Frauen zu einem heilsamen, stärkenden und nährenden Erlebnis werden. Jedes Kind verbringt die ersten neun Monate im Bauch der Mutter. Es ist das Blut der Mutter, welches dieses Kind hat wachsen und reifen lassen. Der Leib der Frau und die Kraft der Mutter haben dieses Kind geboren.

Werde dir für dein Ahninnenritual bewusst, dass du die Tochter deiner Mutter bist, so wie auch sie die Tochter ihrer Mutter ist und du deren Enkelin. Suche für dein Ahninnenritual Fotos der Frauen deiner Mutterlinie. Kennst du den Namen deiner Urgroßmutter, gibt es Erinnerungsstücke an sie in deiner Familie? Gestalte mit den Fotos und den Namen ein persönliches Ahninnenblatt, einen kleinen Ahninnenaltar mit einer schönen Kerze und allem, was dir darauf wichtig und bedeutsam erscheint.

In deiner Mutterlinie liegt eine große Kraft verborgen, die oftmals nicht wirklich fließen kann, weil alter Schmerz dem im Wege steht und weil das Verdrängen der Bedeutsamkeit der Mutterlinie in unserer patriarchalen Gesellschaft sehr ausgeprägt ist. Darum werde dir in deinem Ahninnenritual der Anteile, der Stärken und auch der Schwächen bewusst, die du von deinen Ahninnen bekommen und übernommen hast. Durch das Erinnern, das Annehmen und das Gedenken kann Heilung geschehen, in dir selber, im System deiner Mutterlinie. Eine begleitende Räucherung mit Beifuß und Myrrhe kann dabei helfen, die gestauten, weiblichen Energien wieder ins Fließen zu bringen.

… tanze mit deinen Ahninnen!

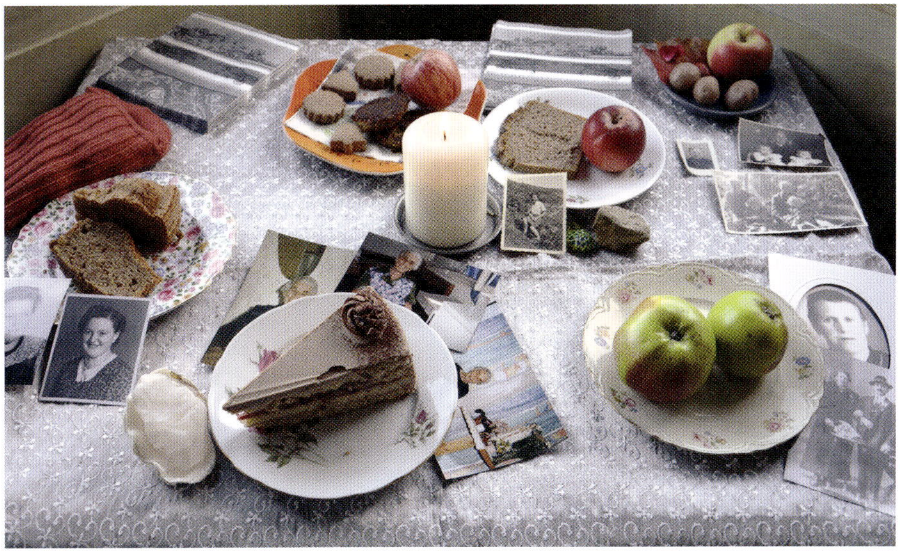

Ahninnenritual *(© Renate Fuchs-Haberl)*

DIE KRAFT DER ELEMENTE

Das Element Erde begleitet uns durch die Ahninnen- und Wintersonnwendzeit. Es begegnet uns im Erdenschoß, aus dem alles Leben Jahr für Jahr neu wiedergeboren wird. Auch alle Geschöpfe sind aus Erde, die Bäume und Pflanzen, die Tiere und Menschen. Die Erde begegnet uns in den hohen Bergen und den heißen Wüsten, in der üppig grünen Landschaft und in der Dunkelheit der Höhlen. Unser ganzer Leib ist Erde und wird wieder zu Erde nach seinem Tod. Die Erde schenkt uns die Kraft der Verwirklichung, der Umsetzung, der Neuschöpfung. Die Qualitäten des Winters mit seiner Klarheit und Starre sind mit dem Erdelement verbunden.

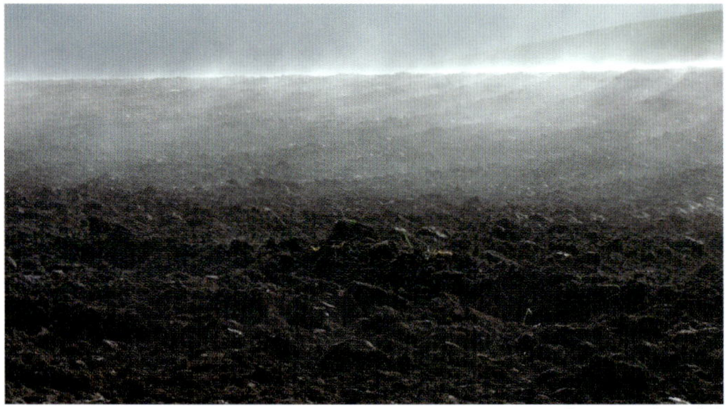

(© Renate Fuchs-Haberl)

FESTMENÜ ZUR FEIER DER AHNINNEN

Chicoreésalat mit Orangen und Hagebutten

ergibt 8 Portionen

je 2 Chicoréesalate und Orangen
Saft von ½ Orange
3 EL Hagebutten-Apfel-Mus, alternativ Hagebuttenmarmelade
je 2 EL Weißweinessig und Walnussöl
150 ml Sauerrahm
Salz und Pfeffer
50 g Walnüsse
150 g Kürbisfleisch
3 EL fein gehackte Petersilie oder Giersch

Teile den Chicorée in einzelne Blätter, schäle die Orangen und schneide mit einem scharfen Messer die Filets heraus. Misch Orangensaft, Hagebutten-Apfel-Mus, Essig, Öl und Sauerrahm und rühre alles glatt, salzen und pfeffern.

Verteile die Chicoréeblätter auf einem großen Teller, träufele das Dressing darüber, verteile die Orangenfilets darauf. Röste die gehackten Walnüsse und den grob geraspelten Kürbis in 1 EL Öl an, verteile sie über den Salat und garniere diesen mit den gehackten Kräutern.

Kürbis und Kartoffeln aus dem Ofen

Dazu nehme ich gerne Hokkaidokürbis und frische Herbstkartoffeln.

Das Gemüse in Spalten schneiden, aufs Backblech geben und mit Olivenöl, Salz, gemahlenem Kreuzkümmel und Kräutern bestreuen. 20 Min. bei 200 °C backen. Der Geschmack ist dann fast süß und sehr aromatisch. Durch die Zubereitung im Ofen wird das Gericht sehr wärmend, also gut für die kühleren Tage!

Rezepttipp der *Kräuterfee*

Etwas Saftiges als Beilage machen, damit das Gericht nicht zu trocken wird, z. B. eine Sauce aus Tomaten oder Champignons oder einen frischen Liptauer mit Kräutern.

Heißer Quittenlikör

250 ml naturtrüber Apfelsaft
250 ml Quittenlikör (Rezept S. 154)
etwas geschlagenes Obers
Zimt für das Sahnehäubchen

Erwärm den Apfelsaft in einem Emailtopf und füge zum heißen Saft den Likör, füll diese Mischung warm in Likörgläser, toppe sie mit dem Schlagobers und bestreue das Sahnehäubchen mit Zimt.

Heiß servieren!

Mohnknödel mit Preiselbeerröster

ergibt 8 Portionen

für die Mohnknödel

350 g abgetropfter Magertopfen
30 g zerlassene Butter
2 Eier
abgeriebene Schale von 1 Bio-Zitrone
80 g Feinkristallzucker
1 Prise Salz
30 g gemahlener Mohn
60 g Grieß
30 g Weißbrotbrösel
Salz, Zucker und Saft von 1 Zitrone für das Kochwasser
je 2 EL zerlassene Butter und gemahlener Mohn zum Übergießen und Wälzen
8 Holzspießchen

für den Preiselbeerröster

250 g frische Preiselbeeren
2–3 TL Preiselbeersirup
1 Spritzer Orangenlikör
1 Prise Zimt

Für die Knödel rührst du Topfen und Butter glatt, dann die Eier mit Zitronenschale und Zucker schaumig rühren und mit Salz, Mohn, Grieß und Bröseln unter die Topfenmischung rühren. Mindestens 30 Min. im Kühlen rasten lassen.

Bring in einem großen Topf Salzwasser mit Zucker und Zitronensaft zum Kochen. Form aus der Masse 24 Knödel und lass diese unter dem Siedepunkt 10–12 Min. gar ziehen. Die Knödel mit einem Lochschöpfer aus dem Sud nehmen und gut abtropfen lassen.

In der Zwischenzeit pürierst du ein Drittel der Preiselbeeren mit Sirup, Orangenlikör, Zimt und etwas Wasser fein, dann erhitzt du die Mischung kurz mit den restlichen Preiselbeeren in einem Topf und schmeckst ab.

Die Mohnknödel mit zerlassener Butter übergießen, im Mohn wälzen und jeweils zu dritt auf die Holzspießchen aufspießen, mit dem Preiselbeerröster servieren.

Dunkelroter Wildfrucht-Orangenpunsch zum Wärmen und Stärken – mit Alkohol

750 ml Rotwein
300 ml Schlehen-Orangen-Mus
250 ml frisch gepresster Orangensaft
500 ml Holunderblütensirup
200 g brauner Zucker
Zimtrinde, Gewürznelken, Kardamom
Schale von jeweils 1 unbehandelten Orange und 1 Zitrone (in Stückchen)
1 Pkg. Vanillezucker
1 l Cranberrysaft

Lass alle Zutaten in einem großen Topf 5 Min. leicht köcheln und 15 Min. ziehen. Dann die Gewürze abseihen und heiß servieren.

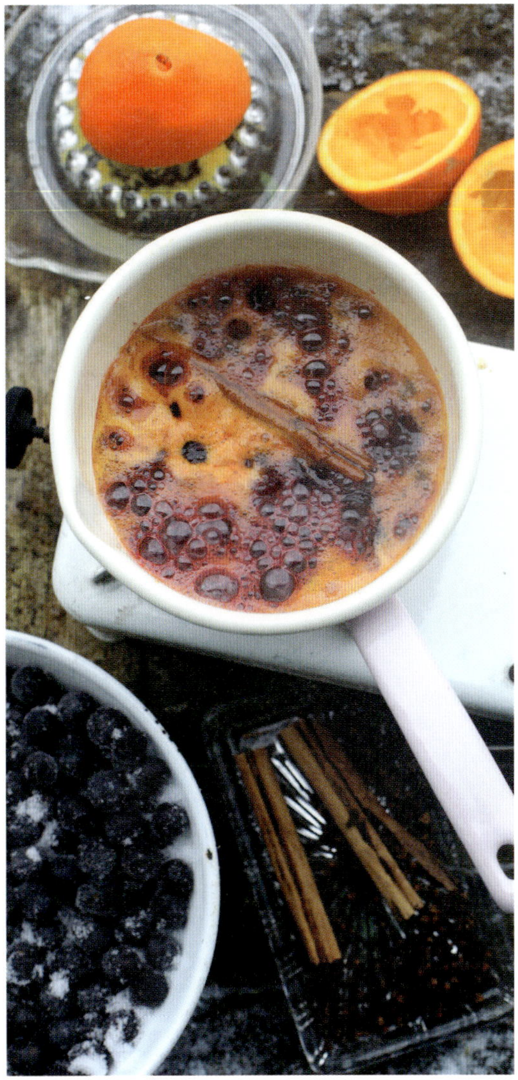

Wildfrucht-Orangen-Punsch
(© Peter Raider (www.peterraider.de))

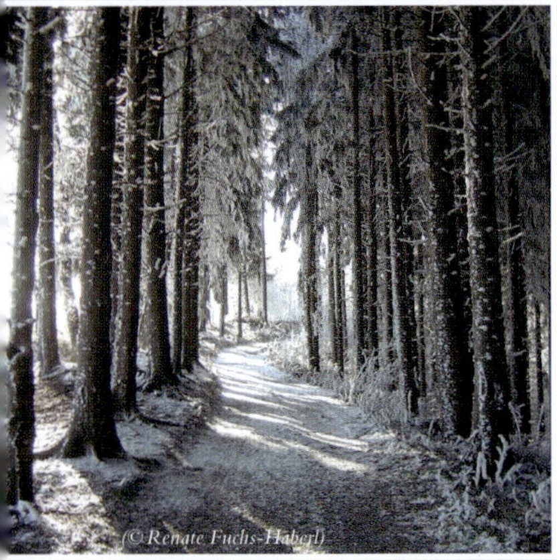
(© Renate Fuchs-Haberl)
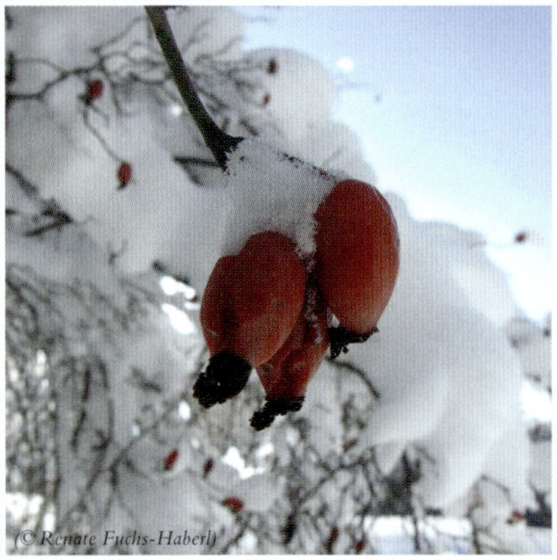
(© Renate Fuchs-Haberl)
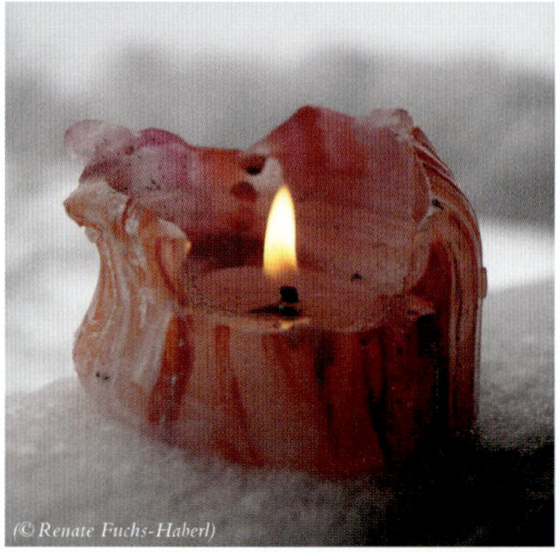
(© Renate Fuchs-Haberl)
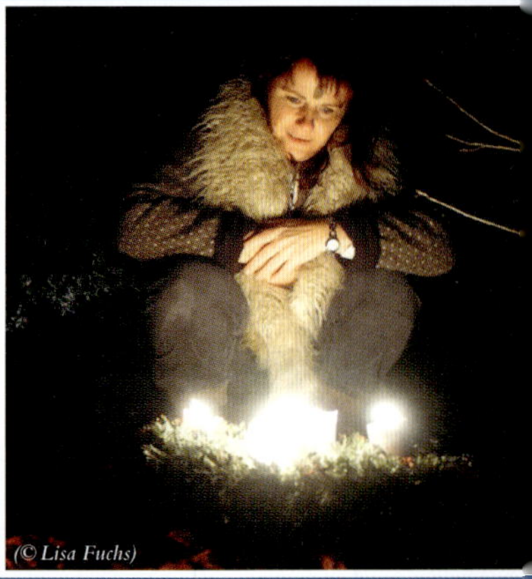
(© Lisa Fuchs)

Wintersonnenwende
21. Dezember

ERSCHEINUNG, QUALITÄT UND CHARAKTER DER ZEIT

DIE ERSCHEINUNG DER ERDE

Dunkelblau ist die Farbe der Wintersonnwendzeit. Das tiefe, dunkle Blau des winterlichen Nachthimmels, in dem die Sterne funkeln. Die dunkelblauen Weiten des mütterlichen, kosmischen Schoßes, aus dem sie zur Wintersonnenwende das Lichtkind wiedergebärt.

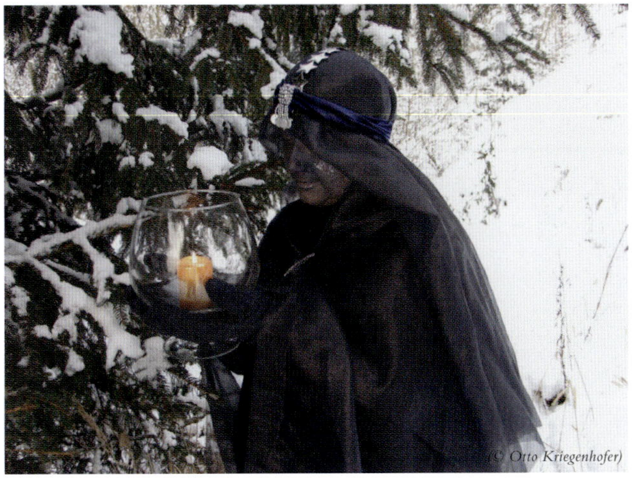

(© Otto Kriegenhofer)

Mit der Wintersonnenwende erleben wir die längste Nacht und den kürzesten Tag des Jahres. In den Wochen des Advents ist die Dunkelheit immer mehr gewachsen. Nun wird endlich das Sonnenkind wiedergeboren und der Sonnenbogen wendet sich hin zum Wachsen des Lichts. So wichtig die Dunkelheit als eine Zeit und ein Ort des Rückzugs, der Erholung, des Regenerierens für die Natur und uns ist, so bedeutsam ist die Wiederkehr des Sonnenlichts für das Leben auf der Erde.

Mit dem Adventkranz wird in den dunkelsten Wochen des Jahres das Licht gerufen. Gleichzeitig vollendet sich das bald ganz in die Vergangenheit gehörende alte Jahr. Die immergrünen Pflanzen im Adventkranz und im Tannenbaum zeigen uns, dass das Leben nie aufhört, sondern ein immer wiederkehrender Zyklus ist. Doch dieses jährliche Wiedererwachen des Lebens, der Natur durch die Kraft der Sonne ist nicht selbstverständlich. In einer Zeit lebend, in der die dunkelste Zeit des Jahres von einem Übermaß an Licht und Nahrung bestimmt wird, ist es für uns schwer vorstellbar, wie lang und dunkel die Nächte für die Menschen ohne künstliches Licht gewesen sein mögen und wie bedeutsam die im Herbst angelegten Vorräte für das Überleben der Familien waren.

Darum wurde das neugeborene Sonnenkind in den Raunächten ganz besonders begleitet und beschützt, denn von seinem Wachstum hing und hängt nach wie vor das Überleben der Menschheit ab. Die Lichtermagie und die heilige Zeit der Raunächte begleiten das kleine Lichtkind auf dem Weg ins neue Erdenjahr, während sich die Natur draußen in dicke Schneedecken hüllt, wodurch die Keime und Pflanzen vor dem Frost geschützt sind. Es ist die Zeit der Ruhe und Stille in der Natur und so sollte diese Zeit eigentlich auch in unserem Leben sein. Denn nur wenn sich die Lebenskräfte in der Natur und auch in uns über den Winter wieder erholen können, ist ein neuerliches, kraftvolles Wachstum möglich.

Göttinnen dieser Zeit

Die Wintersonnenwende ist die hohe Zeit der kosmischen Göttin, die sich in den langen, dunklen Nächten auf

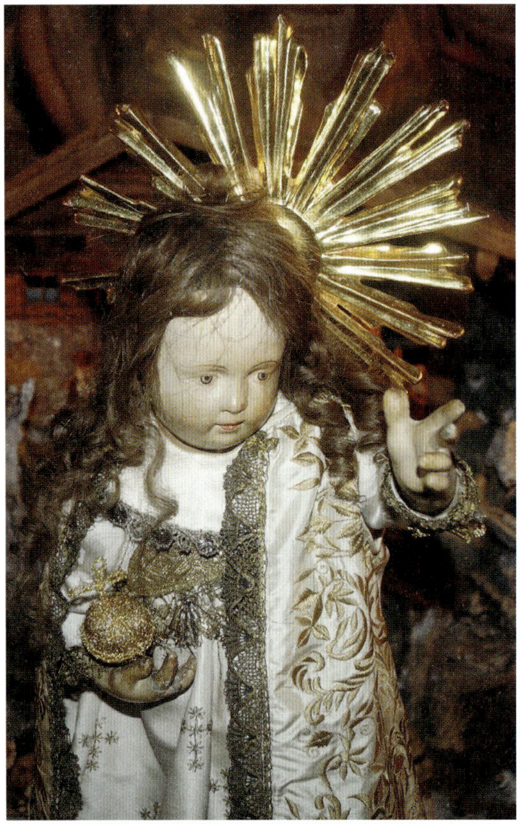

Christkind *(© Renate Fuchs-Haberl)*

die Neugeburt des kleinen Sonnenkindes aus ihrem Schoß vorbereitet. Sie begegnet uns in Luzia, der Lichtbringerin, und auch in der christlichen Maria, die mit Sternenkranz um ihr Haupt, der Mondsichel unter ihren Füßen und dem blauen Mantel die Attribute der kosmischen Göttin übernommen hat. Ihr Kind Jesus wird als „das Licht der Welt" bezeichnet, in alten alpenländischen Krippendarstellungen trägt das Jesuskindlein in der Krippe einen mächtigen Sonnenstrahlenkranz um sein Köpfchen. Mutternächte werden die Tage nach der Wintersonnenwende in manchen Kulturen, z. B. in England, genannt.

Frau Holle zeigt sich den Menschen in dieser Zeit als die Göttin des Schicksals. In den Raunächten spinnt sie die neuen Lebensfäden für alle Lebewesen, darum haben die Menschen des alten Volkes in dieser heiligen Zeit nicht gearbeitet. Sie hätten es nicht gewagt, Frau Holle bei ihrem magischen Spinnen und Weben durch das eigene Sitzen am Spinnrad zu stören. Frau Holle ist, wie wir aus dem Märchen wissen, auch für die Wettermagie zuständig. Wenn sie ihre Wäsche macht, dann regnet es auf der Erde. Am Beginn des neuen Jahres braut Frau Holle auch das Wetter für dieses Jahr zusammen. Darum darf in den Raunächten auf keinen Fall Wäsche gewaschen werden, um den Lauf des Wetters für das nächste Jahr nicht zu beeinflussen.

Im Alpenraum ist die Winterzeit die hohe Zeit der Percht. Sie ist nicht nur die dunkle Wintergöttin, sondern auch die Helle, Glänzende, Strahlende. Frau Percht stellt sich damit in eine Reihe mit der Lichtmessgöttin Brigid.[25] Auch Frau Percht entscheidet, so wie ihre Göttinschwester Frau Holle, in den Raunächten über das Schicksal der Menschen für das kommende Jahr. Sie blickt mit ihrem magischen Spiegel durch die Schleier der Welten, die Schere in ihrer Hand kündet von ihrer Macht, dort zu schneiden, wo sie die Zeit dafür als gekommen erachtet. Sie knüpft die Fäden des neuen Lebens, schenkt reichen Kindersegen aus ihrem „Kraxn-Schoß", unterstützt von ihrem bereits wieder jung gewordenen Heros, dem Hanswurst.

„Die Perchten", ihre Priesterinnen, Schamaninnen, Heilerinnen, die im Alpenraum auch „die Saligen" genannt werden und bei uns im Salzburger Land als „Wildfrauen" verehrt wurden, begleiten Frau Percht.

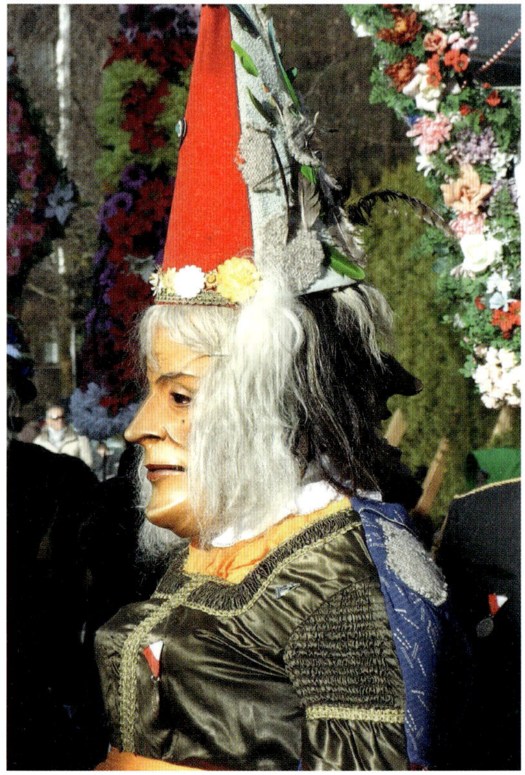

Frau Percht im Gasteinertal
(© Renate Fuchs-Haberl)

LICHT – GEDANKEN ZUR GEBURT DES KEIMS DES LICHTES ZUR WINTERSONNENWENDE

Ohne das Licht gäbe es für Pflanzen, Tiere und uns Menschen kein Leben auf der Erde, das Licht ist die elementare Voraussetzung dafür. In einer Zeit, in der wir immer mehr von künstlichem Licht überflutet werden, ist es schwer nachvollziehbar, welche Bedeutung die Wiederkehr des Lichtes für die Menschen früher gehabt hat. Wir haben es oftmals nicht selber in der Hand, ob wir das Licht ein- oder ausschalten wollen. Die Städte sind auch in der Nacht hell erleuchtet, der natürliche Tag- und Nachtrhythmus kommt uns damit immer mehr abhanden. Wir sprechen von Lichtverschmutzung. Damit fehlt uns die alles einhüllende Dunkelheit einer Neumondnacht, genauso wie das besondere Licht der Vollmondnächte.

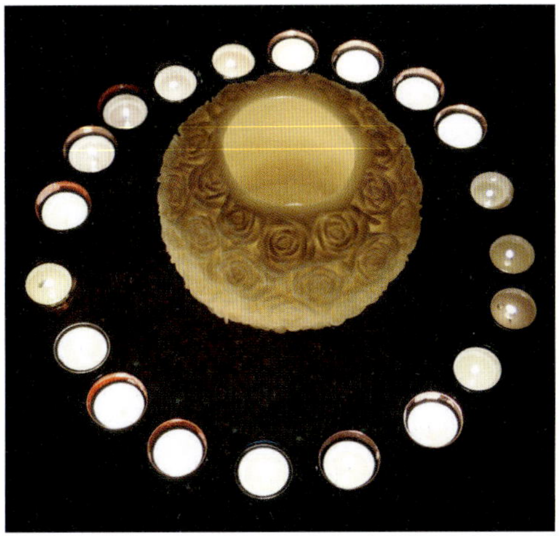

Die Wiedergeburt des Keims des Hellen
(© Lisa Fuchs)

Natürlicherweise wurde der Eisprung der fruchtbaren Frauen vom Licht des Vollmondes ausgelöst. Zu Neumond setzte die Blutung ein. Neben den hormonellen Verhütungsmethoden ist es auch die Überflutung mit künstlichem Licht, die Frauen immer mehr von diesem natürlichen, über die Jahrtausende gelebten Zyklus ihrer weiblichen Sexualität entfernt hat.

In den alten Mythen ist es die Göttin, die jeden Morgen das Licht in die Welt bringt. Sie gebiert das Sonnenkind jeden Tag von Neuem aus ihrem Schoß, um es am Abend wieder in der Dunkelheit darin aufzunehmen. Möge dieser natürliche Rhythmus von Dunkelheit und Licht in deinem Leben wieder jenen Raum bekommen, damit du das Licht als elementare Voraussetzung für das Leben, eingebettet im dunklen Göttinschoß, erleben und erfahren kannst.

PFLANZEN DER ZEIT – IHRE BEDEUTUNG UND VERWENDBARKEIT

Schlehe
Prunus spinosa

Die Schlehe ist mit ihrer schwärzlichen Rinde, ihrem gedrungenen Wuchs und den dunkelblauen, bereiften Früchten eine sehr stimmungsvolle Erscheinung in der oft nebelgrauen Winterzeit. Die weißen Blüten im zeitigen Frühjahr stehen im krassen Gegensatz zur schwarzen Rinde des Baumes. Deshalb gilt die Schlehe als Symbol für das Leben (Blüten) und den Tod (Rinde), für Hell und Dunkel, für Yin und Yang.

Schlehen gehören zu jenen wertvollen Winterfrüchten, die seit Urzeiten Mensch und Tier mit Heilkraft und Vitalstoffen über die karge Winterzeit retten, da sie sehr spät im Jahr reifen und oft lange am Strauch verbleiben. Von den Früchten ernähren sich etwa 20 Vogelarten, darunter Meisen und Grasmücken. Auch kleineren Tierchen wie Käfern, Wildbienen und Schmetterlingen bieten sie Nahrung. Schlehenhecken bieten speziell Strauchbrütern einen idealen Lebensraum.

Zur Zeit ihrer Blüte im Frühjahr gilt die Schlehe als ausgesprochene Schmetterlingspflanze und dient daher auch vielen Raupen als Futterpflanze.

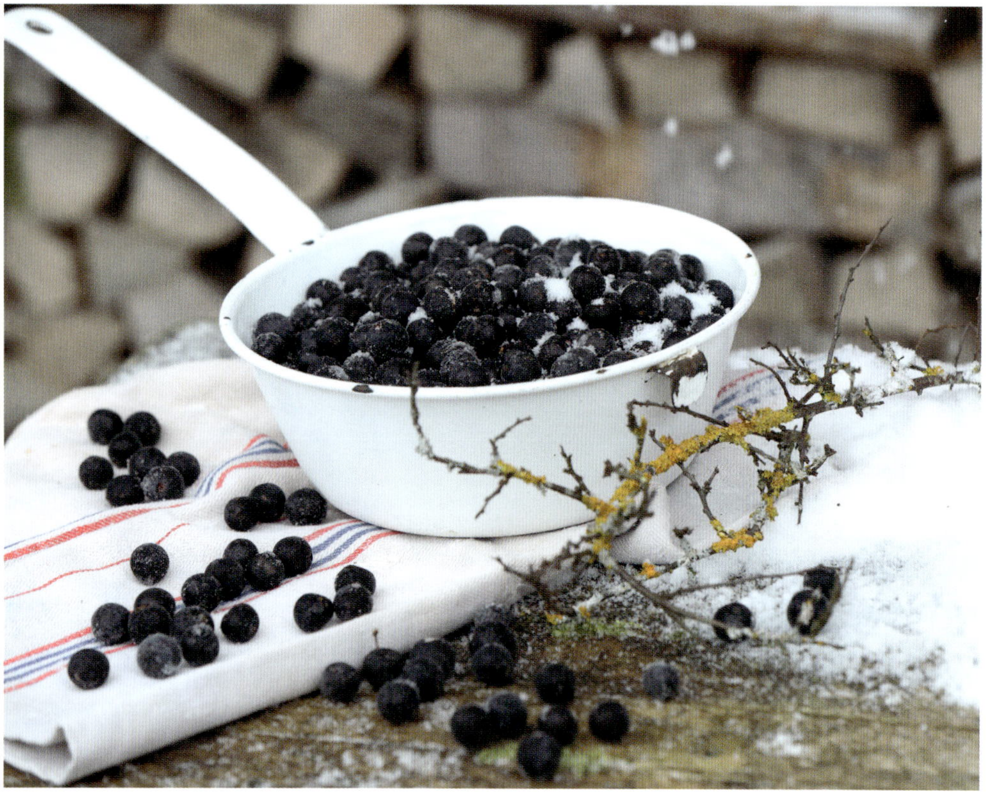

Schlehenfrüchte im Schnee *(© Peter Raider (www.peterraider.de))*

• WICHTIGES von der *Kräuterfee* •

KERNE MEIDEN

Schlehen enthalten im Kern Amygdalin und Prunasin, Inhaltsstoffe, die sich in Blausäure umwandeln können. Blausäure ist eines der stärksten Gifte, die man kennt, die Kerne sollten deshalb nicht gegessen werden. Lediglich als Aromaspender für den bittersüßen Mandelgeschmack werden die harten Kerne aufgeklopft und mit Alkohol angesetzt, etwa im Schlehenlikör.

Dem dornenreichen Gehölz wurde eine starke Schutzwirkung zugeschrieben, deshalb wurden Weiden und Höfe oftmals mit Schlehen umpflanzt.

Erntereif sind sie nach dem ersten Frost, um Schlehenschnaps, Gelees und Marmeladen daraus zu machen. Sie enthalten viele **Mineralstoffe, organische Säuren, Gerbstoffe** und **viel Vitamin C**. In der Volksmedizin werden sie bei Rheuma, Blasenleiden und Gicht eingesetzt, indem täglich 3–4 EL Schlehenmus verabreicht werden. Das kann auch in Form von Tee, in dem das Mus verrührt wurde, geschehen. Schlehenelixier gilt als geeignetes Stärkungsmittel nach Infektionskrankheiten. Der Saft wirkt sich günstig auf die Blutbildung aus und kann als mildes Abführmittel eingesetzt werden.

Bereits in der Steinzeit wurden in Mitteleuropa Schlehenfrüchte gesammelt. Im Mittelalter wurde aus der Rinde Tinte gewonnen. Dazu wurde die Rinde von den Zweigen geklopft und in Wasser eingelegt. Nach drei Tagen wurde das Wasser abgegossen, aufgekocht und erneut über die Rinde gegossen. Dieser Vorgang wurde so lange wiederholt, bis die Rinde vollkommen ausgelaugt und alle farbgebenden Substanzen gelöst waren. Danach wurde die Flüssigkeit mit Wein versetzt und eingekocht. Diese Dornentinte wurde in den mittelalterlichen Skriptorien verwendet.

Beifuß

Artemisia vulgaris

Beifuß, das typischste Frauenkraut, ist seit Urzeiten weiblichen Göttinnen geweiht, so in der Antike Artemis, der Göttin der wilden Jagd, der freien Natur und der Mütter, im Römischen Reich hieß er „Una" und war Diana geweiht und die Kelten schrieben seine Pflanzenkraft Brigid zu. Als

Machtpflanze war er auch den Germanen als „Mugwurz" heilig und der Himmelsgöttin Frigga geweiht. Wer sich einmal in seinen herben, warmen Duft verliebt hat, ist dem Zauber von Una ein für alle Mal verfallen. Als Bestandteil von Moxazigarren oder lose als Pulver wirkt Beifuß tiefenentspannend.

Beifuß stellt die älteste **Sakralpflanze** Europas dar und ist nachweislich seit der Jungsteinzeit als Streublume in Gräbern und als Räucher- und Ritualpflanze in Verwendung. Besonders in den geweihten Nächten um die Winter-Tagundnachtgleiche kommt Una zum Einsatz. Als „Hüterin der Schwelle" wird sie von den Heilerinnen, Schamaninnen und Hexen um den ganzen Erdball zu Andersweltreisen eingesetzt. Beifuß ist mit Wermut verwandt, schmeckt aber nicht so bitter. Er wirkt **appetitanregend**, **verdauungsfördernd** und **blutungsfördernd**. Die Hauptinhaltsstoffe sind Thujon, Kampfer und Cineol. In hohen Dosen wirkt er abortiv und einschläfernd.

Laut Hildegard von Bingen sollte allen Speisen Beifußkraut beigefügt werden, um sie leichter verdaulich zu machen. Fleisch ist für den Menschen nur verdaulich, wenn es in Beifuß gekocht wird, sagt Hildegard. Beifußelixier wird zur Stärkung der Bauchspeicheldrüse empfohlen.

Beifuß ergibt einen wohlschmeckenden Frühstückstee, der einzig bei Schwangerschaft nicht getrunken werden darf. Um die Monatsblutung zu fördern, das Prämenstruelle Symptom zu lindern und als Geburtsvorbereitung ist der Tee gut geeignet. Ebenso kann für all diese Belange anstatt Tee einfach ein Duftkissen Anwendung finden!

• TIPP von der *Kräuterfee* •

WÄRMENDES FRAUENKISSEN

1 Kissenbezug, 40 x 40 cm
Schafwollvlies, 2 x 50 x 50 cm als Inlay
je 3 Handvoll getrockneter Beifuß, Schafgarbe und Gundelrebe
2 Handvoll Brennnessel als Schutzpflanze

Öffne den Kissenbezug und kleide ihn mit dem Schafwollvlies so aus, dass weiterhin eine Öffnung zum Befüllen des Kissens verbleibt. Nun fülle nach und nach die Kräutermischung ein, zieh das Wollvlies über die Reißverschlussnaht und verschließe das Kissen.
Der beste Platz für dieses kräftige Kissen ist im Bett, um jeden Abend darauf ruhen und Kräuterkraft tanken zu können!

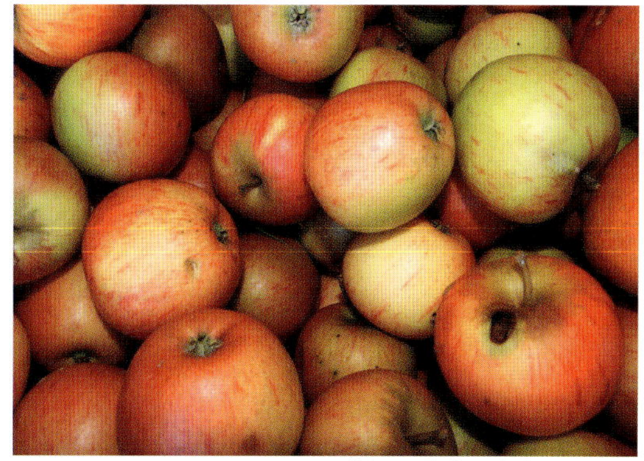

(© Renate Fuchs-Haberl)

Apfel
Malus domestica

Der Apfel, die heilige Frucht der Frau Holle, ist die klassische Winterfrucht unserer Breiten. Er setzt sich mit seinem Wohlgeschmack und seiner ausgewogenen Vielfalt an Inhaltsstoffen an die Spitze der heimischen Obstarten. Zudem ist der Apfel ein Heilmittel der Sonderklasse, da das **Pektin** – ein wasserlöslicher Ballaststoff, der auch im trüben Apfelsaft und -essig enthalten bleibt – die Verdauung fördert und zugleich Entzündungen hemmt. Pektin vermag Giftstoffe im Darm zu binden und Gefäße zu schützen, indem es den schädlichen LDL-Cholesterinanteil im Blut senkt und den nützlichen HDL-Cholesteringehalt erhöht und somit Gefäßablagerungen vorbeugt. Der hohe Pektingehalt der Äpfel fördert auch die Gerinnungskraft des Blutes.

Roh und ungeschält verzehrt hat ein Apfel den allerhöchsten Gesundheitswert: Organische Fettsäuren, Natrium,

• TIPP von der *Kräuterfee* •

APFELTAG

Morgens statt Kaffee und Frühstück mischst du ein Glas reinen, naturtrüben lauwarmen Apfelsaft mit dem Saft von ½ Zitrone und 1 TL guten Honig und trinkst die Mischung schluckweise.
Im Verlauf des Vormittages verzehrst du 2 rohe ungespritzte Äpfel mit Schale – gut kauen.
Zu Mittag gibt es statt des Mittagessens warmen Apfelschalentee mit Honig: 1–2 TL getrocknete Apfelschalen mit 250 ml kochendem Wasser übergießen und 15 Min. ziehen lassen.
Etwa 2 Std. später verspeist du 4 rohe ungeschälte Äpfel und gegen 15 und 17 Uhr trinkst du jeweils wie am Morgen 1 Glas Apfelsaft. Am Abend gibt es einen Teller rohes, leicht angewärmtes Apfelmus, das mit 3 TL Honig gesüßt wurde.

Magnesium, Eisen, Phosphor, Schwefel, Gerbstoffe, Chlor, Kieselsäure, natürliches Aluminium, Kohlenhydrate, Vitamine A, B_1, B_2, B_6, C und E, ein hoher Kaliumgehalt und seine basische Wirkung im Körper sind wertvolle Bestandteile gesunder Ernährung. Ein Apfeltag pro Monat stellt eine ebenso einfache wie natürliche und bequeme Methode dar, den Darm regelmäßig zu entgiften und den Stoffwechsel zu aktivieren.

Zusätzlich zur Apfelkur (links) und einigen Rohkosttagen hilft und heilt naturtrüber Apfelsaft bei allen entzündlichen Erkrankungen des Nervensystems, er hat zudem eine beruhigende, entspannende Wirkung. Grundsätzlich regeneriert regelmäßiges Äpfelessen den gesamten Stoffwechsel und nimmt positiven, tiefgreifenden Einfluss auf alle Organe des Körpers, 2 Äpfel täglich beugen nachweislich Herzinfarkt und Arteriosklerose vor. Da Äpfel auch blutreinigend wirken, können mit Apfelkuren selbst hartnäckige Ekzeme und mit Geduld und Ausdauer Rheuma und Gicht gelindert werden. Besonders verträglich für Allergiker sind alte Apfelsorten, die noch säuerlich schmecken (also viele Phenole enthalten, die bei Neuzüchtungen verloren gingen), und gekochte Äpfel.

Preiselbeere

Vaccinium vitis-idaea

Preiselbeeren sind wohl die begehrtesten und teuersten Herbstfrüchte unserer Breiten, ein echter Klassiker in der Wildfrüchteküche, der obendrein ein absolutes Superfood darstellt! Preiselbeeren werden nach alter Tradition als Wintervorrat gesammelt und eingekocht, aber auch als **Heilmittel** bei **Durchfallerkrankungen**, **Appetitlosigkeit** und **Vitaminmangel** eingesetzt.

Die Preiselbeere gehört zur Familie der Heidekrautgewächse (Ericaceae) und hat die der Familie besonderen, ökologischen Merkmale: Zwingende Symbiose mit Wurzelpilzen und Kalkfeindlichkeit. Sie wächst auf sauren und basenarmen Böden mit einer sauren Rohhumusdecke, in der sie bis 1 m Tiefe (!) wurzelt und sich mit ihren Kriechtrieben ausbreiten kann.

Die Blätter enthalten Arbutin, welches für die harndesinfizierende Wirkung verantwortlich ist, Ericolin und

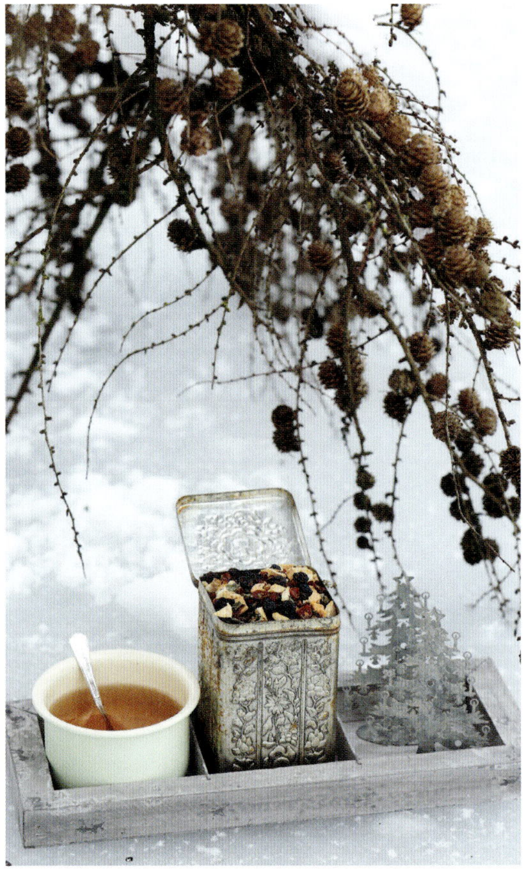

Schlehen-Wildfrucht-Tee (Rezept S. 172)

(© Peter Raider (www.peterraider.de))

Gerbstoffe. Die Früchte enthalten neben Vitamin C die Vitamine B_1, B_2, B_3 und Provitamin A, an Mineralstoffen vor allem Kalium, Kalzium, Magnesium und Phosphat sowie Apfel-, Zitronen-, Oxal- und Bernsteinsäure, Gerbstoff, Zucker und Pektin. All das und ihr hoher Gehalt an Anthocyan bewirken, dass Preiselbeeren **vor Nieren- und Harnblaseninfektionen schützen**. Vor allem bei chronischen Infekten hat die Heilpflanze einen wesentlichen Vorteil gegenüber Antibiotika, da die Nebenwirkungen gering sind und die Darmflora nicht geschädigt wird. Auch zur Senkung des Cholesterinspiegels und bei der Behandlung rheumatischer Erkrankungen wird die Preiselbeere eingesetzt.

Bereits im 12. Jhdt. empfahl Hildegard von Bingen die Anwendung der Preiselbeere als Heilpflanze bei „schmerzhaftem, verstopftem Monatsfluss" der Frau. Aufgrund des hohen Anteils an Arbutin in den Blättern wirkt sie gut, dennoch sollte man für eine optimale Wirkung während der Therapie auf basenbildende Kost (viel Obst und Gemüse, Kräutertees) achten.

Preiselbeersaft wirkt harntreibend und ist reich an Vitaminen. Zudem beugt der regelmäßige Konsum Harnwegsinfektionen vor und wirkt antibakteriell. Gekühlter Preiselbeersaft eignet sich gut bei fiebrigen Erkrankungen und wirkt besonders nervenberuhigend, weshalb sich die Frucht vor allem für wetterfühlige Menschen empfiehlt.

• TIPP von der *Kräuterfee* •

PREISELBEERBLÄTTERTEE

Preiselbeerblättertee wirkt hervorragend zur Behandlung von Erkrankungen der Blase und Entzündungen des Nierenbeckens. Für den Tee übergießt du 1 TL des getrockneten Krauts mit 250 ml kochendem Wasser und lässt den Tee zugedeckt 10 Min. ziehen. Es empfiehlt sich, täglich bis zu 10 Tassen Preiselbeerblättertee zu trinken.

Salbei

Salvia officinalis

Im Zentrum eines traditionellen Kräutergartens finden sich idealerweise Weinraute, Wegerich und Salbei. Mit diesen drei heilkräftigen Pflanzen lässt sich alles, was heilbar ist, heilen, so sagten sich die Menschen. *Salvia officinalis*, unser Gartensalbei, der in vielen Sorten erhältlich ist, stammt ursprünglich aus dem Mittelmeerraum und wird **bei Halsentzündungen** und **Bronchialleiden**, **Husten**, **Verdauungsbeschwerden** und zur **Schweißhemmung** eingesetzt. Er gilt als antioxidativ und antibakteriell und wirkt sich günstig auf den Stoffwechsel aus. Fetthaltige Speisen werden durch das Würzen mit Salbei bekömmlicher. Auch als **Räucherpflanze**, die abgrenzt und stark reinigt, wird er gerne angewandt.

• WICHTIGES von der *Kräuterfee* •

VORSICHT

Salbei wirkt aufgrund seines hohen Gerbstoffgehaltes austrocknend und reizend und soll nicht bei trockenem Husten angewandt werden. Besonders im Herbst, nach einem langen, heißen Sommer ist sein Thujongehalt (wie der gesamte Gehalt an ätherischen Ölen in den Kräutern) besonders hoch, daher nur in kleinen Mengen bei Schwangerschaft anwenden! Übrigens ist Thujon jene Substanz, die im Absinth so stark wirkt, in hohen Dosen wirkt er wie ein Nervengift.

Salbei kann das ganze Jahr über frisch aus dem Garten verwendet werden, da er immergrün ist. Hildegard von Bingen schrieb über den Salbei: „Salbei wächst mehr infolge der Sonnenwärme als infolge der Feuchtigkeit der Erde." Dieses Bild erklärt seinen hohen Gehalt an ätherischen Ölen: Unser Gartensalbei enthält bis zu 2,5 % ätherische Öle, u. a. Thujon, Cineol, Borneol, Kampfer, Pinien und Salven.

Thujon und Salven erzeugen den warmen, balsamischen Ton, Pinien die würzig-holzige Note und Kampfer und Borneol den frischen Eukalyptuston. Da bekommt man doch gleich Lust, an einem der samtig-weichen, silbrig behaarten Blättchen kräftig zu reiben und zu riechen!

• TIPP von der *Kräuterfee* •

SALBEISALBE

Ein ganz wunderbares Hausmittel bei Kopfschmerzen – auf Kopf, Stirn, Nacken und Schläfen aufgetragen – ist folgende Salbeisalbe.

je 10 g Salbei, Majoran und Fenchelsamen
35 g Andorn
250 ml kaltgepresstes Olivenöl
20 g Bienenwachs

Vermahle die Kräuter und Samen fein und rühre sie in das im Wasserbad erwärmte Olivenöl ein. Lass die Mischung etwa 1 Std. bei leichter Hitze ziehen, ohne dass das Öl kocht, und filtere die Mischung schließlich durch ein Sieb. Gib das Bienenwachs dazu und erwärm die Mischung, bis das Wachs geschmolzen ist. Füll die Mischung in kleine Cremetöpfchen, lass sie erkalten und verschließ sie gut.

Thymian

Thymus vulgaris, T. serphyllum

Sagenhafte Geschichten ranken sich in allen Kulturen um den Thymian. Sein altgriechischer Name „Thymos" bedeutete „Rauch", vermutlich sollten Rauchopfer mit dem wunderbaren Duft die Götter gnädig stimmen. Er wächst wild und kultiviert in ganz Europa. Je nach Sorte enthält er bis zu 6,5 % ätherische Öle, die wichtigsten, charakteristischen Bestandteile sind Cineol und Carvacrol, bei den Zuchtformen (Zitronenthymian etc.) sind auch Gerraniol, Citral und Citronellol enthalten. Diese Inhaltsstoffe machen Thymian zu einem der wirksamsten und beliebtesten Heilkräuter.

Griechen, Römer und die alten Ägypter wendeten ihn wegen seines Aromas, aber auch wegen seiner heilkräftigen Inhaltsstoffe gerne an: Er gilt als **desinfizierendes**, **antibakterielles**, **antivirales** und **entzündungshemmendes Kraut**, das zudem entgiftend wirkt. Thymian ist DIE klassische Bronchialpflanze, besonders die ätherischen Öle tun hier ihre duftende Wirkung gegen Bakterien, Pilze und Viren. Bei der Teezubereitung ist darauf zu achten, dass, je länger der Tee zieht, umso mehr Gerbstoffe enthalten sind.

Seine konstitutionsstärkenden, verdauungsfördernden, schleimlösenden und nervenstärkenden Eigenschaften machen den Thymian zu einem beliebten Heilmittel in der Volksmedizin, daher gibt es viele Rezepte zu Tee, Sirup, Likör, Wein, Tinktur, Dekokt (Abkochung) und Ansatz. Besonders beliebt ist der Likör vom Thymian, ein altbewährtes und aromatisches Heilmittel.

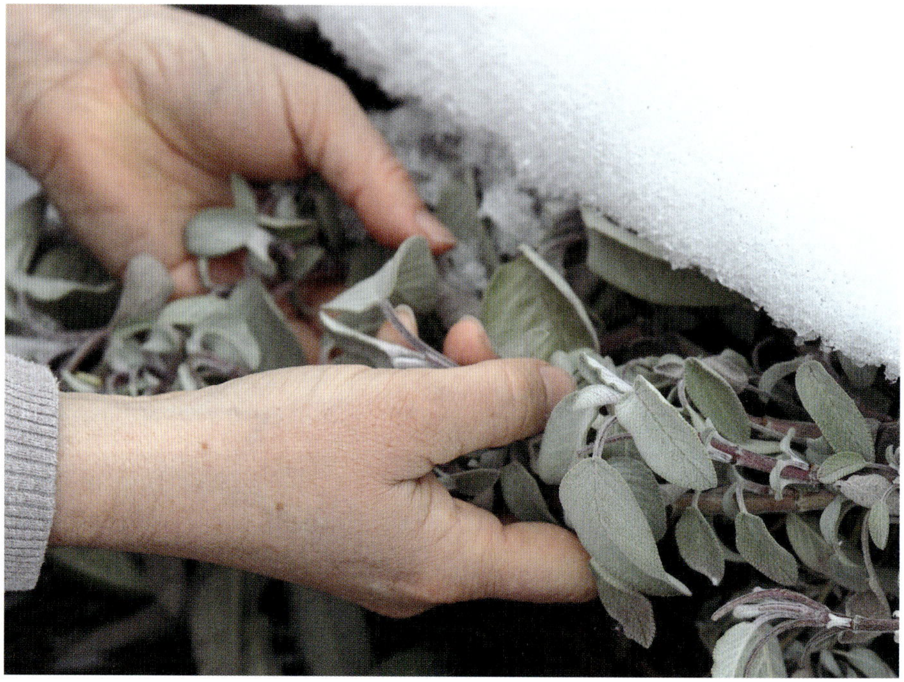

Salbei *(© Peter Raider (www.peterraider.de))*

Frischer Thymian ist feinblumiger, zarter und runder im Aroma als der getrocknete, der leicht scharf etwas nach Menthol schmeckt, er wirkt dann eher rauchig, holzig und erdig, zudem etwas bitter. Da er immergrün ist, empfiehlt es sich, dieses Frischaroma auch im Winter für kulinarische und Heilzwecke zu nutzen.

• TIPP von der *Kräuterfee* •

LIKÖR VON THYMIAN UND SALBEI

30 g frischer Thymian
15 g frischer Salbei
2 Zweige Zitronenmelisse
500 ml Bauernschnaps
150 g brauner Zucker
250 ml Wasser
5 Bio-Zitronen, in dünnen Scheiben

Füll die Kräuter in eine Flasche mit weitem Hals und gieß den Schnaps so darüber, dass die Kräuter gut bedeckt sind. Lass den Ansatz etwa 1 Woche in der Sonne ziehen.
Dann koch aus dem braunen Zucker und Wasser sowie Zitronen einen Zuckersirup, den du heiß in den Ansatz gießt. Lass den Ansatz nochmals einige Tage in der Sonne stehen und filtere dann die Kräuter und Zitronenscheiben ab. Füll den Likör in kleine, dunkle Flaschen und lass ihn mindestens 4 Wochen nachreifen.

Walnuss

Juglans regia

Über die Walnuss und ihren hohen Wert für die Gesundheit und das Wohlbefinden habe ich in meinem letzten Buch „Mit der Kräuterfee durchs Jahr" umfangreich berichtet, ist sie doch **DAS Superfood unserer Breiten**. Sie enthält mehrfach ungesättigte Fettsäuren und unter allen Nüssen den höchsten Wert an Omega-3-Fettsäure und Omega-4-Fettsäure und das im idealen Verhältnis 1 : 4. Blutdruck und Cholesterinspiegel werden gesenkt, die Durchblutung der Gefäße wird verbessert und die Gefahr von Arteriosklerose und Herz-Kreislauf-Krankheiten sinkt. Schon 1 Handvoll Walnüsse am Tag reicht dazu aus. Durch ihren hohen Kaloriengehalt sind Walnüsse sehr nahrhaft. Ihr hoher Zinkgehalt stärkt das Immunsystem, Vitamin B_6 verbessert die Konzentration und stärkt bei Müdigkeit und Nervosität.

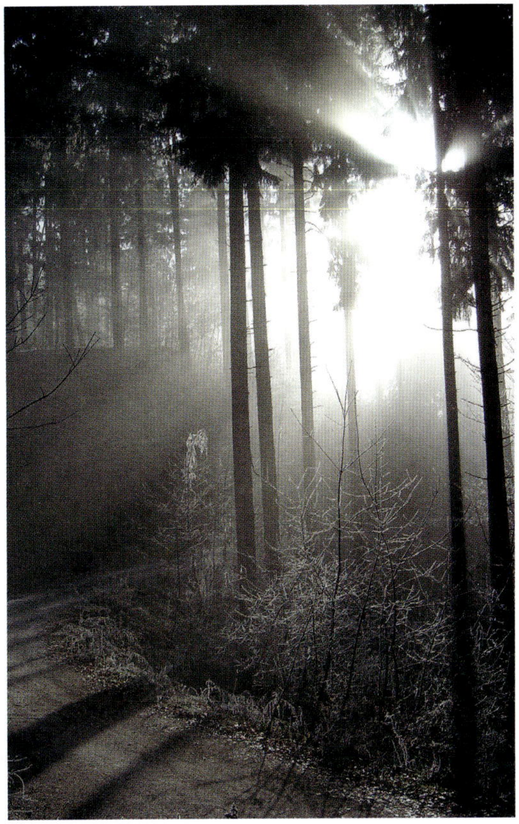

(© Renate Fuchs-Haberl)

Haselnuss

Corylus avellana

Nervennahrung und Radikalfänger – die Haselnuss hat es in sich. Die Liste der gesundheitsfördernden Inhaltsstoffe der Haselnuss ist lang. Dabei schmeckt die Haselnuss nicht nur gut, sondern ihre wertvollen Inhaltsstoffe wirken sich auch positiv auf unsere Gesundheit aus. Allerdings war das Image der Nuss nicht immer so gut. Früher wurden Nüsse aufgrund des relativ hohen Fett- und Kaloriengehalts als ungesund abgestempelt. Haselnüsse enthalten rund 600 Kilokalorien (kcal) je 100 g und haben somit einen sehr hohen Nährwert. 60 % der enthaltenen Fette sind jedoch **mehrfach ungesättigte Fettsäuren**, die sich positiv auf die Blutfettwerte auswirken. Somit wird beim Verzehr von etwa 25 g Haselnüssen am Tag der Cholesterinspiegel durch die enthaltenen Omega-6-Fettsäuren gesenkt, Arterienverkalkung geht zurück. Aufgrund der Kombination aus hochwertigen Eiweißen, mehrfach ungesättigten

Fettsäuren und wertvollen Vitaminen und Mineralstoffen ist die Haselnuss **Nahrung für Gehirn und Nervensystem**, das reichlich enthaltene Lecithin fördert die Gedächtnisleistung und die Konzentrationsfähigkeit.

Der Haselnussstrauch gehört zu den ältesten Pflanzen Europas. Bereits vor 9.000 Jahren nutzten die Menschen seine gesunden Früchte als Nährstofflieferanten. Heimisch ist die Haselnuss auf der gesamten Nordhalbkugel.

• TIPP von der *Kräuterfee* •

GESUND MIT ZWIEBEL

Zwiebeltee

Übergieß 1 TL zerriebene oder gehackte Zwiebel mit 250 ml kochendem Wasser und lass den Tee zugedeckt 5–10 Min. ziehen, seih ihn dann ab und süße mit etwas Honig. Bei Erkältungen trinken Erwachsene täglich 2 Tassen.

Roher Zwiebelsirup

Hack 1–2 Zwiebeln, misch 2 EL Honig dazu und lass die Masse über Nacht stehen.
Der Honig zieht den Zwiebelsaft heraus, dieser wird abgegossen und bei hartnäckigem Husten mehrmals täglich in Teelöffelform verabreicht. Dieser Sirup muss alle 2 Tage frisch gewonnen werden!

Zwiebelsirup, gekocht

Verkoch 500 g gehackte Zwiebeln mit 500 ml Wasser und 250 g Kandiszucker so lange, bis ein zäher Sirup entstanden ist, diesen abgießen. Diesen Sirup mehrfach täglich, bei starkem Husten auch stündlich, verabreichen. Er hält sich im Kühlschrank 1 Woche.

Zwiebel

Allium cepa

Die Zwiebel ist ein hochwirksames volksmedizinisches Heil- und Genussmittel aus der Küche und ist damit jederzeit griffbereit. Zwiebeltee galt bei unseren Großmüttern als **Wundermittel bei Erkältungskrankheiten**. Die in der frischen Zwiebel enthaltene **Schwefelverbindung Allicin** wirkt nicht nur tränentreibend, sondern auch entzündungshemmend, abschwellend für die Schleimhäute und krampflösend bei Asthma und gleichzeitig wärmend. Allicin wird über die Lunge ausgeschieden und wirkt auf diesem Weg für die Atemwege keimtötend. Es lohnt sich also, solch einen Zwiebeltee zu versuchen.

In der Volksmedizin wird Zwiebelzubereitungen eine milde cholesterin- und blutdrucksenkende, blutgerinnungshemmende Wirkung zugeschrieben, ebenso sagt man ihr eine vorbeugende Wirkung bei Gefäßerkrankungen, Herzinfarkt und Schlaganfall nach. Neuere Untersuchungen haben ergeben, dass die Inhaltsstoffe der Zwiebel auch eine Schutzwirkung auf die Nervenzellen haben, Alterungsvorgängen entgegenwirken und die Gedächtnisbildung fördern.

Krenwurzel

Armoracia rusticana

Der gute alte Kren gehört zur österreichischen Küche wie kein anderes Gewürz. Guter, frisch geriebener Kren ist nicht nur sehr scharf, er ist auch süß, fast blumig, und hast du dir nach dem Inhalieren seiner Duftwolke erst alle Tränen aus den Augen gewischt, fühlen sich Kopf und Atemwege klar und frisch an. Über seine Vorgeschichte ist wenig bekannt, doch vermutlich liegt seine Heimat in den südlicheren Ländern der ehemaligen Donaumonarchie. Auch in Deutschland fand er seit dem Mittelalter Verwendung in der Küche, besonders zu Wurst- und Fleischspeisen wurde und wird er gereicht. Der scharfe Duft der **Senföle** hält sich nicht besonders lange, kann aber mit Säure (Essig/Öl) oder säuerlichem Apfel konserviert werden. Auch Hitze und die ätherischen Öle des Krens vertragen sich schlecht, daher sollte Kren immer frisch gerieben und roh verwendet werden.

• TIPP von der *Kräuterfee* •

HONIGKREN BEI HUSTEN, HALSKRATZEN UND ERKÄLTUNG

Misch frisch geriebenen Kren und Bienenhonig zu gleichen Teilen. Anschließend leicht erwärmen (max. 35 °C – am besten im Wasserbad). In ein Schraubglas füllen und kühl aufbewahren. Alle 2–3 Std. 1 TL davon nehmen.

Kren ist eines der gesündesten Gewürze: In 100 g frischem Kren stecken etwa 800 mg Kalium, ein Mineralstoff, der Herz und Nerven stärkt, zudem Kalzium, Magnesium, Phosphor und Eisen. Das enthaltene Senföl wirkt **antiseptisch** und **entzündungslindernd**. Kren gilt in der Volksmedizin als **Mittel zur Stärkung der Abwehrkräfte**. In Süddeutschland wird der Kren „bayerische Zitronen" genannt, weil er viel Vitamin C enthält.

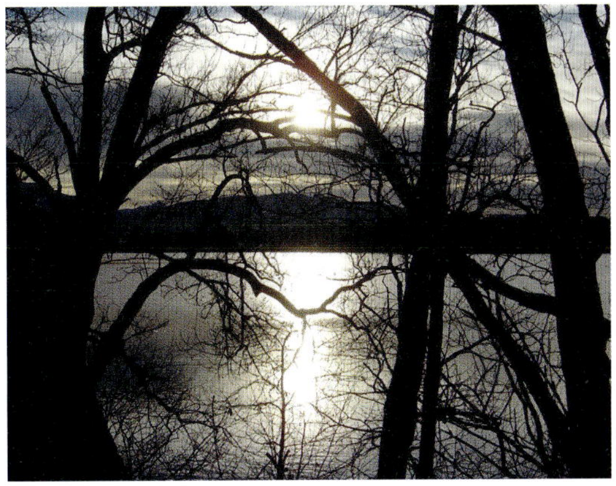

(© Renate Fuchs-Haberl)

WINTERLICHE REZEPTE

mit Speisen, Getränken, Kräuterkosmetik und Hausmitteln besonders aus der Frauenheilkunde

Schlehen-Orangen-Mus für Genuss und Stärkung

1 kg Schlehen
Zimt und Gewürznelken nach Geschmack
Saft und Schale von 3 unbehandelten Orangen
800 g brauner Zucker

Lass die ganzen Schlehen mit den Gewürzen im Orangensaft aufkochen, passier sie anschließend. Schäl dann die ausgepressten Orangen dünn ab und schneide die Schale in schmale Streifen. Lass diese mit Fruchtmark und Zucker auf niedriger Temperatur in einer großen Pfanne bis zur Dickflüssigkeit einkochen und füll sie noch heiß ab. Dunkel und kühl gelagert etwa 2 Jahre haltbar.

Verwendungstipp der *Kräuterfee*

Schlehen-Orangen-Püree ist sehr herb und intensiv im Geschmack. Es kann dünn auf einem mit Butter bestrichenen Toast oder in Crêpes serviert werden. Auch zur Aromatisierung von Konfekt und süßpikanten Cremes, die zu Fleisch, Pasteten und Lachs serviert werden, eignet es sich vorzüglich. Es ist als Stärkungsmittel nach schwerer Krankheit und in Grippezeiten bekannt.

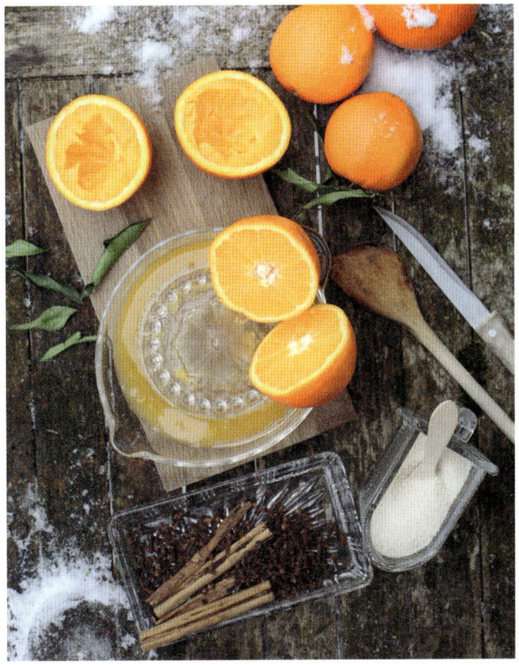

Schlehen-Orangen-Mus
(© Peter Raider (www.peterraider.de))

Schlehenkonfekt (Schneebällchen)

200 g Rohmarzipan
60 g Schlehen-Orangen-Mus (Rezept S. 171)
1 unbehandelte Limette oder Orange
Kokosraspel zum Wälzen der Kugeln

Zerkleinere das Rohmarzipan und gib das Schlehen-Orangen-Mus dazu. Reibe die Schale der Limette oder Orange ab und misch den Abrieb ebenfalls dazu. Alles zu einer glatten Masse verkneten und daraus etwa 30 Kugeln formen.

Streue Kokosraspel auf einen Teller und wälze die Marzipankugeln darin. Anschließend in kleine Konfektförmchen aus Papier setzen.

Schlehentee zur Blutreinigung und „Entschlackung"

je 20 g Schlehenblüten und getrocknete Früchte, Löwenzahnwurzel, Pfefferminze, Brennnesselblätter, Ringelblumenblüten

Von der Mischung jeweils 30 Min. vor dem Essen 1 Tasse schluckweise trinken, wenn möglich dreimal täglich. Dafür 1 TL Mischung mit kochendem Wasser übergießen und 10 Min. zugedeckt ziehen lassen.

Schlehen-Wildfrucht-Tee zur Stärkung des Immunsystems

je 200 g getrocknete Schlehen, Hagebutten, Apfel- und Quittenstückchen
1 Handvoll Zitronenverbene- oder Zitronenmelisseblättchen

Vermisch die getrockneten Früchte miteinander und zerkleinere sie, füge erst dann die grob zerteilten Kräuter hinzu. 2 TL der Mischung mit 250 ml kochendem Wasser übergießen, 10 Min. ziehen lassen und abseihen. Für eine Teekur 6 Wochen lang über den Tag verteilt 3 Tassen trinken.

Der gesunde Haustee stärkt die Abwehrkräfte, außerdem kann er zur Blutreinigung und bei Hautkrankheiten getrunken werden.

Heißer Schlehenlikör

1 l naturtrüber Apfelsaft oder Most
500 ml Schlehensaft
je 3 Stk. Zimtstangen, Nelken und gequetschter Kardamom
6 EL Schlehenmarmelade
1 kleines Stück Ingwer
Zucker nach Bedarf
300 ml Schlehenlikör
500 ml Rotwein
je Glas 1 EL geschlagenes Obers

Koch Apfelsaft, Schlehensaft, die Gewürze und die Marmelade mit dem geschälten und in Scheiben geschnittenen Ingwer kurz auf und lass die Mischung zugedeckt 10 Min. leicht köcheln.

Nach Geschmack Zucker beifügen und die heiße Zubereitung mit dem Likör und dem Rotwein verfeinern, in feuerfeste Becher füllen, mit Schlagobershäubchen versehen und mit einem Klacks Brombeermarmelade drauf heiß servieren.

Heißer Apfelschalentee

Ein wirksames Hausmittel gegen Nervosität und geistige Erschöpfung ist heißer Apfelschalentee. Hierfür schälst du einige naturbelassene Äpfel und lässt die Schalen trocknen. Diese mit gut 1 l kochendem Wasser übergießen, 15 Min. ziehen lassen und abseihen. Nach Geschmack kannst du mit etwas Honig süßen.

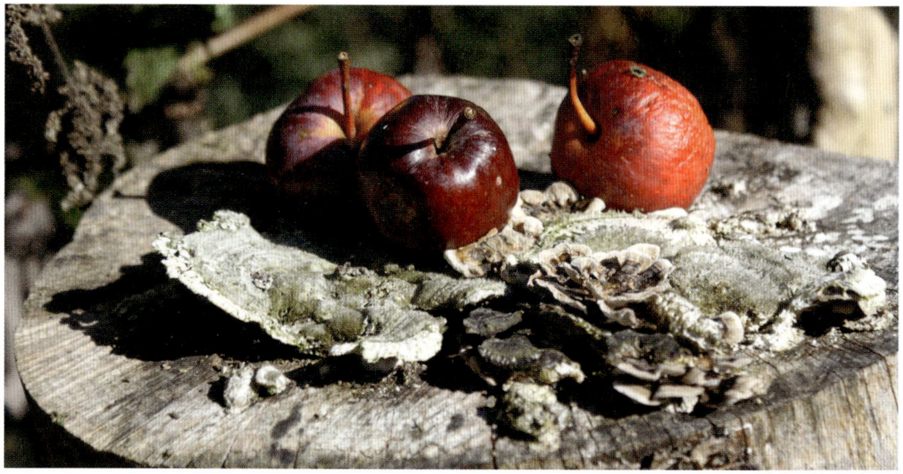

(© Cornelia Thalmayr)

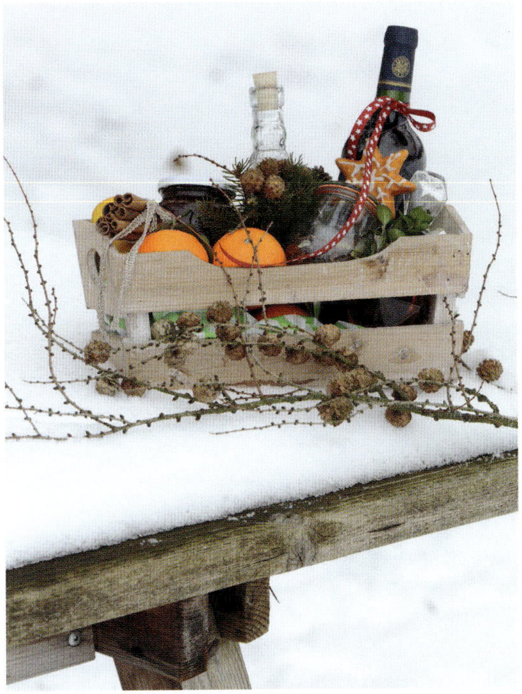

(© Peter Raider (www.peterraider.de))

Bratapfeltee

je 250 ml naturtrüber Apfelsaft und Wasser
je 1 TL Walnüsse und Rosinen
je 1 Stück Zimtrinde und Galgantwurzel
14 Gewürznelken

Apfelsaft und Wasser mit den Geschmackszutaten aufkochen und ziehen lassen.

Bratapfeltee erfreut mit seinem würzig-winterlichen Duft und lockt Erinnerungen an gemütliche Stunden in der warmen Stube hervor. Er wärmt an kalten Tagen, wirkt basisch und ist so ein Ausgleich zu den Völlereien der Feiertage.

Basischer Dörrobsttee

Die gedörrten Spalten von Äpfeln und Birnen kannst du nun im Winter mit kochendem Wasser aufgießen. Nach einer Zichzeit von 15 Min. ergibt sich so ein wohlschmeckendes, fruchtiges Getränk, das basisch wirkt und Fruchtsäuren sowie viel Kalium enthält. Du kannst dafür auch andere getrocknete Früchte verwenden, probier es einfach aus!

Apfel-Hagebutten-Kuchen mit Streuseln

für den Teig
350 g Mehl
1 Prise Salz
120 g Zucker
1 Ei
200 g Butter
Mehl für die Arbeitsfläche
Butter für die Form

für den Belag
600 g Äpfel
60 ml trockener Weißwein
2 EL Zucker
½ Zimtstange
1 Sternanis
2 Gewürznelken
200 ml Hagebuttenmarmelade
Saft von ½ Zitrone

Misch Mehl, Salz und Zucker, häufele es auf die Arbeitsfläche, drück in die Mitte eine Mulde, schlag dahinein das Ei, verteile die Butterstückchen rundherum und verknete alles händisch schnell zu einem glatten Teig. Forme daraus eine Kugel, die du, in Frischhaltefolie gewickelt, 30 Min. kalt stellst. Heiz das Backrohr auf 180 °C vor.

Schäle und viertle die Äpfel, schneide das Kerngehäuse heraus und schneide die Äpfel in schmale Spalten. Lass 50 g davon mit Wein, Zucker und den Gewürzen in einem Topf aufkochen und weich dünsten, dann die Gewürze entfernen und die Hagebuttenmarmelade einrühren. Mit den übrigen Apfelspalten und dem Zitronensaft mischen und abkühlen lassen.

Kleide mit der Hälfte des Teiges eine Springform mit 22 cm Durchmesser aus, sodass ein niedriger Rand entsteht. Verteile die Apfelmasse darauf, back den Kuchen ca. 20 Min., dann reibe mit einer groben Käsereibe den verbliebenen Teig über den Kuchen und back noch etwa 20 Min. fertig. Die Streusel sollen goldbraun werden. Lass den Kuchen abkühlen und schneide ihn erst dann in Stücke.

Preiselbeer-Zierquitten-Apfel-Gelee

1,5 kg Zierquitten
1 Zimtstange
200 ml Orangensaft
500 ml Apfelsaft, frisch gepresst
1 Vanilleschote
1 kg Zucker

Wasch die Zierquitten und schneide sie in Stücke, koch sie mit der Zimtstange und dem Orangensaft in einem Schnellkochtopf 30 Min. weich, lass danach das Mus über Nacht auf einem Tuch ablaufen.

Miss von dem gewonnenen Saft 500 ml ab und misch den Saft mit 500 ml Apfelsaft und dem Mark der Vanilleschote. Die ausgeschabte Vanilleschote mit hineingeben. Alles mit dem Zucker mischen und unter Rühren aufkochen lassen. Nun 4 Min. unter Rühren sprudelnd kochen lassen.

Nach Ende der Kochzeit das heiße Gelee in gut gereinigte Gläser mit Twist-Off-Deckeln füllen.

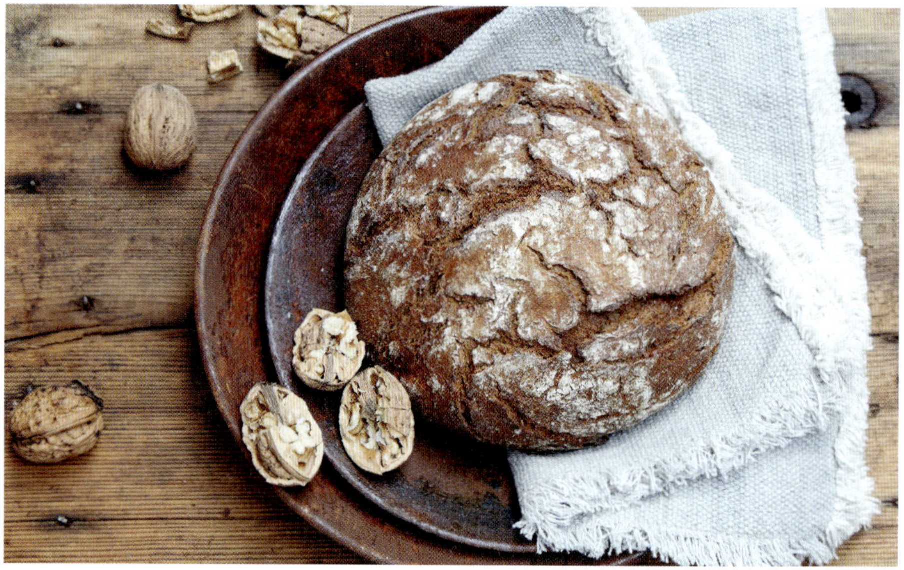

Süßes Walnussbrot (© Heidi Fröhlich)

Thymian-Kamillenbad bei Erkältung

Lass je 1 Handvoll getrocknete Kamillenblüten und Thymian in 2 l Wasser aufkochen, 15 Min. ziehen und setz den Absud dem Badewasser zu. Bade darin 15 bis 20 Min. bei ca. 35 °C.

Thymian-Ölauszug

Füll ein sauber gewaschenes, gut getrocknetes Marmeladenglas mit klein geschnittenem, getrocknetem Thymian und bedecke die Kräuter mit Olivenöl. Lass das verschlossene Glas an einem warmen, sonnigen Ort etwa 6 Wochen stehen und schüttle es ab und zu.

Gieß das Öl durch ein Tuch oder ein feines Sieb in ein zweites Glas, sodass die Kräuterteile vom Öl getrennt werden. Das dauert je nach Ansatzmenge einige Stunden, da das Öl nur sehr langsam abfließt. Den fertigen Ölauszug in eine dunkle Flasche gießen und gut verschlossen kühl lagern.

Dieser heilsame Ölauszug kann nun pur verwendet oder zu Salben weiterverarbeitet werden.

Thymian-Erkältungssalbe

300 g Ghee (Butterschmalz)
40 g Thymian, frisch oder getrocknet
10 Tropfen ätherisches Thymianöl

Lass Ghee oder Butterschmalz in einem Emailtopf schmelzen, füge dann den Thymian bei und misch gut durch. Lass beides etwa 2 Std. leicht köcheln, dann beiseitestellen und über Nacht etwa 12 Std. stehen lassen.

Erwärme das Thymianschmalz anschließend erneut und filtere es durch ein Tuch oder Sieb.

Verrühre die Salbe nun mit dem ätherischen Öl, füll sie in Cremetöpfchen und verschließe die Töpfchen nach dem Abkühlen gut.

Thymiansalbe und Thymian-Ölauszug wirken am besten, wenn sie morgens und abends auf Brust, Hals und Rücken aufgetragen werden. Sie können etwas abfärben, daher immer ein Tuch darüberlegen oder ein entsprechendes Baumwoll-T-Shirt einsetzen.

Süßes Walnussbrot

500 g Weizenmehl
je 1 TL Zimt und Salz
½ Würfel Germ
300 ml Wasser
100 g gehackte Walnüsse
1 EL Honig

Gib Mehl, Zimt und Salz in eine Schüssel, lös die Germ im Wasser auf und gib die Mischung bei, ebenso Nüsse und Honig und knete alles gut durch (1 Min. langsam und 3 Min. schnell in der Küchenmaschine). Deck dann den Teig zu und lass ihn 30 Min. gehen.

Knete ihn im Anschluss nochmals zu einem kompakten Teigling durch und füll ihn in eine gut befettete Kastenform, lass ihn nochmals 25 Min. gehen und back ihn dann bei 200 °C 30–40 Min. je nach Ofentyp goldbraun.

Dieses Brot schmeckt köstlich mit Butter und Fruchtaufstrichen!

Walnusssoufflé

ergibt 6 Portionen

70 g Butter
4 Eier, in Dotter und Klar getrennt
abgeriebene Schale von 1 Bio-Zitrone
70 g Kristallzucker
1 TL Vanillezucker
1 Prise Salz
70 g Walnüsse, fein gerieben
60 g Semmelbrösel
Butter zum Ausstreichen der Form
Zucker zum Bestreuen
Schlagobers und Preiselbeermarmelade zur Garnierung

Puddingformen mit Butter ausstreichen und mit dem Zucker ausstreuen.

Rühr die handwarme Butter mit Dottern und Zitronenschale schaumig, schlage Eiklar, Zucker, Vanillezucker und Salz zu festem Eischnee und meng ihn unter den Abtrieb.

Vermisch Walnüsse und Semmelbrösel und zieh sie unter den Abtrieb, füll die Masse in die Förmchen (zu ¾ voll) und pochier sie im Wasserbad am Herd leicht wallend (bei etwa 90 °C) 30 Min. Stürz nun die fertigen Soufflés auf Portionsteller und garniere diese mit Schlagobers und Preiselbeermarmelade.

Haselnussparfait

ergibt 6 Portionen

3 Eier
2 Eidotter
160 g Kristallzucker
70 g Nougat
2 EL Cognac
300 ml Obers

für die Grillage

50 g Kristallzucker
50 g Haselnüsse, ungeschält
Öl zum Bestreichen

Für die Grillage erhitzt du einen Topf und karamellisierst den Kristallzucker unter ständigem Rühren darin, dann die Haselnüsse beigeben, durchrösten und auf dem mit Öl bestrichenen Backblech erkalten lassen. Dann reibst du die kalte Grillage mit einer Bröselreibe und stellst sie beiseite.

Die Eier mit den Dottern und dem Kristallzucker über Wasserdampf schaumig schlagen, kalt weiter schlagen, bis sie schön luftig sind. Rühr dann Nougat, Cognac und Grillage unter, zieh das geschlagene Obers unter, füll die Masse in eine vorgekühlte Rehrückenform und stell sie 4–5 Std. oder über Nacht in den Tiefkühler.

Vor dem Anrichten stellst du die Form kurz in heißes Wasser, dann auf einen Teller stürzen und portionieren.

Polenta-Haselnuss-Apfelkuchen

350 ml Milch
1 halbierte Vanilleschote
je 1 Prise Salz, Nelken und Zimt
120 g Maisgrieß
Butter für die Form
80 g brauner Zucker
3 Eier, getrennt in Dotter und Klar
abgeriebene Schale von 1 Bio-Zitrone
50 g geriebene Haselnüsse
4 Äpfel
1 Handvoll ganze, geschälte Haselnüsse
1 EL Butter

Dämpfe die Milch mit der Vanilleschote, Salz, den Gewürzen und dem Maisgrieß in einer ungelochten Garschale 10 Min. bei 100 °C, dabei umrühren. Lass die Mischung abkühlen.

Eine runde Tortenform mit etwa 24 cm Durchmesser buttern.

Schlag die Hälfte des Zuckers mit den Eidottern und der Zitronenschale schaumig und heb die Mischung locker unter die Polentamischung. Die Eiklar mit dem restlichen Zucker zu steifem Schnee schlagen, mit den Haselnüssen vermischen und wiederum unter die Polentamasse ziehen.

Heiz das Rohr auf 175 °C vor. Schäle und entkerne die Äpfel, hoble sie dünn, schmecke sie mit Zimt und Zucker ab und misch die Haselnüsse dazu.

Füll ⅓ der Polentamasse in die Form, belege die Masse mit der Hälfte der Apfelmasse, bedecke diese wieder mit ⅓ Polentamasse, belege mit der restlichen Apfelmasse und decke mit der Polentamasse zu, bestreue den Kuchen mit Butterflocken und back ihn im Rohr etwa 45 Min. goldbraun.

Kräftige Zwiebelsuppe

500 g Zwiebeln
2 Zehen Knoblauch, fein gehackt
2 Blätter Lorbeer
je 15 Stück Pfeffer- und Senfkörner
8 Stück Wacholderbeeren
1 Prise Thymian
Salz und Pfeffer
80 g Butter (oder Butterschmalz)
250 ml Weißwein
1 l Gemüsefond oder Wasser
4 Weißbrotscheiben
4 Scheiben Käse zum Gratinieren

Schneide die Zwiebeln in längliche Streifen und röste sie gemeinsam mit den Gewürzen und dem Knoblauch in Butter goldgelb, bis die Zwiebeln weich sind, mit Weißwein ablöschen, mit dem Suppenfond oder Wasser aufgießen und kochen lassen, bis die Zwiebeln gut eingekocht sind.

Entferne dann die Gewürze, schmecke nochmals mit Salz, Pfeffer und Thymian würzig ab.

Belege die Weißbrotscheiben mit Käse und gratinier sie im heißen Backrohr bei Oberhitze. Die Zwiebelsuppe anrichten und mit den überbackenen Brotscheiben servieren.

Krenkette bei Erkältung und Fieber

Schneide frische Krenwurzeln in Scheiben und fädle sie wie eine Kette auf einen Bindfaden oder Spagat auf. Häng die Krenkette einige Stunden um den Hals und erneuere sie, wenn der Kren eingetrocknet ist.

Achtung: Nicht direkt auf die Haut auflegen, bei empfindlicher Haut kann es zu Reizungen kommen. Die Krenkette ist ein Geheimtipp unserer Großmutter, denn sie wusste: „Kren zieht das Fieber raus!"

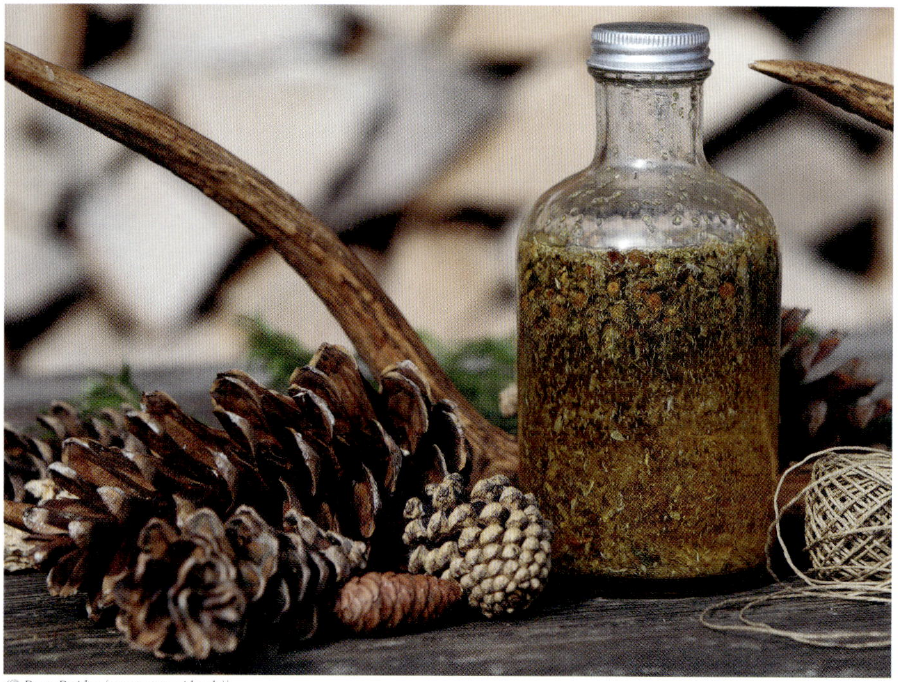

(© Peter Raider (www.peterraider.de))

Holunder-Lindenblüten-Tee bei Erkältung

Bring 2 TL zerkleinerte Hagebutten mit 500 ml Wasser zum Kochen und lass sie 2 Min. köcheln. Den Topf vom Herd nehmen und je 2 gehäufte TL Holunderblüten und Lindenblüten hineinrühren. 10 Min. ziehen lassen und abseihen.

Nach Wunsch mit etwas Honig süßen und mit Zitronensaft verfeinern. Mehrmals täglich 1 Tasse schluckweise trinken.

Schnupfensalbe

Diese wohltuend duftende Mischung trägst du bei Schnupfen und Erkältungen auf die Nasenflügel und die Oberlippe, aber auch hinter den Ohren und am Hals auf.

2 EL Vaseline
1 EL getrockneter Majoran
1 TL Lanolin (Wollwachs)
5 Tropfen ätherisches Angelikawurzelöl

Schmilz die Vaseline im Wasserbad und vermisch sie mit dem Majoran, lass sie etwa 2 Std. zum Ziehen auf der warmen Herdplatte stehen. Anschließend den Majoran abseihen, die Mischung mit dem Lanolin verschmelzen und abkühlen lassen, bis sie handwarm ist.

Rühr dann das ätherische Öl ein und füll die Creme in Töpfchen, die du erst verschließt, wenn die Creme ganz erkaltet ist.

Badepralinen mit Kakao und Vanille

3 EL Kakaopulver
das Mark von 1 ausgeschabten Vanilleschote
200 g Natron
je 100 g Babymilchpulver, Zitronensäure, Kartoffelstärke
300 g Kakaobutter
getrocknete Ringelblumenblüten
Kakaopulver zum Rollen der Badekugeln

Vermisch das Kakaopulver und das Mark der Vanilleschote mit Natron, Milchpulver, Zitronensäure und Kartoffelstärke. Dann die Kakaobutter schmelzen, aber nicht kochen und die oben genannte Mischung vorsichtig unterrühren.

Form aus der Masse Kugeln von 2–3 cm Durchmesser und drück sie in Pralinenförmchen aus Silikon, bis sie etwas abgekühlt sind.

Roll die Hälfte der noch warmen Kugeln in den getrockneten Kräutern, die andere im Kakaopulver. Das sieht, wenn die Pralinen dann gemischt in ein Glas oder Säckchen gefüllt werden, sehr dekorativ aus!

Die Badepralinen müssen aber vorher noch auf ein Backblech oder einen Teller zum Trocknen gelegt (1–2 Tage) und danach kühl und vor allem trocken gelagert werden.

Tigerbalsam

Tigerbalsam erleichtert das Abhusten, löst zähen Schleim in den oberen Atemwegen und ist ideal bei Erkältung und Schnupfen. Außerdem wirkt er bei Muskelverspannungen und Ischias-Leiden wohltuend, entspannend und wärmend. Tigerbalsam riecht sehr scharf und wirkt stark wärmend. Wem die Mischung zu stark ist, der kann Minze und Wacholder weglassen und stattdessen Fichtennadelöl beigeben.

50 g weiße Vaseline
6 g Bienenwachs
10 g Lavendelblüten-Ölauszug (wie Thymian-Ölauszug, siehe S. 174, Thymian durch Lavendel ersetzen)
je 10 Tropfen ätherisches Minzeöl, Lavendelöl, Rosmarinöl, Salbeiöl, Thymianöl und Wacholderöl

Erwärme Vaseline und Bienenwachs in einem Emailtopf, bis beide flüssig sind, nimm dann die Mischung vom Herd, rühr den Lavendelblüten-Ölauszug ein und rühr die Mischung bis zum Abkühlen. Nun rührst du nach und nach die ätherischen Öle ein und füllst die duftende Mischung in sehr kleine (5 ml) Cremetöpfchen. Die Mischung ganz erkalten lassen und erst dann verschließen.

Für kleine Kinder und hautempfindliche Menschen ist Tigerbalsam nicht geeignet!

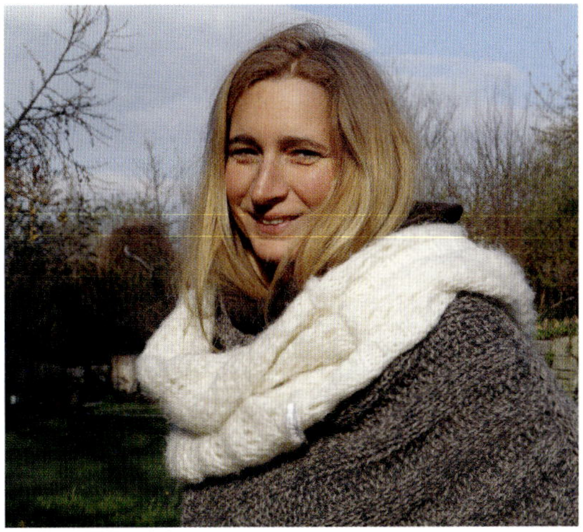

(© Renate Fuchs-Haberl)

Winterbalsam

50 g Olivenöl
30 g Jojobaöl
je 8 g Bienenwachs, Kakaobutter und Lanolin, braun
80 g Rosenblütentee, konzentriert (1 Handvoll Rosenblüten auf 1 Tasse Tee)
20 g Lavendeltinktur (siehe Lavendel-Dost-Blütentinktur, S. 117)

Erwärme Oliven- und Jojobaöl in einem kleinen Emailtopf, schmilz dann die Wachse darin. Misch nun Tee und Tinktur und rühre diese mit einem Pürierstab ganz langsam in die Ölmischung ein, sodass diese emulgiert (ähnlich wie beim Zubereiten von Mayonnaise).

Der Balsam muss gut gekühlt in Cremetöpfchen aufbewahrt werden und ist ein herrliches Ganzkörper-Hauptpflegemittel in der kalten Jahreszeit.

DAS BRAUCHTUM DIESER ZEIT UND DIE URSPRÜNGLICHE BEDEUTUNG DAHINTER

Im Brauchtum rund um Advent, Weihnachten und die Raunächte spiegelt sich der Reichtum unserer kulturellen Wurzeln. Im Brauchtum des Salzburger Landes hat **Frau Percht**, die große, alte Göttin des Alpenraumes, zwei Gesichter. Sie zeigt sich als junge, schöne Frau, aber auch als altes, hässliches Weib. Kein Frühling ohne Herbst, keine Geburt ohne Tod. In Gestalt der Jahreszeiten zeigt die Natur das eindrücklichste Beispiel dafür, dass jedes Wachsen im Frühling vom Verfall im Herbst und dem Sterben begleitet ist. Doch dieser Tod ist nicht das Ende, sondern mündet in einer Wiedergeburt der Natur, der menschlichen Seele im neuen Jahr, im nächsten Leben. Diesen Jahres- und Lebenszyklus verkörpert Frau Percht. Ein Erdenjahr besteht aus einer hellen und einer dunklen Jahreshälfte. Im Symbol von Yin und Yang drückt sich dieser Aspekt anschaulich aus: Die helle Hälfte mit dem Keim des Dunklen darin, die in die dunkle Hälfte des Jahreskreises mit dem Keim des Hellen darin übergeht, und der Kreis, der das ganze Jahr zusammenhält.

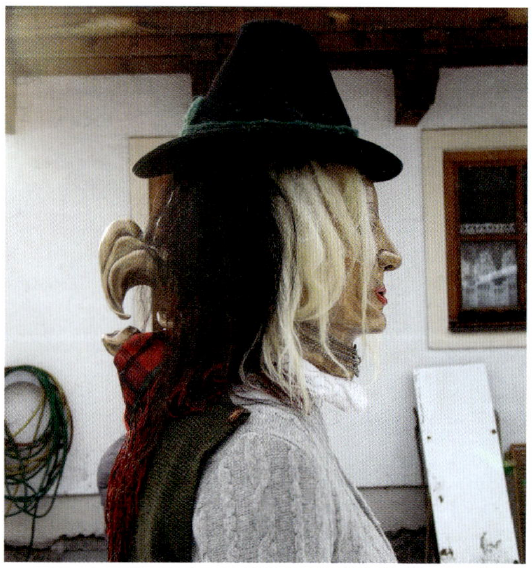

Frau Percht im Salzburger Goldegg
(© Renate Fuchs-Haberl)

In früheren Zeiten waren durch diesen Spiegel der Natur Leben und Tod gleichermaßen präsent und integriert. Für dieses Gleichgewicht sorgte Frau Percht in ihren beiden Gestalten: als schwarze Schiachpercht-Todesgöttin und als helle, weiße, glänzende Schönpercht-Wiedergeburtsgöttin. In unserer heutigen Gesellschaft wird versucht, den Tod zu verdrängen. Die Schiachpercht als weise, alte Totenmutter wurde dämonisiert, zum Symbol des „Bösen“ gemacht, sie soll Verderben und Unglück über die Menschen bringen. Wild und unnahbar kann die Todesgöttin sein und unerbittlich, wenn die Zeit zu gehen gekommen ist. Doch sie schenkt den Wesen auch den sanften Tod und nimmt sie als Totenmutter in ihre Arme.

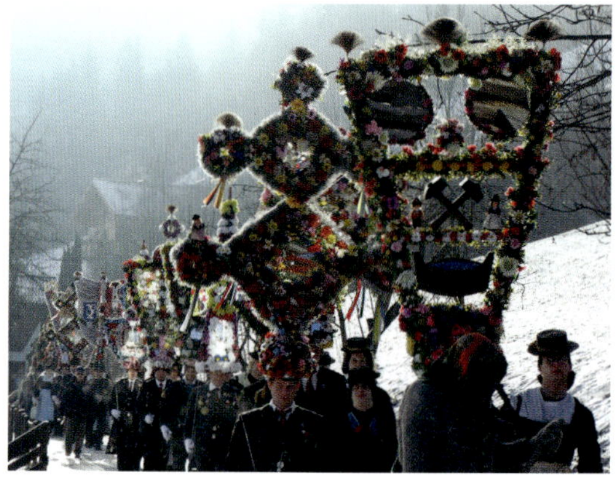

Tafelperchten beim Umzug in Gastein
(© Renate Fuchs-Haberl)

Der „böse“ Blick, welcher der dunklen Wintergöttin in christlichen Zeiten zugeschrieben wurde, ist in Wirklichkeit ihr „wissender“ Blick. Sie hütet die Geheimnisse rund um Geburt, Leben, Tod und Wiedergeburt und gab dieses weibliche Wissen vor allem in den winterlichen Spinnstuben an die Frauen weiter. Deshalb waren die Spinnstuben der Obrigkeit lange Zeit ein Dorn im Auge und es wurde von kirchlicher Seite wiederholt versucht, diese zu verbieten.

Frau Percht ging dort ein und aus, davon erzählen uns unzählige Sagen. Sie prüfte dabei jedoch nicht den Fleiß der Spinnerinnen, wie durch die bürgerliche Hausfrauenmoral in die alten Mythen hineininterpretiert wurde. Vielmehr stand die Weitergabe der weiblichen Traditionen im Mittelpunkt. Die jungen Frauen wurden

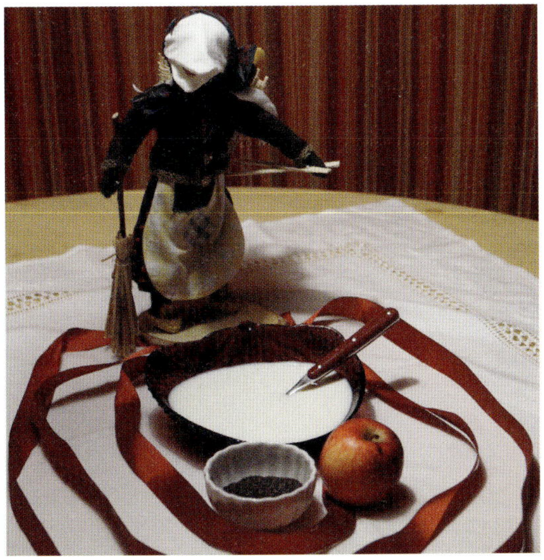

Perchtlmilch in der letzten Raunacht
(© Renate Fuchs-Haberl)

von den weisen, älteren Frauen im Auftrag von Frau Percht in das Heil- und Geburtswissen, die Künste der Sternenbeobachtung, die Magie des Wettermachens und der Pflanzenzucht eingeführt. Ein guter, achtsamer Umgang mit diesem Wissen war wichtig, denn davon konnte das Schicksal des gesamten Stammes oder Familienverbandes abhängen.

Darum bringt es „Glück und Segen", wenn Frau Percht in der Winterzeit in die Häuser einkehrt. Die Frauen deckten die Tische für Frau Percht, besondere Speisen wie die Perchtlmilch oder Krapfen wurden für sie und ihr Gefolge gekocht und gebacken. Vielleicht würde Frau Percht ja eine Menschen- oder Tierkinderseele als Dank zurücklassen.

Die letzte Raunacht mündet im Alpenraum in den „Berchtentag" am 6. Jänner. Auch dieses alte, vorchristliche Fest, an dem sich die Große Göttin den Menschen in ihrer dreifachen Gestalt als weiße, rote und schwarze Göttin gezeigt hat, wurde christianisiert und zum „Dreikönigstag" gemacht. Interessanterweise ist einer der Könige schwarz, der zweite rothaarig und der dritte ein alter Mann mit weißen Haaren. Ursprünglich zogen in dieser Zeit die Priesterinnen von Frau Percht als ihre Vertreterinnen in ihren drei heiligen Farben Weiß, Rot und Schwarz mit dem wiedergeborenen Licht von Haus zu Haus und brachten den Menschen den Segen der Großen Göttin für das neue Jahr.

Die Initialen C+M+B bringen bis heute den Segen der Göttin an die Türschwellen und in die Häuser der Menschen. Denn hinter diesen Buchstaben verbergen sich „Catharina, Margaretha und Barbara", die heiligen drei Madln, welche als christliche Vertreterinnen den drei Bethen gefolgt sind, deren Wurzeln in der jahrtausendealten Verehrung der dreifachen Göttin zu finden sind.

Schönperchten erscheinen im Alpenraum in vielerlei Gestalt: als Tafelperchten im Salzburger Pongau, als Schnabelperchten im Rauriser Tal, als Tresterer im Pinzgau, als Glöcklerinnen und Glöckler im Salzkammergut. Eines ist ihnen gemeinsam: Sie symbolisieren und bringen das neue Leben, das wiedergeborene Licht und die

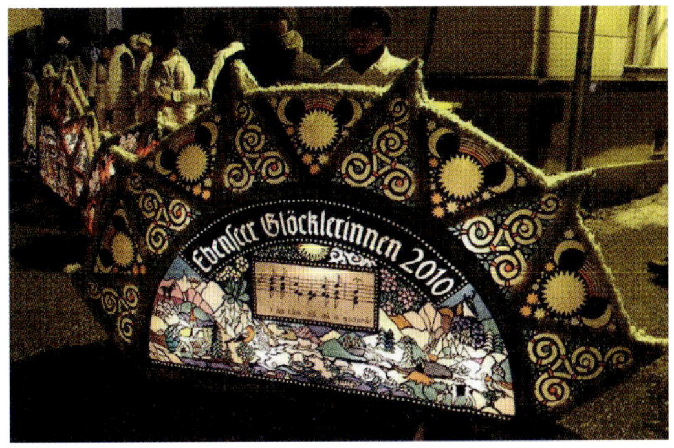

Ebensee Glöcklerinnen *(© Renate Fuchs-Haberl)*

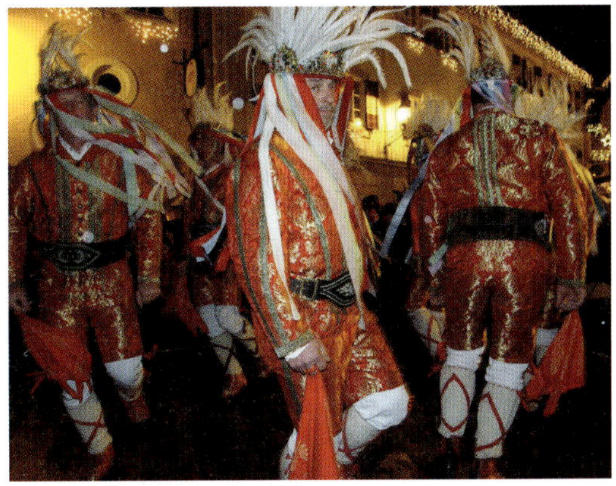

Tresterer Zell am See *(© Renate Fuchs-Haberl)*

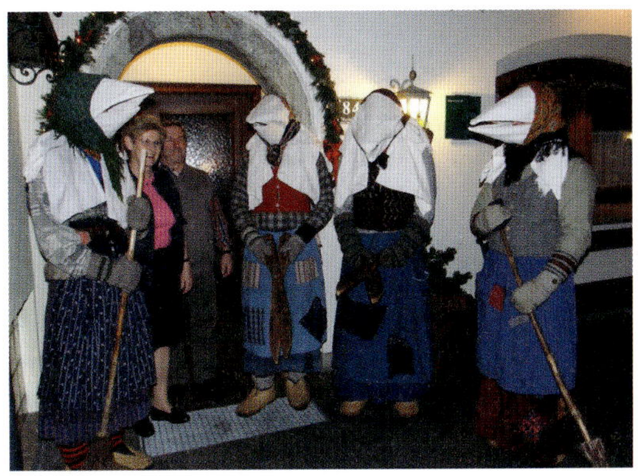

Schnabelperchten in Rauris *(© Renate Fuchs-Haberl)*

RÄUCHERN ZUR WINTERSONNWEND- UND RAUNACHTSZEIT

In diesen dunkelsten Wochen des Jahres, in denen sich der Mangel an äußerem Sonnenlicht bedrückend und erschöpfend auf unsere Seele legen kann, schenken die Sonnenpflanzen Kraft, sie können unsere Stimmung aufhellen und wie Balsam auf Herz, Geist und Körper wirken. Johanniskraut, Engelwurz und Alant helfen uns dabei, das Licht in uns selbst zu stärken und zu nähren.

Gerade die Zeit der Raunächte, in denen die Göttin die Fäden des Schicksals neu spinnt und verwebt, lässt oftmals alte, ungelöste Ereignisse und Situationen aus dem Familiensystem spürbar werden. So wie das Fichtenharz, unser heimischer „Weih-Rauch", körperliche Wunden zum Heilen bringt, indem es den alten Eiter herauszieht und die Wunde verschließt, so wirkt eine Räucherung mit Fichtenharz heilsam auf den emotionalen und seelischen Schmerz. Es zieht das bisher Verdrängte und Vergessene ins Licht, damit es gesehen und geheilt werden kann. Sollten die Spannungen zur Weihnachtszeit auf ein feiertägliches Höchstmaß ansteigen, so kann die für sommerliche Gewitter Verwendung findende Räuchermischung aus Beifuß, Königskerze, Johanniskraut, Rainfarn und Eisenkraut dabei helfen, die emotionalen Stauungen zu lösen und die Gewitter zu beruhigen. Um den Segen und Schutz der Göttin für das kommende Jahr zu rufen, können die Blüten des Hollerstrauchs verräuchert werden. Frau Holle selbst schenkt uns dabei ihr Wissen um die Zyklen und die richtigen Zeitpunkte im Jahres- und Lebenslauf.

Weihrauch und Myrrhe gehören traditionell zum Räuchern in der Winterzeit. Das Weihrauchharz öffnet den Zugang „nach oben", zum Himmlischen, zu den geistigen Welten. Das Myrrheharz hingegen öffnet den Weg „nach unten", zum Erdigen, zu den Kräften und Räumen der weiblichen Kraft. Myrrhe sollte deshalb von Frauen, die in dieser patriarchalen Welt kollektiv ihrer weiblichen Wurzeln und Traditionen beraubt wurden, verstärkt geräuchert werden, um ihre Verbindung zur Erde als ihre Göttin und spirituelle Quelle zu heilen und zu stärken. Im kollektiven und systemischen Frauenfeld hilft uns die Myrrhe in den Mutternächten dabei, das Bittere, Leid- und Schmerzvolle der Frauengenerationen vor uns auf den Weg der Wandlung und Heilung zu führen.[27]

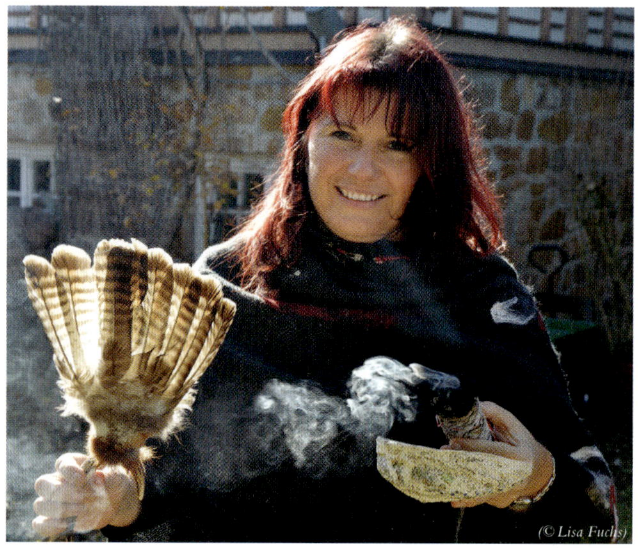
(© Lisa Fuchs)

neuerwachende Fruchtbarkeit für das Jahr. Während das Perchtenbrauchtum im Salzburger Land immer noch fest in männlicher Hand liegt, laufen beim Perchtenlauf in Kirchseeon in Bayern auch wieder Frauen mit. In Ebensee im Salzkammergut erregte vor einigen Jahren die erste, weibliche Glöcklerinnenpass große Aufregung. Vom „Eindringen" der Frauen in „bodenständiges, männliches Brauchtum" war dort die Rede. Frauen dringen durch ihre Teilnahme an den Perchtenläufen jedoch nicht in etwas ein, was traditionellerweise männliches Brauchtum sei. Diese männliche Tradition reicht beim Blick auf unsere vorchristliche Kulturgeschichte nämlich nicht allzu weit zurück. Frauen als Perchten oder Glöcklerinnen holen sich vielmehr zurück, was über Jahrtausende weibliche Tradition und erdverbundene Spiritualität gewesen ist.[26] Die Zeit ist reif dafür, uns wieder auf die Suche nach den Ursprüngen, den kulturellen Wurzeln unseres Brauchtums zu machen. Diese reichen viel weiter zurück, als die meisten Menschen ahnen. Möge dieses Buch dabei mithelfen, diesem „Zurückschauen" auf das alpenländische Brauchtum einen neuen Blickwinkel zu verleihen und möge die „Vorausschau" auf die Zukunft unserer Gesellschaft wieder getragen sein vom Leuchten und Glänzen der Percht und ihrer Schwestern.

WINTERSONNWENDRITUAL: „DAS LICHT WIEDERGEBÄREN"

Finde einen Platz in der Natur, wo du dich von der Dunkelheit dieser Zeit umfangen, getragen, beschützt und genährt fühlst. Solltest du einen solchen Platz in der Natur nicht finden, schaffe dir den Raum für dein Wintersonnwendritual in deinem Daheim, indem du alle künstlichen Lichter löschst und den Lärm der Welt draußen lässt. Besorge eine für dich besondere Kerze; wenn du das Ritual im Freien gestaltest, brauchst du möglicherweise auch ein Kerzenglas, welches die Flamme vor dem Wind schützt.

Beginne dein Ritual mit einer Räucherung, um das alte Jahr und alles Durchlebte und Verbrauchte für dich zu einem guten Ende bringen zu können. Lausche in die vier Jahreszeiten zurück und spüre nach, ob sie sich rund und abgeschlossen anfühlen oder ob es noch Aspekte gibt, die dich beschäftigen. Formuliere sie laut oder leise, bedanke dich für das, was sie dich gelehrt, über dich selber und dein Leben erkennen haben lassen, gib dabei die ausgewählten Kräuter und Harze auf die heiße Kohle und spüre, wie sich das Alte nun in Rauch auflösen darf.

Dann blicke in dich selbst hinein, schau auf dich und dein Leben und spüre dem nach, wo du im kommenden Jahr dein eigenes Licht mehr, endlich zum Leuchten und Strahlen bringen möchtest. So wie das Licht der Welt wiedergeboren wird, wird das neue Licht in dir selbst wiedergeboren. Entzünde deine Kerze und lass sie und dich zum Licht werden für die Welt, für Mutter Erde und die Natur, für die Gesellschaft und die Menschen um dich. Vor allem aber erkenne dich selber als ein einzigartiges Licht. Sieh die Bilder, wie und auf welchen Wegen du dein Licht im neuen Jahr in die Welt hinaustragen wirst, dabei dein inneres Licht immer mehr zum Leuchten beginnt.

… leuchte in die Welt hinaus!

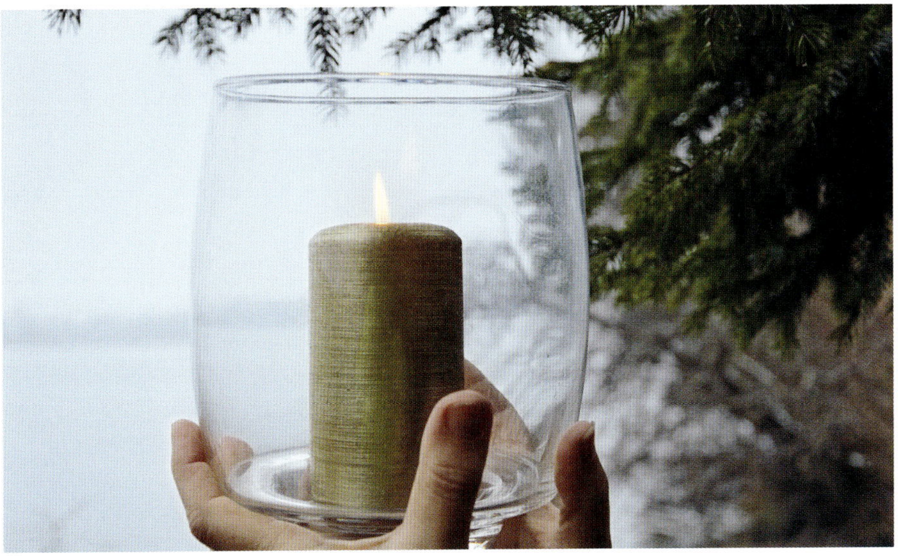

Wintersonnwendritual *(© Lisa Fuchs)*

DIE KRAFT DER ELEMENTE

Element Erde (siehe S. 158)

FESTMENÜ ZUR WINTERSONNENWENDE

Kräftiger Apfel-Hagebutten-Schlehen-Punsch mit/ohne Alkohol

1 l naturtrüber Apfelsaft oder Most
500 ml Schlehensaft
je 3 Stk. Zimtstangen, Nelken und gequetschter Kardamom
6 EL Hagebuttenmarmelade
1 kleines Stück Ingwer
Zucker nach Bedarf
wer es alkoholisch mag, gibt noch 200 ml Calvados dazu

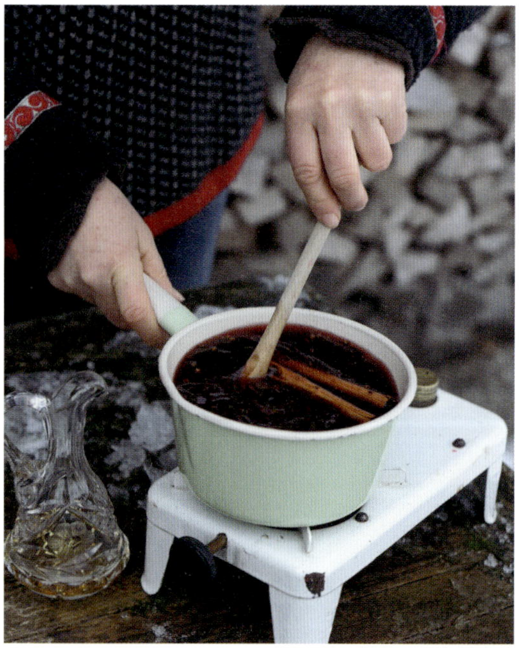

Winterlicher Punsch
(© Peter Raider (www.peterraider.de))

Koch Apfelsaft, Schlehensaft, die Gewürze und die Marmelade mit dem geschälten und in Scheiben geschnittenen Ingwer kurz auf und lass die Mischung zugedeckt 10 Min. leicht köcheln. Nach Geschmack Zucker und Calvados beifügen, in feuerfeste Becher füllen und mit einem Klacks Hagebuttenmarmelade heiß servieren.

Krenschaumsüppchen mit Räucherfisch und/oder Kräutercroûtons

3 Schalotten
400 g geschälte, mehligkochende Kartoffeln
2 EL Butter
450 ml Gemüsefond
300 ml Weißwein
400 ml Obers
Salz und Pfeffer nach Geschmack
4–5 EL frisch gerissener Kren
etwas Zitronensaft
6 Scheiben Räucherlachs
frischer Dill

Lass die geschälten und fein gewürfelten Schalotten mit den würfelig geschnittenen Kartoffeln in der geschmolzenen Butter anschwitzen, lösch mit dem Gemüsefond und koch das Gemüse weich. Füge dann den Weißwein hinzu, rühr das Obers ein, lass die Suppe noch einige Minuten einköcheln, würze und püriere die Suppe mit dem Stabmixer.

Erst unmittelbar vor dem Servieren rührst du in die heiße Suppe den Kren ein und schmeckst mit dem Zitronensaft ab. Verteile zum Schluss den in feine Streifen geschnittenen Räucherlachs auf die in Tellern angerichtete Suppe und serviere sie mit Dille bestreut.

Pilzsoufflé

ergibt 4 Portionen

50 g Butter
70 g Vollkornmehl
250 ml Milch
Salz und Muskatnuss
1 Ei und 2 Eidotter
1 kleine Zwiebel, fein gehackt
100 g Champignons oder Austernpilze, in grobe Streifen geschnitten
Butter zum Anrösten
Pfeffer, Estragon
2 Eiklar

Bereite aus der Butter und dem Mehl eine sehr helle Einbrenn, lösche mit Milch, würze mit Salz und Muskatnuss. Rühr das Ei und die beiden Dotter in die Masse.

Röste die Zwiebel und die Pilzstückchen in etwas Butter, schmecke mit Salz und Pfeffer ab und rühr den fein gehackten Estragon in die Grundmasse. Die Eiklar zu Schnee schlagen und unter die Masse heben.

Füll die Masse halbhoch in kleine Soufléförmchen oder in eine große bebutterte Form, gare das Soufflé im nicht vorgeheizten Backrohr bei 180 °C im Wasserbad und serviere es gestürzt auf Blattsalat.

Topinambur-Hirse-Bällchen mit Krendip

200 g Hirse
100 g mehligkochende Kartoffeln
200 g Topinambur
80 g Zwiebeln
4 EL Sonnenblumenöl
400 ml Gemüsebrühe
1 Ei
1 EL gehackter Giersch oder Petersilie
Salz und Pfeffer
Muskatnuss

für den Krendip
250 ml frischer Sauerrahm
etwas Kräutersalz
frisch geriebener Kren
1 geriebene Karotte
2 EL frisch gehackte Petersilie

Weich die gewaschene Hirse für mindestens 1 Std. in lauwarmem Wasser ein. Koch die Kartoffeln und die Topinamburknollen getrennt in zwei Töpfen weich. Hack die Zwiebeln sehr fein und brate sie im heißen Öl goldbraun.

Gieß die Hirse durch ein Sieb ab, gib sie zu den Zwiebeln, gieß mit der Suppe auf und lass sie 15 Min. köcheln, dann abkühlen lassen, bis sie lauwarm ist.

Die gekochten Kartoffeln und Topinamburknollen etwas ausdampfen lassen, dann schälen, zerstampfen und mit dem Ei vermischen, anschließend mit der Hirse und den Kräutern vermengen und mit den Gewürzen abschmecken.

Form aus der Masse mundgerechte Bällchen und brate sie in etwas Öl rundum knusprig braun.

Für den Krendip vermischst du alle Zutaten gut miteinander und stellst ihn kühl. Gut zu den Topinambur-Hirse-Bällchen passen auch ganz verschiedene Dipsaucen.

Winterliches Konfekt

Dattel-Walnuss-Konfekt

ergibt 30 Stk.

30 entkernte Datteln
je 80 g Dörrpflaumen und entkernte Datteln
je 40 g Rosinen und Walnüsse
Vanillezucker, Weinbrand
optional Schokoladenglasur
30 Stk. Walnusshälften

Halbiere die Datteln. Faschiere oder hacke das restliche Dörrobst und die Nüsse fein und verknete sie mit Zucker und Weinbrand.

Füll die Dattelhälften mit dieser Masse und setze sie wieder zusammen. Die fertig gefüllten Datteln kannst du nun noch in Schokoglasur tunken und mit einer Walnusshälfte verzieren, die in die weiche Schokolade gedrückt wird.

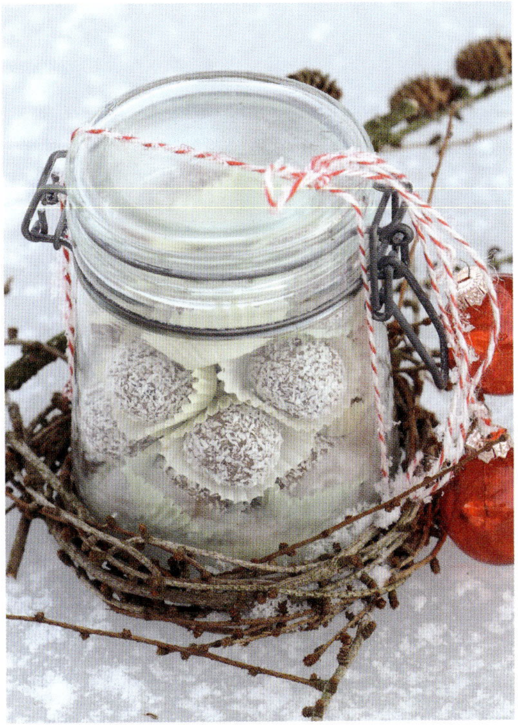

Konfekt „Schneebällchen"
(© Peter Raider (www.peterraider.de))

Mohnkugeln (Schneebällchen)

ergibt 12 Stk.

100 g Butter
200 g fester Honig
200 g Graumohn, gemahlen
1 Schuss Rum, wenn erwünscht
grobe Kokosraspel

Lass die Butter in einer Pfanne zergehen und füge den Honig hinzu, röste in der flüssigen, gut vermischten Masse den Mohn leicht an, bis er duftet, und stell die Masse zum Abkühlen zur Seite. Aus der Mohnmasse Kugeln formen und in Kokosraspeln wälzen.

Wildfruchtkonfekt mit Blütenzucker
ergibt 30 Stk.
120 g weiße Kuvertüre
40 g Quittengelee oder Schlehenpüree oder eine andere Wildfruchtzubereitung nach Wahl
etwas grober Blütenzucker nach Wahl (Rose)
30 Konfektförmchen

Schmilz die Kuvertüre im Wasserbad und rühr danach die Fruchtzubereitung unter. Stell die 30 Konfektförmchen in einer Schachtel dicht an dicht nebeneinander und füll sie mit der flüssigen Schokomischung zu etwa ⅔, stell sie zum Abkühlen beiseite und bestreu sie noch halb warm mit dem Blütenzucker.

Maronimarzipan
1,2 kg frische Maroni, alternativ 1 kg fertig gekochte, geschälte Maroni
Milch zum Bedecken
Schale von 1 unbehandelten Zitrone
1 Vanilleschote
300 g Staubzucker oder besser Rosenblütenzucker
1 Stamperl Rum
etwas Kakaopulver zum Wälzen

Blanchiere die roh geschälten Maroni etwa 2 Min., um sie leichter von der braunen Innenhaut befreien zu können. Bedecke die fertig geputzten Maroni mit Milch und koch sie mit der Zitronenschale und der Vanille weich.

Entnimm die festen Teile der Gewürzmischung und pürier die Maroni, füge Zucker und Rum bei und verknete die Masse gut. Forme aus dem fertigen Marzipan nun Konfekt und wälze es in Kakao.

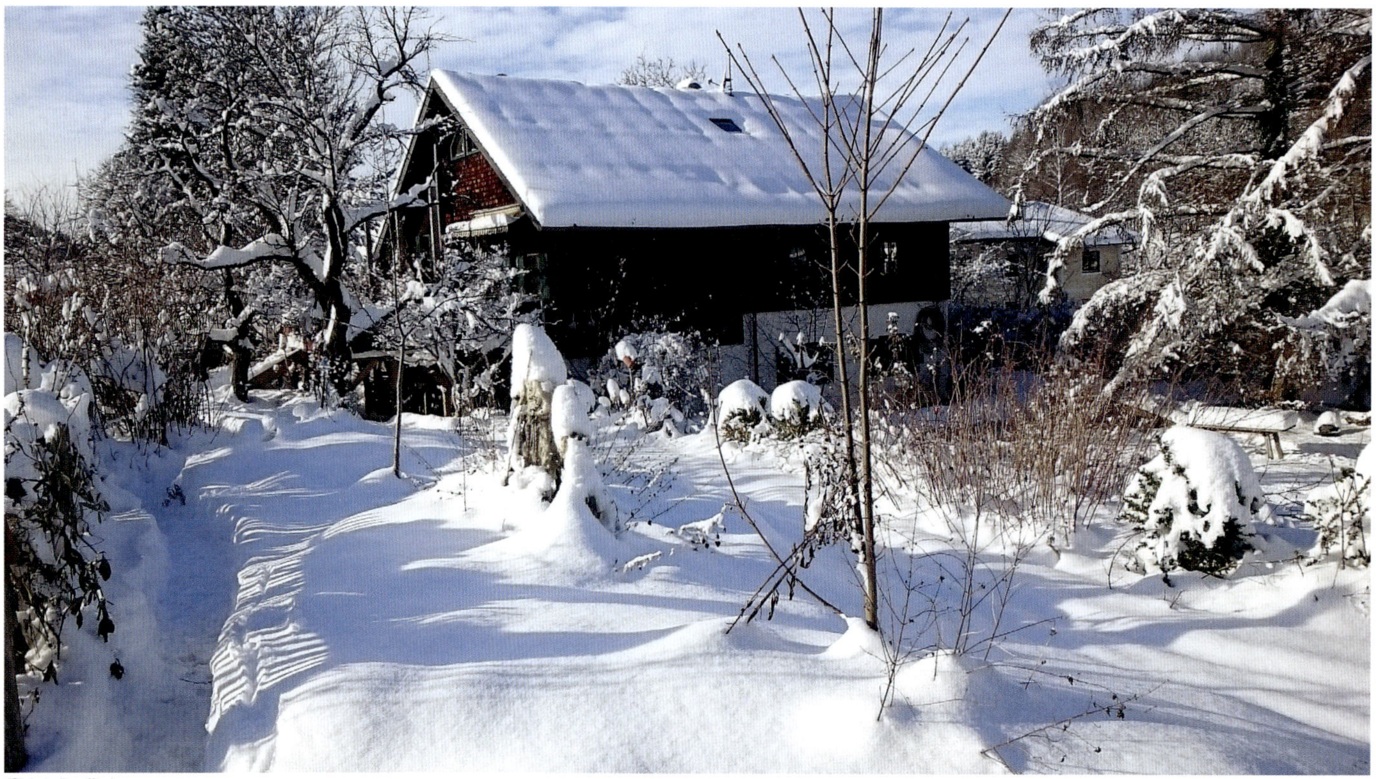
(© Anja Pagallies)

Ein Jahr hat sich vollendet und ein Neues beginnt …

Ein magisches Jahr der Erde hat sich nun vollendet und ein neues beginnt. Es wird ähnlich sein wie das vergangene Jahr und doch auch ganz anders. Das neue Jahr gäbe es nicht ohne das alte davor. Keine von uns weiß, was ihr dieses neue Jahr bringen wird. Die vier Jahreszeiten mit ihren acht Wandlungsphasen schenken uns einen natürlichen Rahmen, in dem wir unser persönliches und berufliches Leben mit jedem Tag, mit jedem Schritt wieder bewusster einbetten können. Im Wandel der Jahreszeiten offenbart sich uns eine Sicherheit, ein Vertrauenkönnen auf die Beständigkeit des Lebens, das größer und umfassender ist als unser Menschenleben. Denn das einzige Beständige in unserem Leben ist der Wandel.

Möge uns Mutter Erde mit dieser Zuversicht und Gewissheit des Aufgehoben- und Genährtseins unter ihrem schützenden Mantel in dieses neue Jahr begleiten, wann auch immer dieses neue Jahr für uns beginnen wird …

„… auf dass ich wieder einmal zu jener werde, die ich noch nie zuvor gewesen bin, und doch irgendwie schon immer war …“
(Evelyn Dorastochter)

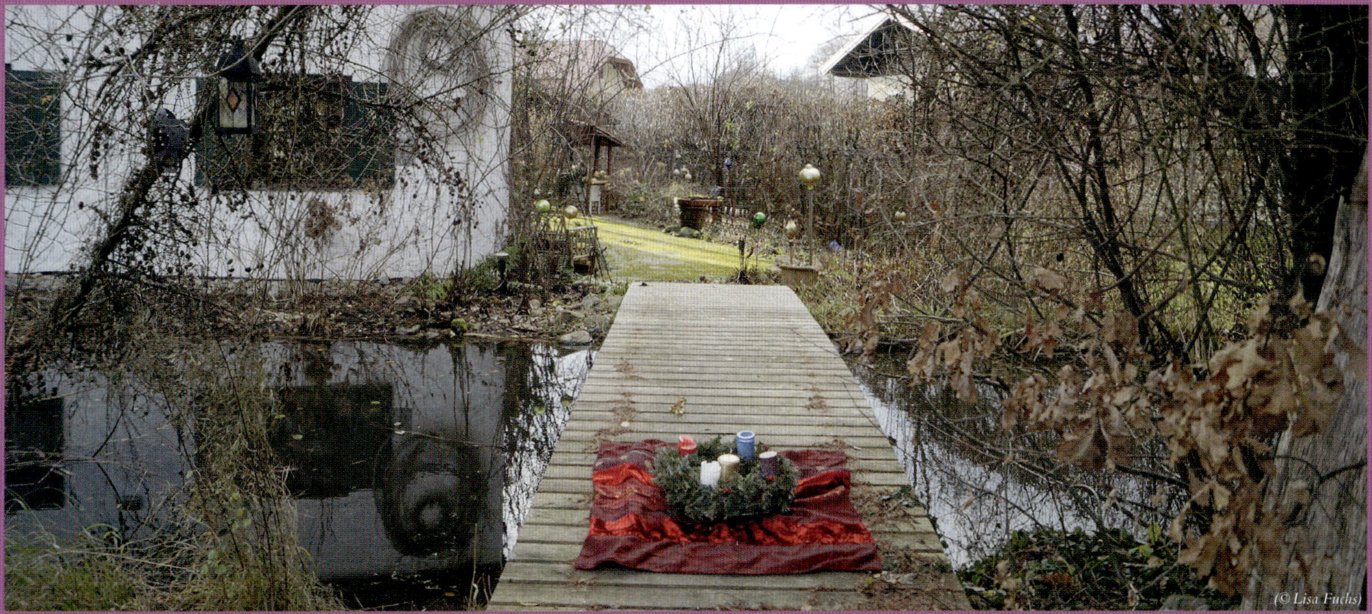

(© Lisa Fuchs)

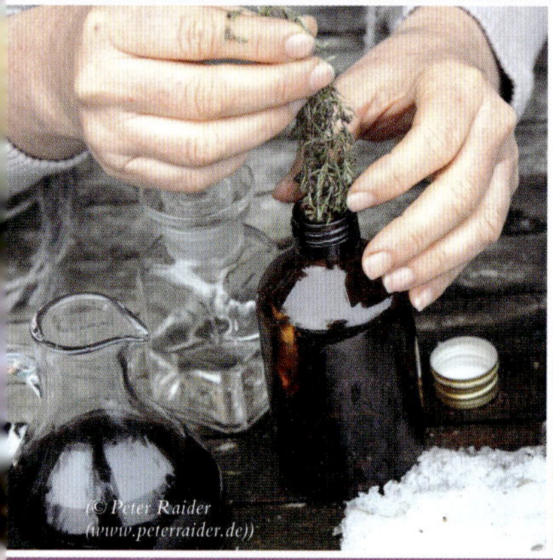

(© Peter Raider (www.peterraider.de))

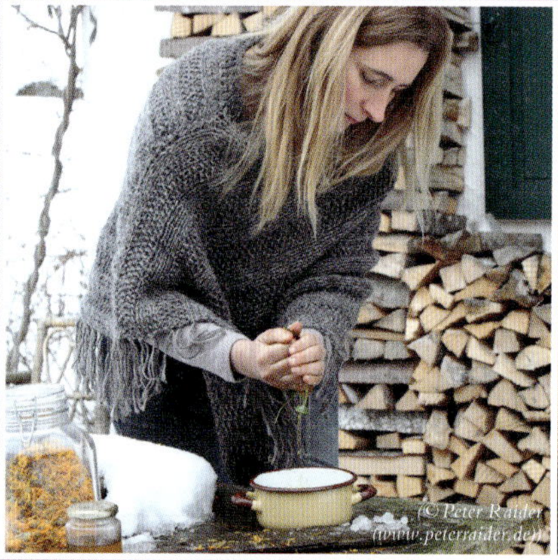

(© Peter Raider (www.peterraider.de))

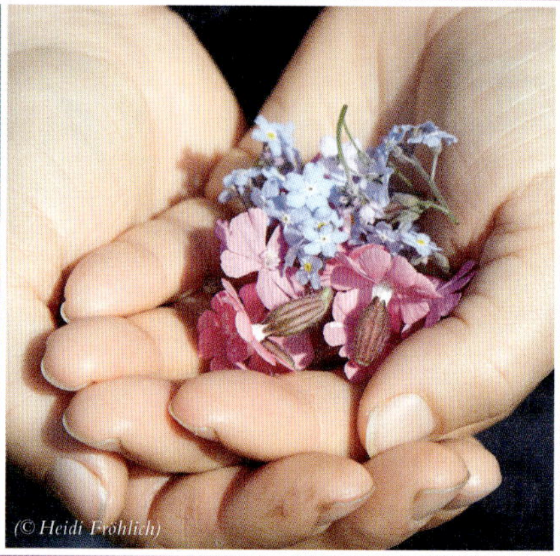

(© Heidi Fröhlich)

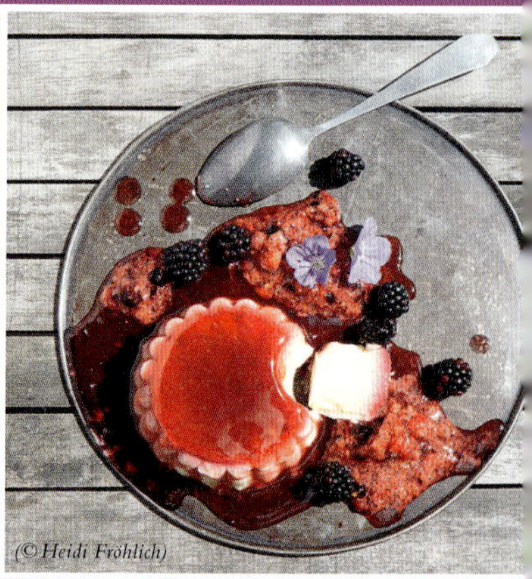

(© Heidi Fröhlich)

Rezeptregister & Anhang

REZEPTREGISTER

ZUM GEMEINSAM ERLEBEN, VERTIEFEN UND WEITERBILDEN

Folgende Kurse werden von uns angeboten:

„Angebot Elisabeth"

„Wildfrüchte, -gemüse, -kräuter:" Erkennen, sammeln, genießen
Kursreihe im Jahreslauf zu den bekannten Fachbüchern von Elisabeth Mayer

„Zauberhafte Blütenküche"
Kursreihe im Jahreslauf zum bekannten Buch von Elisabeth Mayer

„Kräuterkosmetik"
Kursreihe im Jahreslauf zum Buch „Mit der Kräuterfee durchs Jahr" von Elisabeth Mayer
Infos unter: www.kraeuter-fee.at

„Angebot Renate"

„Perchta – Akademie für matriarchal-feministische Kultur und Spiritualität"
Basis-Lehrgang Matriarchat mit „Erdenfrau"-Jahreszyklus & Lehrgang für matriarchale Landschaftsmythologie unter der Leitung von Renate Fuchs-Haberl im Salzburger Land

„Rituale im Jahreslauf, Wanderungen zu alten Kultplätzen und systemisch-rituelle Räucherkunde"
Nähere Informationen und die aktuellen Termine: www.wildmohnfrau.at

Beschreibung: Töchter der Erde, kommt und feiert, tanzt und singt, lernt und lehrt, wie schon unsere Schwestern aus alten Zeiten den Lebenszyklus der Erde ehrten und feierten. So, wie die Tradition der weisen Frauen unseres Kulturkreises es uns bis heute lehrt. Gemeinsam eintauchen in die erdig-spirituelle Kraft der acht Feste im Jahreslauf. Im Rhythmus der Erde, verbunden mit der Natur und ihren Wesen, begleitet und genährt durch die Weisheit unserer Ahninnen, geschützt im Kreis der Elemente. Mit sinnlich-magischen Ritualen, Bildern und Geschichten den Wandlungsprozess der eigenen Seele unterstützen und begleiten und dabei Wissen und Erfahrungen erhalten, um auch andere Frauen auf diesem Weg begleiten zu können. Im Lauf des Jahres mehr über den Lebenszyklus in uns selbst erfahren. Sich von der luftigen Weißen zur üppigen Roten in die weise Alte verwandeln. Das alte Wissen unserer Frauentraditionen neu beleben. Einer lebendigen Spiritualität im Gleichklang mit der Natur einen natürlichen Ausdruck verleihen. Dadurch als Frau tiefer und bewusster an die Kraft und Weisheit der Erde rückangebunden werden.

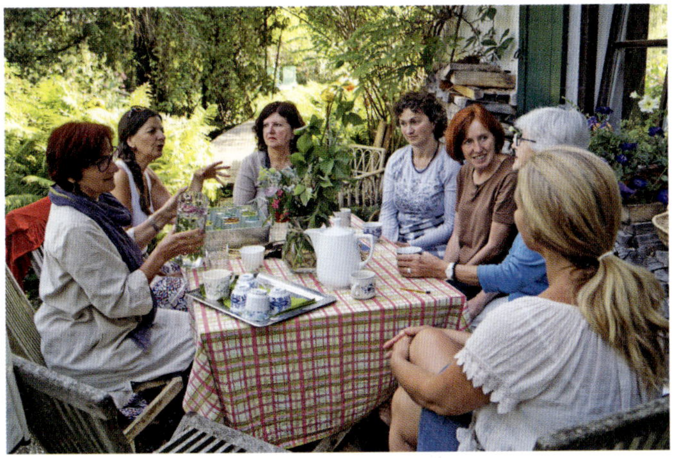

Bei Elisabeth im Traumgarten Tannberg *(© Renate Fuchs-Haberl)*

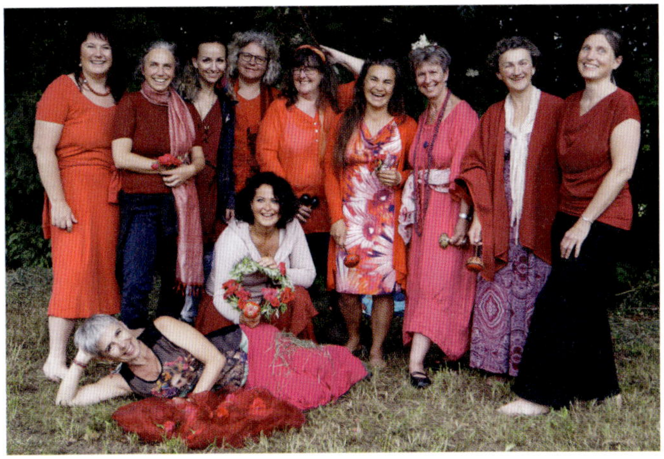

Bei Renate in Nußdorf *(© Lisa Fuchs)*

Literatur- und Quellenverzeichnis sowie Anmerkungen von Renate Fuchs-Haberl

1 „an Reim habn" bedeutet „Glück haben" in der Salzburger Mundart

2 Göttner-Abendroth, Heide: *Die Göttin und ihr Heros – Die matriarchalen Religionen in Mythen, Märchen, Dichtung*, Stuttgart: W. Kohlhammer 2011, Seite 27

3 www.hagia.de

4 Göttner-Abendroth, Heide: *Die Göttin und ihr Heros*, a.a.O., Seite 21

5 Göttner-Abendroth, Heide: *Frau Holle – Das Feenvolk der Dolomiten – Die großen Göttinnenmythen Mitteleuropas und der Alpen neu erzählt*, Königstein/Taunus: Ulrike Helmer 2005, Seite 133

6 Gimbutas, Marija: *Göttinnen und Götter im alten Europa – Mythen und Kultbilder 6500–3500 v. Chr.*, Uhlstädt-Kirchhasel: Arun 2010

7 Göttner-Abendroth, Heide: *Am Anfang die Mütter – Matriarchale Gesellschaft und Politik als Alternative*, Stuttgart: W. Kohlhammer 2011, Seite 9

8 Werlhof, Claudia von: *Vom Diesseits der Utopie zum Jenseits der Gewalt – Feministisch-patriarchatskritische Analysen – Blicke in die Zukunft?*, Freiburg: Centaurus 2010, Seite 143

9 Göttner-Abendroth, Heide: *Die Göttin und ihr Heros*, a.a.O., Seite 18

10 Derungs Kurt (Hg.): *Kelten Kulte Göttinnen – Spuren einer verborgenen Kultur*, Grenchen bei Solothurn: edition amalia 2013

11 French-Wieser, Claire: *Als die Göttin keltisch wurde – Ursprung und Verfall einer alteuropäischen Mythologie*, Bern: edition amalia 2001

12 Göttner-Abendroth, Heide: *Die Göttin und ihr Heros*, a.a.O., Seite 24

13 Göttner-Abendroth, Heide: *Am Anfang die Mütter*, a.a.O., Seite 77

14 Ebenda

15 Göttner-Abendroth, Heide: *Gesellschaft in Balance – Dokumentation des 1. Weltkongresses für Matriarchatsforschung 2003 in Luxemburg*, Winzer: Edition HAGIA 2006

16 Ursula Beiler, Silz/Tirol, www.urbeil.eu

17 Göttner-Abendroth, Heide: *Das Jahr der Erde – Matriarchale Mysterienfeste in der Akademie HAGIA*, DVD 2006 von Gudrun Frank-Wissmann & Uschi Madeisky, zu bestellen: Internationale Akademie HAGIA

18 Göttner-Abendroth, Heide: *Das Jahr der Erde – Matriarchale Mysterienfeste in der Akademie HAGIA*, DVD

19 Göttner-Abendroth Heide: *Berggöttinnen der Alpen – Matriarchale Landschaftsmythologie in vier Alpenländern*, Bozen: Edition Raetia 2016, Seite 234

20 „Nale" = Großmutter, siehe dazu: Pfaundler, Wolfgang: *Nassereither Schellerlaufen – Fasnacht in Tirol*, Innsbruck: Verlagsanstalt Tyrolia 1998, Seite 297

21 http://www.kraftort.org/Heiliges_Wasser/Osterreich/Quellen_OO/quellen_oo.html

22 Märchenerzähler Helmut Wittmann auf einer sagenhaften Wanderung im OÖ Almtal, www.maerchenerzaehler.at

23 Derungs, Kurt: *Der Kult der heiligen Verena – Auf den Spuren magischer Orte und Heilkräfte*, Baden und München: AT Verlag 2007, Seite 199

24 Birnbaum Chiavola, Lucia: *dark mother – african origins and godmothers*, Lincoln: iUniverse, Inc. 2001, Seite 165 (Inschrift auf dem Altar in der Kirche von Salerno, Italien)

25 Siehe dazu die Erklärungen zu Percht und Brigid bei den Lichtmess-Göttinnen in diesem Buch

26 Fuchs-Haberl, Renate: *Salzburger Bauernkalender – Vorausschauen und zurückblicken 2015*, Salzburg: Verlag Anton Pustet 2014, Seite 124 ff

27 Bader, Marlis: *Wohnen in guter Energie – Räuchern und Rituale für Haus und Wohnung*, München: Kösel-Verlag 2010, Seite 155

Literatur- und Quellenverzeichnis von Elisabeth Mayer

Aichele/Golte-Bechtle: *Was blüht denn da?*, Kosmos, Stuttgart 1986

Couplan, F.: *Wildpflanzen für die Küche*, AT, Aarau 1997

Fischer-Rizzi, S.: *Medizin für die Erde*, Hugendubel, München 1995

Fleischhauer, S. G.: *Enzyklopädie der essbaren Wildpflanzen*, AT, Aarau 2003

Graupe/Koller: *Delikatessen aus Unkrautern*, Orac, Wien 1983

Lestrieux/Belder: *Der Geschmack von Blumen und Blüten*, DuMont, Köln 1993

Marti, O.: *Sommer in der Küche*, Hallwag, Bern 1994

Ploberger, F.: *Westliche Kräuter aus der Sicht der TCM*, Bacopa, 2005

Rothmaler, W.: *Exkursionsflora, Volk und Wissen*, Berlin 1976

Zizenbacher, P.: *Heilpflanzen*, Freya 2003